闽派膏方

黄秋云　郑立升　林娟◎主编

海峡出版发行集团
福建科学技术出版社

图书在版编目（CIP）数据

闽派膏方 / 黄秋云，郑立升，林娟主编. —福州：
福建科学技术出版社，2024.1
ISBN 978-7-5335-7155-9

Ⅰ.①闽… Ⅱ.①黄… ②郑… ③林… Ⅲ.①膏剂 –
方书 – 福建 Ⅳ.①R289.6

中国国家版本馆CIP数据核字（2023）第240603号

书　　名　闽派膏方
主　　编　黄秋云　郑立升　林娟
出版发行　福建科学技术出版社
社　　址　福州市东水路76号（邮编350001）
网　　址　www.fjstp.com
经　　销　福建新华发行（集团）有限责任公司
印　　刷　福建省地质印刷厂
开　　本　787毫米×1092毫米　1/16
印　　张　21.25
字　　数　399千字
插　　页　4
版　　次　2024年1月第1版
印　　次　2024年1月第1次印刷
书　　号　ISBN 978-7-5335-7155-9
定　　价　180.00元
书中如有印装质量问题，可直接向本社调换

编委名单

主　编：黄秋云　郑立升　林　娟

副主编：严子兴　潘鸿贞　吴宝金　刘玉风

编　委：陈琦辉　陈淑娇　骆云丰　林汉钦　李劲松

　　　　张　蕾　李　丹　原　丹　王　玲　陈妍杰

　　　　张　伟　宋立毅　周博文　邓木兰　肖辉煌

　　　　郭宪伟　陈　如　李玲慧　谢玉玲　王惠颖

　　　　季炳武　姜国峰　杨振宁　郑晓萍　俞龙辉

　　　　林小妹

陈 序
CHENXU

陈

序

略读《闽派膏方》书稿，确实令我感动，不免对该书的可读性做粗略点评。

《闽派膏方》带我浏览了福建膏方历史长廊：该书以传神的语言叙说着福建"打拳头卖膏药"与南少林武艺及其治病疗伤的故事，描绘出"武医兼修"的历史画面；用平实的文字记载了众多有关福建膏药的非遗项目，展示了福建膏药厚重的历史渊源；用感慨的语气讲述了中医外科传承研究应用系列膏药的艰辛，陈述了民间草药医坚守中医药的情怀；用质朴的笔墨勾勒出闽中医药人对口服膏方的研究和创新，展示后来者只争朝夕揭示膏方奥秘的踏迹寻踪精神。

闽派膏方，有其自身的中医药地域特色。福建八闽的中医药，在国内中医药学界有一定的学术地位，特别是闽府福州为历史名城，福州中医执八闽医学之牛耳，早在三国时期，侯官董奉与张仲景、华佗并称"建安三神医"；宋代杨士瀛、朱端章，明代萧京，清代陈梦雷、陈修园……均为名医大家。今人借助古时月，今月回馈照古人，福建中医药人"续写"中医药膏方分外受人瞩目，如在没有制剂室的情况下用膏方剂型传承挽救前辈留下的临床经验，面对突发卫生事件或疫情不失时机用膏方来应对，独创植物胶收膏理论，传承清宫膏方并古为今用，家庭膏方悄然兴起，等等，令人耳目一新。

闽派膏方，有国医大师在引领。国医大师陈可冀院士和杨春波教授的鼓励与支持，为闽派膏方增强发展动力。陈可冀院士任福建膏方研究会第一、第二届荣誉会长，为福建膏方研究指明方向，主编的《清宫膏方精华》开启了膏方的创新研究。杨春波教授非常重视中药队伍人才建设，在多种场合充分肯定中药人对中医药事业发展的重要作用，对膏方工作同样高度重视，他亲自拟定的"养脾润肺膏"，口味清甜、沁人心脾，成为夏季防暑降温和疫情防控期间调节免疫力的良方。两位国医大师曾多次参观、品鉴、指导黄秋云中药团队研制膏方，他们用实际行动支持闽派膏方的发展，用浓浓乡情铸就闽派膏方的文化。

闽派膏方，让经方显现出当代的生命活力。福建中医药学会中医膏方分会主任委员郑立升，不遗余力地把经方运用到膏方中，带领中医药人坚持每月一期"经方沙龙"的历练，让大家熟练运用六经辨证和方证辨证提高中医膏方的临床疗效，将经方膏方应用得得心应手，在临床中以经方为典范、以谨守病机为根本、以辨证论治为准则，突破了经方在膏方应用中的瓶颈，融会贯通地丰富了经方运用，让十几款经方膏方在临床加减应用，疗效显著，彰显了闽派膏方的特色。

闽派膏方，琳琅满目。福建中医药人员融会贯通地应用膏方，提高了各种膏方的使用率。如把《伤寒论》中的"猪肤汤"做成"猪皮冻"、用白砂糖炼膏制成"戒烟糖"、以道地食材草燕收膏制成儿童夏天食用的"果冻"，还引申"白入肺"理论，用一系列白色食材为原料，用银耳植物胶收膏制成滋养肺部的膏方，成就了白色膏方的独特魅力；挑选口感较好的药材配方，辨证添加核桃、芝麻、大枣、枸杞子、龙眼肉、花生、柏子仁等食品作为辅料，制作块状咀嚼型膏方，其中养颜美容膏远销台湾，补肾壮骨膏成为老年人群的常备零食。

闽派膏方，其精细化的制膏技术值得推崇。福建口服膏方虽然起步晚，但却充满活力，一路向前，中药人员制膏技术的精益求精功不可没。在《闽派膏方》中，从中药人员对膏方处方的审方和分析以及对特殊原料处理的规范操作中，可窥见福建中药人员见微知著出成就的原因。书中每道膏方的"膏方制作""制膏分析"无不体现出福建中药人员细微之处抓关键的工匠精神。这点，可以说在全国临床膏方应用中，是最容易被忽略但又是最需要被加强的环节。

《闽派膏方》即将付梓，将对全国膏方工作起到推波助澜的作用，我希望本书能够对全国中医药人员、膏方制作相关人员有所裨益和参考借鉴价值。期待之中，有幸品读，乐为作序，以序为贺！

上海中医药大学医院管理处处长
上海中医药大学附属龙华医院原副院长

2023 年 6 月

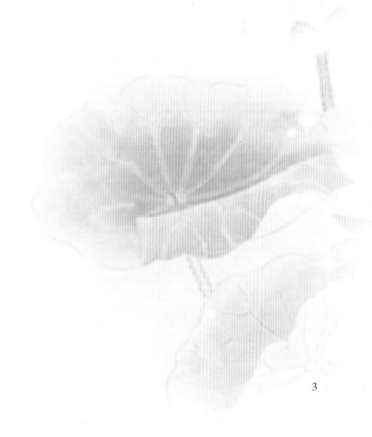

前 言
QIANYAN

我们走在续写闽派膏方的路上。

我们敢不敢写《闽派膏方》？犹豫了许久，也讨论了多次，我们还是觉得敢写，但应该是"续"写。

首先，我们从膏方的定义开始讨论。膏方是我国古代流传下来的中药剂型中的一种，有外敷和内服两种。外敷膏剂不但用于治疗皮肤、伤科、疮疡等疾患，还内病外治用于治疗内科疾病。内服膏剂有滋补，有调理，可用于治疗各科疾病。近年来，很多人把内服膏剂称为"膏方"，叫的人多了，造成很大一部分人把外敷膏剂排除在膏方以外，事实上我们近期看到的有关膏方书籍，大部分也都只写内服膏方。

其次，从膏方出处讨论。膏方历史悠久，一说源于秦汉，《黄帝内经》中就有关于外用膏剂的记载，东汉张仲景的《金匮要略》最早记载了内服膏剂。

因此，膏方应该既包括内服膏剂，也包括外敷膏剂。作为福建人，我们要把福建辉煌的外敷膏剂历史记载下来，因为它代表了闽派膏方的渊源和传承。

福建外敷膏剂，俗称膏药。纵观历史上多次的中原移民，给福建带来了丰富的中原文化，其中武术文化影响深远。再加上福建沿海民间海患不断，闽人习武卫国保家，千百年来"武医兼修"已蔚然成风，南少林的武术使福建正骨疗伤的高手云集，留下了非常壮观的"打拳头卖膏药"的历史画面，形成了具有福建膏药的区域特点。福建外敷膏剂的历史现象是"打拳头卖膏药"，产生的规律是武术创伤—研究疗伤—产品膏药，显露的特色是"南少林文化"，形成的局面是"武医兼修"。这是一段有渊源、较完整、显特色的外用膏药历史。同时福州"四大金刚"的著名外治法一直传承应用至今，这都属于闽派膏方的范畴。

福建内服膏剂，也称膏方。福建的中医药，在国内中医药界有一定的学术地位，福州中医有许多国内名家，其中不乏膏方应用专家，清代福州长乐著名医家陈修园在《医学从众录》中即收录不少膏方，如"雪梨膏""梨藕汁膏""紫菀杏仁煎""文蛤津脐膏""五倍子膏""噎膈膏"等。说明福建中医前辈，早已拉开"闽派膏方"的序幕。

近15年，福州市中医院临床应用膏方的时间虽较为短暂，但一路勇往直前。依托"福州市中医药传承创新平台"，医院展开临床应用研究，开展膏方相关课题近20项；探索膏方制作工艺及流程，重视精细化的制膏技术；传承应用外用膏剂，让名医膏药推陈出新；启动对清宫膏方的研究，实现宫廷膏方的传承创新；创新性地引入植物胶收膏，打破传统动物胶类、糖类胶收膏的常规；推广普及家庭养生膏方，让膏方的应用在大健康背景下成为家庭保健手段；把经方运用到膏方中，让经方与膏方相得益彰，凸显膏方当代生命活力；面对突发卫生事件或疫情时，膏方亦大显身手，彰显中医药防疫特色……形成了独具一格的闽派膏方特色。

值得一提的是，闽派膏方还受到国医大师陈可冀院士和杨春波教授的引领和大力支持，他们以真挚的乡情，深厚的中医药情怀，为闽派膏方增加厚重的文化积淀。

福州市中医院原院长、主任药师黄秋云，福建中医药大学华碧春教授，还先行在高校开设膏方课程，培养青年师资，开展膏方课题研究，开发系列膏方新品，编写膏方教材，等等，推动了膏方学科的发展。

郑立升主任中医师，作为福建省中医药学会中医膏方分会的首任主任委员，带头担当起全省膏方的学术引领工作，每年举办学术交流会，开展膏方调研工作，指导基层医疗单位开展膏方工作，举办膏方节活动，普及膏方健康养生知识等，促进了福建省膏方工作不断向前发展。

福建膏方为后起之秀，虽不及江浙沪，但却不失闽派特色，相信在国医大师的引领下，在中医药专家的齐心带动下，福建膏方事业将蒸蒸日上，大有可为。

《闽派膏方》介绍了膏方的概况、膏方的制作；膏方在临床各科中的辨证应用，每一膏方都详细描述其制作方法及制膏分析，列举治疗各系统疾病的清宫膏方；同时展现福建特色膏方，福建膏方开展情况，以及国医大师陈可冀院士清宫膏方的传承影响；记录真实的福建膏药发展史实，记载福建省与膏药有关的各级非物质文化遗产项目，从不同角度阐述福建膏方的创新特色。与全国目前鲜有的膏方类书籍对比，本书具有几个特色：一是注重介绍膏方精细化制作；二是既有口服膏方又有外治膏方；三是介绍丰富的外科膏药；四是突出守正创新；五是既有临床应用介绍又有传承教学总结。

《闽派膏方》书稿今将付梓，编写过程中得到全国诸多中医药专家的悉心指导和众多同道的热情支持。在"膏方临床应用"章节中，各临床专科医生的临床交流让我们开拓了思路；在膏方制作和制膏研究中，许多同志的经验切磋启迪了我们的思维；在进行福建"打拳头卖膏药"的历史调研中，泉州市、漳州市及有关县区的众多知情者提供了珍贵的资料；在民间中医外用膏的考察中，福州福其祥中医院、福清俞氏家传中医外科门诊部等的临方制膏技艺，以及民众的接受度让我们大开眼界；在收集福建有关膏方的非物质文化遗产项目过程中，项目传承人提供了项目资料，并提出了建议，进行了推广应用经验交流……总之，《闽派膏方》汇聚了全省中医药专业人员，包括民间中医药人员的智慧，在这里一并致以诚挚的谢意！同时也对本书作序者表示由衷的感谢！

由于编著时间仓促，水平有限，不妥之处诚请诸位读者提出宝贵建议，以便后续修订和提高。

编者
2023 年夏

目 录
MULU

第二章 膏方的制作 29

第二篇 膏方临床应用

第三篇 闽派特色膏方

第四篇　国医大师陈可冀院士的膏方研究

第九章　国医大师陈可冀院士的膏方研究成果.......261

第五篇　福州市中医院膏方的传承创新发展

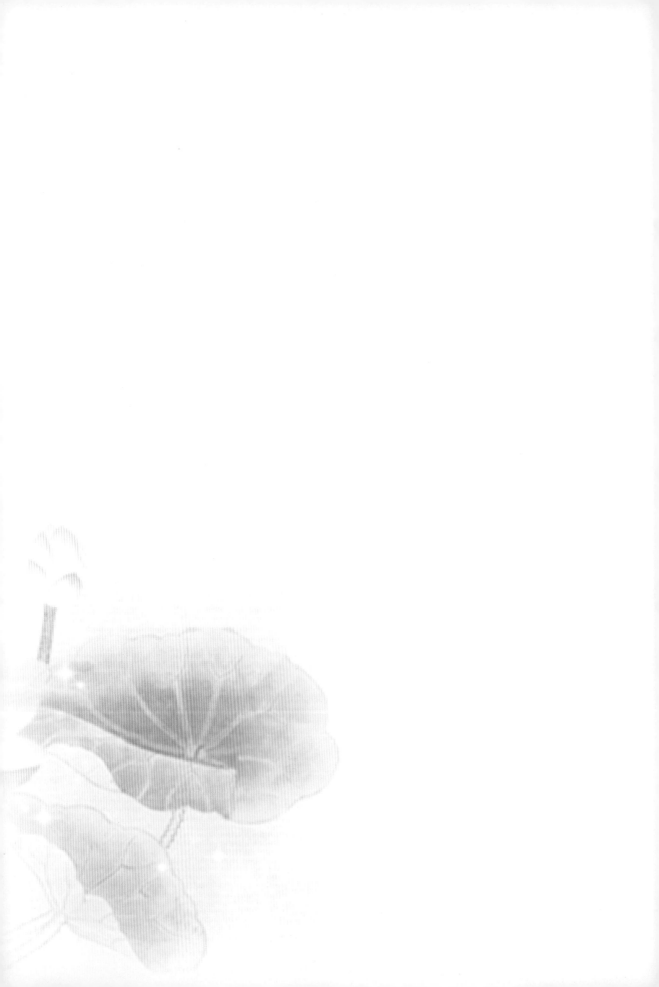

第一篇　总论

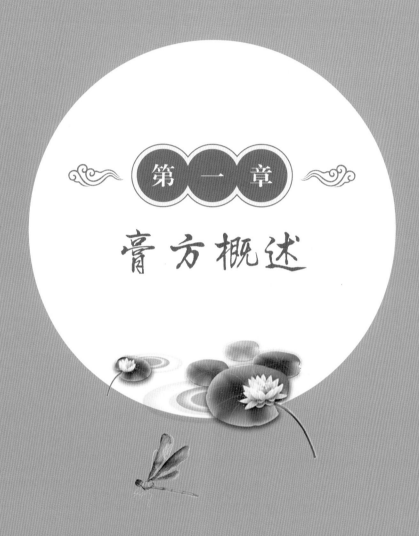

第一章

膏方概述

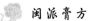

第一节 膏方的历史沿革及发展脉络

膏方是在中国传统文化晕染的背景下产生的，它以中医药理论为基础，通过长期实践总结，经过历代医家不断传承与发展流传至今，具有传统中医药特色的中药剂型，临床上常用于预防疾病、治疗疾病、病后康复等。膏方通常具有养生保健、滋补强身、治病祛疾等功效，一般分为外用膏药与内服膏方，是中医药学中的重要组成部分。膏方在我国历史悠久，最早可追溯至先秦时期，目前膏方广泛运用于养生保健、辅助治疗、医学康复等医疗卫生活动中，体现了中医学"治未病"思想与"整体观念、辨证施治"原则。

一、膏方的萌芽阶段

膏方又称膏药、膏剂等，为中医丸、散、膏、丹、酒、露、汤、锭等常用剂型之一。"膏"在《说文》中描述为："膏者，脂也。凝者曰脂，释者曰膏。无角者膏。"膏的含义比较宽泛，如指物，则以油脂为膏；如指形态，则以凝而不固者为膏；如指口味，则以甘浆滑腻为膏；膏是药物精华的集成，为物之精粹。最早的膏剂应用载录于《山海经》中，用于外搽皮肤，防治皲裂。《正韵》《博雅》将膏的作用解释为"润泽"人体之意。膏剂起源于药物熬制，而有关药物熬制早在我国西汉就有记载。长沙马王堆汉墓出土、约成书于春秋战国时期的《五十二病方》是我国最早记载膏方治病的医书，收录膏剂30余首，制作时加用膏糊剂而称为"膏滋"，有脂膏、肪膏、久膏、彘膏等，如治伤痉为"冶黄黔（芩）、甘草相半，即以彘膏财足以煎之。煎之沸，即以布足（捉）之，予（抒）其汁，敷"。战国至西汉时期的《黄帝内经》中有关于马膏、豕膏等类似于膏滋药物的记载："治之以马膏，膏其急者，以白酒和桂，以涂其缓者""治之以砭石，欲细而长，疏砭之，涂以豕膏"。《后汉书·东夷传·挹娄》亦有"冬以豕膏涂身，厚数分，以御风寒"等记载。此时膏方都是由动物脂肪加工而成，主要以外用为主，治疗一些皮肤、筋骨方面的疾病。

内服膏方的萌芽始于春秋战国时期。《灵枢·痈疽》篇说："痈发于嗌中，名曰猛疽。猛疽不治，化为脓，脓不泻，塞咽，半日死。其化为脓者，泻则合豕膏，冷食，三日而已。"医圣张仲景的《金匮要略》"腹满寒疝宿食病"篇云，"乌头大者五枚（熬，去皮，不㕮咀），上以水三升，煮取一升，去滓，内蜜二升，煎令水气尽，取二升，强人服七合，弱人服五合"，用大乌头煎煮熬成的药膏治疗寒疝。这是膏方内服的最早记录，以"煎"命名，其制备方法与现代膏方大致相同。再如"黄疸病"篇的猪膏发煎也是膏方，由猪油和乱发制成猪膏发煎，内服治疗黄疸等病。我国第一部药学专著《神农本草经》中记载："药性有宜丸者，宜散者，宜水煮者，宜酒渍者，宜膏煎者，亦有一物兼宜者。"其中有对"煎膏"的论述，还首次记载了熬煮制胶——阿胶（驴皮胶）、白胶（鹿角胶）两种胶的制作方法。

"膏药"一词，最早见于东汉以前的《武威汉代医简》，其所载的膏药组方配伍完整，并注明制备方法、赋形剂、使用部位等。至晋代，膏方的制作方法有所发展，膏方的制作不再是单一用蜜收膏，葛洪《肘后备急方》中就有用苦酒（即醋）与猪油作溶剂的制膏描述："赵泉黄膏方，大黄、附子、细辛、干姜、椒桂各一两，巴豆八十枚，去心、皮，捣细，苦酒渍之，宿腊月猪膏二斤。煎三上三下，绞去滓，蜜器贮之，初觉勃色便热，如梧子大一丸，不瘥，又服亦可，火炙以摩身体数百遍，佳，并治贼风，走游皮肤，并良，可预合之，便服即愈也。"此时的膏方除了制法的延伸外，使用方式也更加灵活，如上述的"赵泉黄膏方"也可以是内外两用。

南北朝时期，创新出联合使用不同剂型的方药来治病的理论，因此又有宜丸、宜汤、宜膏，或是综合使用的理论。如陶弘景在《本草经集注》中对膏药的制作要点做了详尽的说明：首先尽量浸取药物的有效成分，煎煮时间相对要长，并用猪脂为黏稠收膏剂。他还提出按治病的需求来确定剂型和给药途径，曰："疾有宜服丸者，宜服散者，宜服汤者，宜服酒者，宜服膏煎者，亦兼服参用所病之源以为制耳。"使膏方的应用更加贴合于临床。"若是可服之膏，膏滓亦堪酒煮稍饮之；可摩之膏，膏滓即宜以敷病上，此盖贫野人欲兼尽其力"。即膏剂可内服，可外敷，将制膏的药渣用来外敷病处，以尽药力而不浪费。可见"膏"在南北朝时期是内服和外治制剂的合称，未予明显区分，这些论述为现代制膏工艺奠定了基础。此外，南北朝膏方以补益类居多，如王焘的《外台秘要·卷三十一》记载："南北朝陈延之的《小品方》中单味鲜地黄熬膏用于补益，是最早的滋补膏方。"

二、膏方的发展阶段

唐代，社会相对稳定，国家经济繁荣，百姓休养生息，膏方也进入了发展阶段。相对于秦汉时期，膏方种类更为丰富，所适用的范围越来越广，不局限于疾病方面，还有很多涉及养生保健领域。如唐初医家孙思邈的《千金翼方》中就有关于把膏方作美容用药的记载："生地黄五十斤，捣之，以水三升，搅取汁澄去渣，微火上煎减半，即纳好白蜜五升，枣脂一升，搅令相得即止，每服鸡子大一枚，日三服，令人肥白美色。"书中还记载了苏子煎："上五味，捣苏子，以地黄汁、姜汁浇之，以绢绞取汁，更捣，以汁浇，又绞令味尽，去滓，熬杏仁令黄黑，治如脂，又向汁浇之，绢绞往来六七度，令味尽，去滓纳。"采用水煎煮、去渣取汁、再浓缩的工序，而且内服膏方在唐代较多以"煎"字称谓，如"杏仁煎""枸杞煎"等。王焘的《外台秘要·卷三十一》载"古今诸家煎方六首"，这些煎方仍为现代沿用，均被用作滋补强壮剂，说明此时的膏方已由治病疗疾逐渐向滋补调养延伸。

宋、金、元时期的膏方风格基本沿袭唐代，膏方多为滋养补益之属。无论滋补还是治疗所用，膏和煎已不刻意区分，膏方的叫法由"煎"逐渐向"膏"过渡，并以内服为主。其中有不少"经典之方"为后世医家所熟知。如南宋医家洪文安的《洪氏集验方》中收载的琼玉膏，就沿用至今。同时膏方中含有动物类药的习惯也流传下来，如栝蒌根膏、蛤蚧膏、鹿角胶膏等，兼有治病和滋养的作用；此时膏方制作工艺与现代已趋于类似，如太和膏制作要求有"膏成滴水状凝结不散"等。此外，由于宋代当朝重视中医药的发展，修撰了多部本草学、方剂学著作，如《普济方》《太平圣惠方》《太平惠民和剂局方》等，使得膏方传承与发展问题也受到了重视，同时期还设立药局、熟药所等医药机构负责监制、销售成药，既方便了民众医治疾病，又促进了成药包括膏方的普及。金元时期是膏方发展的一个黄金阶段，中医膏方百家争鸣，具有代表性的为金元四大家，如李杲的《东垣试效方》中治疗偏头痛的"清空膏"，主治偏正头痛年深不愈、风湿热上壅损目、脑痛不止等症。

三、膏方的成熟阶段

明清时期，膏方的发展更趋完善和成熟，主要体现在膏方的制作工艺上，有浸泡、煎煮、去渣、浓缩、收膏、盛装等程序规范要求，且统一命名为"某某膏"，大多为滋补调养方剂的专用词，如两仪膏、茯苓膏、龟鹿二仙膏等。以《景岳全书》中的"两仪膏"为代表，书中载："人参半斤或四两大熟地一斤；上药，用好甜水或长流水十五碗，浸一宿，以桑柴文武火煎取浓汁。若味有未尽，再用水数碗，煎溶取汁，并熬稍浓，乃入瓷罐重汤，熬成膏，入真白蜜四两或半斤，收之。每以白汤点服。"两仪膏为温补气血之良方，可治一切气血两虚之证，组方简单，制作规范，对后世影响深远。此外，该时期医家普遍喜欢用动物药来制膏，以血肉有情之品填精补髓、大补气血，尤其适合久病后气血大虚的患者。如洪基《摄生总要》中的"龟鹿二仙膏"，其中主要采用鹿角、龟甲、人参等药物熬制。该时期膏方发展迅速，膏方数量大增，得到大力的推广，服用膏方的风气渐浓，甚至开始将其从治疗疾病延伸至膳食调养，如《御制饮膳调养指南》中用人参、生地黄、茯苓、蜂蜜制"琼玉膏"，用枸杞制"金髓煎"，用天门冬制"天门冬膏"等。《摄生秘剖》中膏方组成较为简单，如二冬膏、玄极膏、山蓟膏等。《赤水玄珠》所载膏方则组成复杂，如该书卷十之"补真膏"，由黄精、山药、怀地黄等29味药组成。

延续明朝的风气，清代膏方发展繁荣，上至宫廷御用，下至民间滋补养生，用膏方补养之风盛行于世，可谓良方迭现。当时江浙一带颇为流行的冬令膏方，记载在《慎五堂治验录》《验方新编》《剑慧草堂医案·膏方》等书中。《验方新编》主要采集民间验方，其中收集了不少膏方，如代参膏可代参而用，符合民间用药便廉的要求。与初期阶段比较，该时期养生膏方在功效方面不局限于以滋补肝肾为主，同时重视后天脾土的调摄，组方注重阴阳平衡、补消兼顾、动静结合，如天池膏治疗三消症，是养阴益气清热的缓治效方；卫生膏气血阴阳兼补，药效平和，用于改善体质、治疗慢性消耗性疾病；琥珀茯苓膏则是治精神疾患的良方。

膏方在清宫廷中的运用情况，可从《清太医院配方》《慈禧光绪医方选议》等书中考察。如《慈禧光绪医方选议》共收各种内服膏方 30 首，通过对这些方剂的分析，可以得出清宫使用膏方的特点：一是使用面广、数量多，有保健抗衰老的菊花延龄膏，补益的扶元和中膏与扶元益阴膏，治眼病的明目延龄膏等；二是不局限于冬季使用，只要对病情有利，一年四季皆可；三是组成较简单、药量不重，一般的膏方也只有十二三味药，总药量在 30g 左右，而菊花延龄膏只菊花一味，明目延龄膏仅桑叶与菊花两味。素膏、清膏的出现也是该时期膏方发展的一大特点，代表医家有薛雪、叶天士等，主要与温病治疗要求相对应。

晚清时期，膏方组成逐渐复杂。《张聿青医案》中列有膏方专卷，其中膏方用药往往达二三十味，甚至更多，收膏时常选加阿胶、鹿角胶等。书中对膏方用药之讲究、配伍之周详、炮制之规范、临证之娴熟，尤其强调辨证施治、因人而异，对于膏方应用的理论论述渐趋系统、完整。在膏方理论整理和应用框架上，吴尚先撰著的《理瀹骈文》是当时的代表性专著。该书系统地对膏方的治病机制、应用方法等进行了详细论述，指出"今人但知痞癖用膏，风痹用膏，而不知一切脏腑之病皆可用膏"。名医秦伯未根据膏方应用经验编纂《秦伯未膏方集》，提出"膏方者，博雅润泽也"。其膏方一般由 20~50 味中药组成，膏方用法具有顺应四时养生、辨证而用的特点。近代医家人才辈出，如张聿青、周小农、丁甘仁等便是典型的"膏方医家"，在膏方工艺制作、临床应用上日趋成熟，反映出当时膏方的盛行和医家对其重视的程度，为膏方的发展起到了重要作用。

四、膏方的现代发展

中华人民共和国成立后，膏方的发展可谓百花齐放，著书立说如雨后春笋。膏方书籍大致分为两部分，一部分为总结前人经验所编撰的方药录，如 20 世纪 60 年代《全国中药成药处方集》载录膏方 58 首，1989 年国家中医药管理局编著的《全国中成药产品集》载录膏方数量增至 152 首；另一部分为现代医家根据临床中药配伍治疗疾病经验总结出的经验集，如沈峥嵘主编的《中医膏方》，沈庆法、汪文娟主编的《治未病膏方进补》，华浩明主编的《冬令滋补进膏方》，李祥云主编的《妇科膏方应用指南》，汪文娟等主编的《中医膏方指南》，胡国华等主编的《海派中医妇科膏方选》，杨悦姬主编的《张云鹏论膏方与临床实践》等。21世纪之后，该类书籍种类更为丰富，其中较有代表性的有：颜新的《中国膏方学》、王清光的《中国膏药学》、吴银根的《中医膏方治疗学》、胡建华的《中医膏方经验选》、李祥云的《妇科膏方应用指南》、华浩明的《冬令滋补进膏方》、颜德馨的《颜德馨膏方真迹》、沈庆法的《中医膏方》等；此外张玉萍的《秦伯未膏方集》、朱南孙的《朱南孙膏方经验选》、屠执中的《颜德馨膏方精华》等名老中医膏方医案的相继出版，也进一步丰富了膏方研究的内涵，为后续繁荣阶段积累了大量基础知识与应用方法。

应市场需求及调养需要，上海中医药大学附属龙华医院于1984年率先开设膏方门诊，并形成了规范的炮制流程和标准，随后江苏、浙江等地中医院也都陆续开展膏方服务，同时也带动了当地膏方市场。不少现代中医学家治疗疾病时喜用膏方培补气血，且所用膏方多为自制，如北京同仁堂、杭州胡庆余堂等所制的参鹿补膏、葆春膏等在民间皆有较好口碑。很多中药店也自制膏方，较为出名的有十全大补膏、洞天长春膏、葆春膏、首乌延寿膏等，这些膏方在国内外都得到了广泛的应用。还有将方剂制成膏滋及创制新膏方，如将养阴清肺汤制成养阴清肺膏，十全大补汤制成十全大补膏，炙甘草汤制成复脉膏等；创制新膏方如双龙补膏、肝肾膏、十珍益母膏、首乌二仁膏等，这些通过剂型改变的新膏方或创新方，进一步拓展了膏方的临床运用范围，丰富了中医药学。现代中西医结合的趋势对膏方也产生重大影响，相关研究成果不断涌现，给膏方的发展注入了新的活力，如结合西医理论知识和中药药理学知识制作的支扩膏（治疗支气管扩张症）、益肝膏（治疗慢性肝炎）等，此外还出现了中西药合用的膏方，如参维补膏等。

从膏方发展源流可见，膏方用法经历了从外用到内服的转变，施膏理念从治疗疾病为主到防治结合及养生保健的转变，并逐渐走向规范、成熟，得到发展壮大。

第二节　膏方的基础知识

一、何为膏方

　　膏方者，膏为剂型，方为方略。膏方应用于临床治疗已有2000多年，内涵丰实，是传统中药方剂的一种剂型，属于丸、散、膏、汤、丹、酒、露、锭中医常见8种剂型之一。膏方分为外敷膏剂和内服膏剂。外敷膏剂俗称"膏药"，如狗皮膏、风湿膏之类；内服膏剂，则是将中药饮片再三煎熬，去渣浓缩，再分别加辅料如冰糖、饴糖、蜂蜜、阿胶等做成膏剂，多由滋补药组成，具有补益滋养、健体抗衰、延年防病之功效，故又称为膏滋，俗谓膏方，多指内服膏滋。如《证治准绳》"虚劳之疾，百脉空虚，非黏腻之物填之，不能实也。精血枯涸，非滋湿之物濡之，不能润也。宜用人参、地黄、天门冬、麦门冬、枸杞子、五味子之属，各煎膏，合和成剂"。膏剂之设，本为治病，多针对慢性虚损，因其病程长不耐久服，故宜膏方。取其服用方便、口味佳、疗效持久等特点，非为养生独设。但近年来人们生活水平不断提高，对健康越来越重视，以及治未病思想的影响，加之传统文化"冬令进补"的习俗，使得膏方滋养越来越受人们的青睐。

二、膏方的特点

1. 辨证论治

　　膏方强调一人一方，量体用药。它是由医生根据患者不同的体质特点和不同的疾病及其症状、体征而组方，充分体现了辨证论治和因人、因地、因时制宜的个体化治疗原则，针对性强，非一般补品可比，能达到增强体质、祛病延年、美容养颜、益肾兴阳等目的。

2. 组方精密

　　膏方一般由20~40味中药组成，属复方大法范畴，服用时间较长，一般一料膏方可以服用2~3个月。膏方中多含补益气血阴阳的药物，其性黏腻难化，若不顾实际情况，一味纯补峻补，往往会妨碍气血，反而对健康无益，故合理配伍用药才是关键。

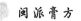
3. 制作精细

膏方制作极为复杂，一般要经过浸泡、煎煮、过滤、浓缩、收膏、贮存等工序。千百年来，积累了丰富的膏方理论知识和加工经验，这些内容一部分记载在有关的中医药典籍里，一部分蕴藏在老药工的实际经验中，有待于不断发掘、整理、继承和应用。

4. 服用方便

膏方服用方便，口味怡人。对于需长期服用中药的慢性病患者来说，不需花太多的时间和精力煎煮中药，服用时只需按时取出适量，用温开水冲服，具有即冲即饮、易于吸收的特点。中药加工成膏方后，体积缩小，利于携带和贮藏。

5. 四季咸宜

膏方偏于补益，春生、夏长、秋收、冬藏，一年四季均可以用膏方调治疾病，但以冬季进补为佳。古人认为，冬三月是"生机潜伏，阳气内藏"的季节，要讲究"养藏之道"。冬天人们食欲大增，脾胃运化转旺，此时使用膏方滋补能更好地发挥补药的作用，所以民间素有冬令服用膏方进补的习俗，并有"冬令进补，来年打虎"的说法。一般来说，服用膏方多由冬至即"一九"开始，至"九九"结束。但以治疗为主的调治膏方则并不局限于冬季使用，只要体质虚弱或其他病症表现出气血不足、脏腑亏虚的临床证候，视病情的需要，一年四季都可以选择适宜的膏方内服。

6. 重视脾胃

膏方调理特别重视运脾健胃之道。脾主运化，胃主受纳，脾胃为气血生化之源，后天之本。口服补品通过脾胃运化才能发挥作用。调理脾胃法是临床上最常用、最基本的法则之一，不仅可以用于脾胃疾病的治疗，还可以运用于其他系统疾病的治疗，这是脾胃所处的特殊地位及特殊功能所决定的。清代名医叶天士曾说"食物自适者即胃喜为补"，这条原则是临床药物治疗及食物调养的重要法则，也同样适用于膏方。口服膏方后，胃喜且舒，方可达到补益的目的，故制订膏方，常佐以运脾健胃之品。中医习惯在服用膏方进补前，服一些开路药，或祛除外邪，或消除宿滞，或运脾健胃，处处照顾脾胃的运化功能，确具至理。

 ## 三、膏方的分类

"膏"字从"肉"，本义指动物的脂肪，后泛指浓稠的膏状物。在中药制剂中，将中药材加工制成像动物的油脂一样细腻稠厚的半流体状物称为"膏剂"，分为外敷膏剂及内服膏剂。

外敷膏剂是中医外治法的一种，通称为"膏药"，又分为软膏药、硬膏药，是将药物施于患者体表的某个部位，通过发挥药物活血化瘀、通经活络、祛风散寒、拔毒化腐等功能，从而达到治疗疾病或养生保健的目的，多用于骨伤科、外科、皮肤科疾患，也用于内科、妇科等其他疾病。近年来，硬膏药逐渐少用，多改用膏贴。

内服膏剂，即"膏滋"，是在复方汤剂的基础上，根据个人的不同体质、不同疾病、不同临床表现而确立的不同处方，经浓煎后掺入某些辅料而制成的一种稠厚状半流质或冻状剂型。内服膏剂，是将饮片再三煎熬，去渣浓缩，分别加入辅料如冰糖、饴糖、蜂蜜等收膏，一年四季均可服用。膏滋药有滋补强身、抗衰延年、防病治病的作用。但膏方并非单纯补益剂，也包含救偏却病的特点。

此外，按药物组成可分为单味膏方和复方膏方；按加工方式可分为成方膏方和临方膏方（定制膏方）；按加入辅料的不同可分为素膏（不含动物药或动物胶类）和荤膏（含动物药或阿胶、鹿角胶等动物胶类）等。

四、膏方适宜人群

膏方补虚治病，其适用范围很广泛，临床上可根据不同目的及人体不同生理阶段选择运用，通过辨其虚劳、论其体质、损其有余、补其不足、调和气血、平衡阴阳而达到防病治病、健体强身、益寿延年的目的。

（一）未病先防，已病防变

1. 体力劳动者

体力劳动者可以服用膏方。过于辛劳，长期处于体力透支的状态得不到及时休整以恢复体力的人；或者机体尚处于疾病恢复阶段；或者到了一定年龄，元气自然衰退；或者素体较弱，不能胜任过重的体力劳动而勉强为之，将会积劳成疾、过劳而病者。中医学认为，劳则气耗，过度的体力劳动会消耗人的元气，出现肢体倦怠、腰酸背痛、少气懒言或胸闷气短、头晕心悸、不耐劳累、容易感冒等症状，进一步发展，还会引起血虚、阴亏、阳虚、水停、血瘀等证。因此，体力劳动者为保持健康的体魄，可以在医生的指导下用膏方进行调补。

2. 脑力劳动者

当今社会，随着科学技术的不断发展，脑力劳动者增多，且面对日益激烈的竞争局面，城市生活的节奏加快，许多人长期超负荷脑力劳动。中医对过劳致病有精辟的论述，认为劳则气耗，过度的脑力劳动会消耗人的元气，会出现肢体倦怠、腰酸背痛、少气懒言、头晕心悸等症状，进一步发展，也会引起血虚、阴亏、阳虚、水停、血瘀等证，因此，脑力劳动者为保持旺盛的体力，远离亚健康状态，应该适时进行调补，服用补养精血的膏方不失为一个上佳选择。

3. 亚健康者

"亚健康"是介于"第一态"健康与"第二态"疾病之间的身体状态，是一种潜病状态，处于这种状态下，机体呈现出活力降低、反应能力减退、适应能力下降，存在不同程度的各种患病的危险因素，具有发生某种疾病的高危倾向。此时，人体的各项生理功能大幅度下降，抗病能力减弱，需要适时进行整体的调理，而膏方疗法就是最佳的选择。中医辨证认为这类人群有气虚、血虚、阴虚、阳虚、气阴两虚、气血两虚、阴阳两虚等不同类型，分别要采取益气、养血、滋阴、补阳、益气养阴、益气养血、调补阴阳等治疗法则，然后选择相应的膏方进行调补，以帮助其摆脱亚健康状态，回到健康者的队伍中来。体质的改善不是一朝一夕之功，需要长期而全面的调理，包括生活起居、饮食、运动、药物干预等。膏方的优势就是便于长期坚持服药，而膏方处方的制订必然要结合体质类型，根据患者不同的体质特点，同时根据不同的疾病及其症状、体征而组方，充分体现了辨证论治和因人、因地、因时制宜的个体化治疗原则，以达到调理体质、治疗疾病的目的。

4. 慢性病患者

平素患有慢性疾病的患者，如慢性支气管炎、高血压、冠心病、高脂血症、糖尿病、慢性胃炎、慢性肝炎、早期肝硬化、慢性肾炎、慢性泌尿系统感染、贫血、类风湿关节炎、夜尿多症、腰腿痛症、男子性功能障碍、精液病、女子月经不调、不孕症等，时逢冬令季节，可以结合病证，一边施补，一边治病，这样对疾病的治疗和康复，往往可起到更大效用。此外，有些慢性疾病患者病情已经恢复或虽未治愈，但相对稳定，服用膏滋药则可以延续治疗，巩固疗效，改善症状，增强体质。从目前临床应用膏方的情况来看，不但内科患者可以服用膏方，妇科、儿科、外科、骨伤科、五官科的患者都可以服用膏方药，气血、阴阳、津液虚弱的患者都可以通过服用膏方来达到除病强身的目的。

5. 康复患者

疾病康复人群，包括病后、手术后、出血后处于恢复阶段者，甚则肿瘤术后、放化疗后患者，凡气血阴阳虚弱的患者都可以通过服用膏方来达到防止旧病复发、补虚扶弱、治病调体、除病强身、预防药物毒副反应的目的。术后患者体质虚弱，常有气血亏虚、津液不足的表现，一是原有疾病的消耗；二是术中失血，气随血行，故易致气血两虚；三是术中津液丢失及术后禁食导致津液亏损。针对术后患者因气血亏虚、津液不足而出现的面色苍白、神疲乏力、心悸头晕等症状，常可选用人参（党参）、黄芪、茯苓、熟地黄、当归、石斛、麦冬、百合等具有补气生血、养阴生津功效的中药做成膏方进行调补。若出现胃纳欠佳、食后腹胀者，可加用山药、陈皮、木香、鸡内金、山楂等；有低热者，可加地骨皮。临床表明，手术后如果没有进行合理的调补，身体恢复较慢，所以可适当应用一些具有补益作用的膏方，以促进术后机体早日康复。

（二）据其生理，适时进补

1. 儿童

在中医学上，儿童的生理特点被概括为"稚阴稚阳"和"纯阳之体"。宋代儿科名家钱乙曾总结为"脏腑柔弱，易虚易实，易寒易热"。这就说明了儿童处在生长发育阶段，骨骼、内脏和神经系统等全身组织器官还没有发育成熟，小儿体质有虚有实，可以进行调治，膏方作为中药剂型之一，味甜，容易被儿童接受，所以需要进行调治的儿童可以选择服用膏方。小儿根据生长需要进行适当调补，尤其是反复呼吸道感染、久咳不愈、厌食、贫血等体虚的患儿，可用益气健脾的膏方以调理脾胃、增进食欲、帮助消化。但是需要注意的是，儿童脏器清灵，绝对不能盲目滥补，用药要轻，药之性味平和而不滋腻；滥用药性猛烈或滋腻之品，反而伤及胃气，克伐生机。此外，儿童也不宜长期进补，应中病及止，以防体内出现阴阳偏胜，反而影响其生长发育。

2. 青少年

青少年处于生长发育的旺盛时期，男女第二性征开始显现，从性不成熟的少年转变为性成熟的青年，各脏器的功能旺盛，朝气蓬勃，精力充沛，即使患病恢复也较快，所以一般可以不服用膏方。但是青少年如果不注意保护自己；或消耗太多而营养又补给不足；或体质较虚弱，常易患病；或大病后元气亏耗，身体渐虚；或工作学习紧张，耗伤心血等，均可以通过膏方调补。但需要注意的是：青少年服用膏方，应在医生的指导下合理选择，不可任意购买服用。一般来说，青少年体质虽然有虚，但是大都比较单一，程度较轻，调补后容易见效。因而，在选择膏方时以性质较为平和为宜。

3. 中年人

中年人在壮年期可谓是人生的鼎盛时期，但临近更年期时，各器官及系统功能开始逐渐出现衰退，新陈代谢速度减慢，性功能减退，内分泌开始下降，免疫功能也逐渐下降，加之精力过度透支、饮食失调、起居失常、睡眠不足等，容易引起早衰，甚至引发各种疾病。此时应适时进补，调整机体状态，可通过服用膏方补益精气，但注意宜从少量开始，坚持进补，随时调整剂量，切记盲目追求速度而乱用滥补。

4. 老年人

《黄帝内经·素问》认为："男子七八肝气衰，筋不能动，天癸竭，精少，肾脏衰，形体皆极。八八则齿发去。肾者主水，受五脏六腑之精而藏之，故五脏盛，乃能泻。今五脏皆衰，筋骨懈惰，天癸尽矣，故发鬓白，身体重，行步不正，而无子耳。"老年人由于代谢低下，脏腑功能衰退，特别是肾气渐衰，肝肾不足，因此多见牙齿动摇和脱落，头发苍白稀少，耳聋耳鸣，失眠健忘，夜尿频多，筋骨痿软等症。由此又容易累及其他脏器，易致动脉硬化、冠心病、高血压、糖尿病、肺气肿、骨质疏松、白内障、前列腺增生等一系列老年性疾病。这时如能在坚持锻炼的基础上，适当服用膏方以补阴阳气血之不足，有助于恢复内脏功能，改善心脑血管功能，减少老年病的发生，延缓衰老进程，提高生活质量。

5. 女性

女性有经、带、胎、产的生理特点，易生月经不调及产后多虚多瘀之症；女性的性格多忧郁，郁易致瘀，有气滞血瘀的人往往面色晦暗、肌肤粗糙，有紫斑、黑斑、便秘等现象。若女性脾胃虚弱、元气不足，就容易导致衰老；若脾胃正常运转时能吸收饮食中的营养，充分滋养全身脏器及皮肤腠理，使全身的营养不断得到补充，人的抗衰老能力、生命力随之增强，脸部就会红润，皮肤就会充满光泽和弹性。因此，处于不同生理阶段的女性均可选用相应的膏方进行调理。

（1）围绝经期。围绝经期是指女性卵巢功能从旺盛状态逐渐衰退到完全消失的一个过渡时期，包括绝经和绝经前后的一段时间，是女性生命过程中的多事之秋。随着卵巢功能的退化，雌激素的分泌逐渐减少直至消失，皮肤、黏膜、骨骼、内脏、肌肉、血管、神经等400多个部位的组织、器官发生退行性变化，会出现种种不同程度的临床症状。常见的如烘热汗出、心慌气短、胸闷不适、心律失常、血压波动、头痛、情绪波动、烦躁不安、焦虑、恐惧、失眠、多疑、记忆力减退、月经紊乱、皮肤干燥、骨节酸痛、便秘等，虽然大多数无器质性病变，但可迁延数年，直接影响生活质量，有的甚至引起或加重心脑血管病、骨质疏松等。中医学认为，妇女绝经前后，肾气由盛转衰，天癸由少渐至衰竭，冲任二脉也随之衰弱。"肾为先天之本"，又"五脏相移，穷必及肾"，故肾之阴阳失调，易波及其他脏腑，而其他脏腑病变，久则必然累及于肾，故本病之本在肾，常累及心、肝、脾等多脏、多经，致使本病证候复杂。针对这一生理特点，通过服用膏方补益肾精、平衡阴阳，预防和调治围绝经期综合征。

（2）妊娠期。妇女在妊娠期间，由于聚血养胎，会出现气血相对不足的现象，如果不能保证营养物质的供给，会更突出虚证的表现。且部分女性在妊娠早期反应较重，影响进食，气血生化乏源，影响胎儿及自身，故此时可服用膏方进补调理。如妊娠期间有胎动不安者，可用益气养血、固肾安胎的中药，如党参、菟丝子、杜仲、续断、白芍、熟地黄、白术、黄芪等做成膏方服用。有人担心服用膏方进补会影响孕妇生育，这是没有科学依据的。但需要注意的是，孕妇服用膏方，应在医生的指导下进行。从少量开始，不宜过多，否则会影响脾胃功能；此外，还应避免服用某些具有滑胎、堕胎性质的膏方，以免造成流产。

（3）产褥期。妇女在产褥期由于分娩时消耗体力和气血，常出现头晕乏力、腰酸腿软、四肢无力、心悸气短、舌淡苔薄、脉细弱等气血虚弱、肾气不足的症状，故有"产后百节空虚"的说法，加上母乳喂养，产妇气血更虚；另一方面，产后胞宫余血浊液，构成产后"多虚多瘀"的特点。产后脏腑伤动，百节空虚，腠理不实，卫表不固，摄生稍有不慎更可发生各种产后疾病。因此产后的调养和护理十分重要。在选配膏方时，原则上以大补气血为主，但其用药须防滞邪、助邪之弊；产后多瘀，当以活血行瘀之法，然产后之活血化瘀，须佐以养血，使驱邪而不伤正，化瘀而不伤血。

五、膏方的组成

（一）中药饮片

中药饮片是膏方的主体部分，是医生通过望、闻、问、切的详细辨证分析后，根据患者体质的不同与病情的需要，所给出处方中的药物部分。医生按照君臣佐使的配伍原则，合理选用配伍所需的中药饮片及其炮制品组成方剂，以此有针对性地体现膏方调补身体、防治疾病的效力所在。最好选用优质的道地药材，如四大怀药（怀地黄、怀山药、怀牛膝、怀菊），浙八味（延胡索、玄参、麦冬、白术、白芍、温郁金、杭菊花、浙贝母），东北的人参、鹿茸、五味子，宁夏的枸杞子，甘肃的当归、党参、大黄，湖北的龟甲、鳖甲、茯苓，安徽的木瓜、大枣、菊花、白芍，福建的泽泻、太子参、莲子等。道地药材具有明确的地理性（地理特征）、特有的质量标准（品质特征）、丰富的文化内涵（文化特征）、较高的经济价值（经济特征）、特定的物种（遗传特征）、优良的品种、适宜的生长环境和采收时间、当地药农良好的种植（养殖）和加工技术，能保证膏方良好的临床疗效。

（二）细料药

细料药是参茸类和其他贵重药物的统称，又称"细贵药材"，是处方中体现膏方补益虚损功效的重要组成部分。细料药的品种来源主要有：人参类，如生晒参、红参、朝鲜参等；贵重的动物药，如羚羊角粉、鹿茸片、海马、海龙、紫河车粉、蛤蚧粉、珍珠粉等（保护动物用自然淘汰品或替代品替代），贵重的植物药，如西红花、川贝母粉、三七粉、铁皮石斛等；贵重的菌类药，如冬虫夏草、灵芝、灵芝孢子粉等；药食两用的补益药，如黑芝麻、核桃仁、枣泥、龙眼肉等。此外，其他一些特殊来源的中药，如鲜竹沥、青黛等也在制剂时单列处理。大部分细料药可以在收膏时直接加入。一些需要煎煮的细料药不能与一般饮片入汤共煎，应该采用另炖、另煎、烊化等方式单独处理后再兑入汤剂中，以收到良好疗效，否则用量较少的细料药煎出的有效成分极易被数量众多的群药吸去，有损补益之效。

（三）胶类药

阿胶、龟甲胶、鳖甲胶、鹿角胶等胶类中药是膏滋加工中常用的药胶，在膏方配伍中，这些胶不仅是补益虚损的重要组成部分，而且有助于膏滋制剂的固定成形。对各种胶在膏方中的配伍和应用，应根据其不同的功效特点，按照患者体质条件，辨证选用。一剂膏方中胶的配伍量一般为 200~400g，可以一胶单用，也可以视需要按一定比例数胶合用。一些低糖或不加糖的膏方，可适当增加胶的配伍量，总量增至400~600g，以保证中药收膏成形。临床应用中，一些服用膏方的患者需清淡少补，不适合服用滋补的胶类中药，在膏方配伍中就没有胶类药。胶类的处理，一般加适量黄酒浸泡 4h 左右，于药液浓缩时投入药液中，文火保持药液沸腾，至胶体完全溶化。

（四）辅料类

因为中药材有些带苦，所以膏方中经常搭配糖类，使膏滋口味较好利于服用，同时糖与药胶同用更有助于膏滋制剂的固定成形。黄酒是中药炮制加工中常用的一种辅料，黄酒性味甘、辛、大热，具有活血通络、散寒、矫味、矫臭的功效，而且黄酒又是良好的有机溶剂，因此，用黄酒浸泡药胶不仅可以解除各种药胶的腥膻气味，而且可以加强药物在体内的运化吸收作用。收膏之前，可以预先将加工所需的药胶用黄酒浸泡一定时间使之软化，再将待用的胶类药材与黄酒一起蒸煮烊化后，糖以冰糖和蜂蜜为宜，一同倒入制成的清膏中，文火熬炼并不断搅拌，直至滴水成珠即可。滴水成珠状态为将膏汁滴入清水中凝结成珠而不散。根据口感，也可加入甜味素、木糖醇等来改善膏方的口感。糖尿病患者一般使用不添加糖、蜂蜜和冰糖收膏而成的滋补膏，但可选用木糖醇、甜叶菊等调味。

六、膏方的服用

（一）服用方法

膏方的服法可分为冲服、调服、噙化 3 种：冲服，即取适量药膏，放在杯中，将白开水冲入，搅匀使之溶化后服下，如益母草膏等，一般是每次取 1 匙，用开水冲服；调服，即把胶质黏稠难化的膏方加黄酒或水，用碗或杯隔水炖化，调匀后服下；噙化，也称"含化"，即将药膏含在口中溶化，慢慢咽下，以发挥药效，治疗慢性咽喉炎可用此法。

膏方服用剂量要根据病情或患者的身体情况及药物性质而定，尤其是与患者消化功能有密切关系者。一般每日 2 次，每次 15~20g，以温开水调服，饭前为好。胃有疾病者，可以饭后 5min 左右服用。病情较重、体质较强的人，剂量可稍大一些；病轻者或老年人、妇女、小孩等用量稍小一些。初次服用先从半量开始，饭后 15min 内服完，适应一周后，改为常规用法用量。

服用膏方的时间有空腹服、饭前服、饭后服、睡前服等几种。病在四肢血脉及滋腻补益药宜空腹服；胃肠道疾病药宜在半饥半饱时服用；病在肾、膀胱等下焦部位，宜饭前 30~60min 服；病在心、肺等上焦部位，宜饭后 30min 左右服；养心安神的膏滋药，宜睡前 30min 左右服。

（二）服用最佳季节

民间有"冬令进补，春来打虎"之说。因为"天人相应"，即人禀天地之气而生，人体与天地之气息息相关。随着一年四季气候的不同，大自然有春生、夏长、秋收、冬藏的变化。《素问·四气调神大论》说："冬三月，此谓闭藏"，此时天气寒冷，食欲旺盛，腠理致密，人体阳气、阴精均藏而不泻，营养物质能充分吸收、利用和储存，因而在这段时间根据个人气血阴阳虚损的不同情况，选择适当膏方进行调补，能最大限度地发挥膏方改善体质、防病治病的作用，可使人体来年阴阳平衡，五脏六腑协调，气血和顺。

因此，服用膏方的最佳季节以冬季为佳，一般以冬至日起连服 45 日左右，即头九到六九为最佳时间。如果准备一冬服两种膏滋药，则可适当提前。

当然，随着现代储存条件的改善，以治疗为主的调治膏方不必一定选择冬季。此外，根据中医理论开具的膏方调补兼施，并非纯补之剂，只要处方处理得当，完全可以成为慢性病患者及亚健康人群调理的理想剂型。因此，服用膏方不局限于冬季，一年四季都可以服用。

（三）服用禁忌

使用膏方时，为了安全，保证疗效，必须重视禁忌问题，包括用药禁忌、特殊人群或体质禁忌、饮食禁忌 3 个方面。

1. 用药禁忌

（1）配伍禁忌。谨遵"十八反""十九畏"。

（2）病证禁忌。①糖尿病、糖耐量升高、肥胖者，忌蜂蜜、糖等。②血尿酸升高、痛风患者，忌鹿角胶、龟甲胶、鳖甲胶等。③肝病患者，忌黄酒。

（3）补膏禁忌。①防止"闭门留寇"：在外邪未尽的情况下，不要过早使用补膏，以免留邪为患，必要时可在祛邪药中加入补益之品，以达到扶正祛邪、攻补兼施的目的。另外，补益莫与气血为难，应避免一味呆补，而不注意气血流通的倾向。②防止"虚不受补"：对于一般慢性虚证患者，只能缓缓调养，不宜骤补。可于补益膏方中，酌加助运之品，以免滋腻呆胃。凡患者有胸闷、腹胀、纳呆、苔腻等症状时，一般不可直接服用膏滋，应先服理气化湿健脾之开路药，之后再服膏方，以防因补壅塞。③防止"损阳耗津"：阳虚有寒忌清补，以免助阴损阳；阴津亏损忌温补，以免助火伤阴。

2. 特殊人群或体质禁忌

（1）妊娠禁忌。妊娠期间，因为某些药物具有滑胎、堕胎的流弊，往往可以导致流产，所以临证时要注意药物的选用，注意妊娠的药物禁忌。

（2）急性疾病。膏方属扶正治本之品，对一些急性疾病和有感染的患者、慢性疾病发作期和活动期患者，例如慢性肝炎转氨酶较高者，风湿病活动者，胃痛、腹泻、胆囊炎、胆石症发作者等存在急症表现的，都不适合进服膏方。

（3）痰湿体质。形体肥胖，经常犯困、不爱运动、全身乏力、腿重头沉、反应迟钝、嗜睡打鼾、皮肤苍白、口腻不爱喝水、爱吃甜食、大便黏滞、舌体胖大、舌苔白腻、脉濡或滑等痰湿征象的人均不适合服用蜜膏。

3. 饮食禁忌

（1）服膏方不宜同时吃萝卜、绿豆。服用人参时，常习惯称萝卜、绿豆（包括绿豆制品，如粉丝等）是"解药"，意思是可破坏人参中的有效成分。传统的中医理论认为：绿豆的寒凉解毒功能可造成人参的作用不能有效发挥，人参的甘味补气生津疗效将大大减弱。因此，绿豆与人参同时服用是不适宜的。由于膏方中有不少补益壅滞之品，对于消化不良者，服用食物以易消化为上，否则容易阻碍消化、吸收，从而不能起到理想的补益作用。大多数膏方中含有人参成分，因为这是针对人体虚证而定制的。从药理上讲，萝卜会加快人参有效成分的排泄，在人参作用尚未得到充分发挥，其营养成分未被人体吸收时，已经被排泄出体外了。人参能大补元气，而萝卜则能破气耗血，两者相克，作用相反，服用膏方时吃萝卜，会抵消人参的补气功效。另外，服用含有何首乌、生地黄的膏方时，也不能吃萝卜，因为萝卜会削弱何首乌、生地黄的滋阴养血功效。有时候，服用人参过量，医生嘱咐用萝卜化解，即说明萝卜与人参有相克作用。

（2）服膏方不宜同时喝咖啡、可乐。咖啡含有咖啡因，能兴奋中枢神经，具有提神作用。膏方中人参之类补益元气的中药也具有兴奋大脑皮质的作用。因此，服用膏方期间，如果同时喝咖啡，会使人兴奋过度，产生头昏脑涨、难以入睡的不良反应。中医所谓"气有余，便是火"指的就是补益元气不能过头，否则会使阴阳失衡，导致"上火"。

（3）服用膏方不宜同时饮茶。茶叶中含有大量鞣酸，遇到膏方中的蛋白质、生物碱或重金属盐等会起化学反应，生成不溶解的沉淀物，影响人体对营养物质及其他有效成分的吸收，降低服用膏方的效果。补血药物含有铁离子，茶叶中的鞣酸与铁反应，就会生成不溶解的沉淀物鞣酸铁，它不仅会影响药物的吸收，使药物失去疗效，还会刺激胃肠道，引起不适。同样，茶叶中含有咖啡因、茶碱等成分，也能兴奋大脑皮质，与有些膏方同服，会引起过度兴奋。

（4）忌食辛热的食品。在烹调作料中不放或少放姜、蒜、葱等调味品；甜味食品如巧克力及其制品应少吃甚至不吃，否则，轻则引起口干咽燥加重、大便燥结，重则可见出血症状。如果在服鹿鞭、牛鞭、羊肉等药食时，应注意观察有无虚火的病理现象，否则容易助火动血，产生炎症。另外，还应注意不少阳虚体质的人，脾胃虚弱，运化失常，故饮食上要忌黏腻。

（5）忌食海鲜一类发物。甲状腺功能亢进患者中，不少表现为阴虚火旺的症状，在应用滋阴降火药物治疗时，食用海鲜无异于火上浇油，这些患者以食淡水鱼为好。

（6）忌食不易消化的药食。因为患者消化功能虚弱，不易吸收，又因阴虚之人常出现大便燥结，此时若在帮助消化的药食中加入润肠之品，可以使膏方中的滋阴药更好地发挥作用。

（7）忌用寒性食品。如柿子、黄瓜等。阳虚体质者易生内寒，可见脘腹时感冷痛、大便稀溏、四肢欠温等。若用寒性食品，则寒象更甚，在炎热的夏天，尤其应慎食冷饮瓜果之品，不能图一时之快，而使阳虚体质日见虚弱。

（8）忌用肥甘厚腻之物。切忌服用或过多食厚味腻滞之品，如食肉类制品，应尽可能除去油脂部分。

（四）不良反应及处理措施

膏方要求辨证准确，以平和为准。一般不会出现不良反应，少数人由于新感外邪、饮食不当、旧病复发或过量服用膏方等会出现轻微不适。膏方服用期如出现不适症状，可作以下处理。

（1）鼻塞流涕，发热咽痛。新感外邪而致上呼吸道感染，建议暂停服用膏方，待上述症状消失后继续服用膏方。

（2）腹胀便秘，或便溏腹泻。如与服用膏方无关，可暂停服用膏方；如因服用膏方而致便秘，可适当减少膏方剂量，同时多食膳食纤维含量高的食物，多喝水，如便秘仍不减应对症处理；如由于膏方滋腻碍胃或寒凉致泻，应暂停服用膏方，改服1~2周理气和胃消导药后再减量服用。

（3）齿浮口苦，鼻血，面部升火，热性疮疡，大便秘结。暂停服用膏方，并予清热解毒药物同服。

（4）皮肤瘙痒或红疹。可能由于过敏所致，也可能与湿热、血虚、风邪有关。应停用，作对症处理。

七、膏方的储存保管

一料膏滋药，通常可以服用较长时间，然而不少人发现价格不菲的膏滋药放了一

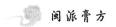

段时间后出现霉变，或变硬，或出现"返砂"现象。这样，一方面因中断调治而影响疗效，另一方面也造成不必要的浪费。

霉变主要是因为膏滋药中含有丰富的营养成分，很适合微生物的滋生。变硬是由于放置环境将膏滋药中的水分慢慢吸出，时间一长，就会出现膏滋药硬变的现象。而"返砂"现象，是糖类结晶的析出沉淀在膏滋药的下层所致。"返砂"会使膏滋药的成分分布不均匀，影响滋补的效果。

那么，如何避免霉变、硬变及"返砂"现象呢？①注意存放环境：膏滋药宜放在阴凉通风干燥处，避免受热受潮，且应避光。因为受热受潮很容易变质，曝晒之下某些有效成分也会丧失而影响质量。南方天气比较暖和，最好放在冰箱里冷藏。②勺子洁净干燥：先要将勺子洗净、干燥、消毒，如果取膏药的勺子未洗干净，或者勺子上有水，水分渗入膏滋药中，就容易滋生微生物；或者边吃边取，不注意清洁卫生，微生物就会带入膏滋药中，很容易发生霉变。③小容器分装：尽量不要将一料膏滋药全放在一个容器里，近期要服用的部分可另外分装，每次取出约一周的服用量，用小容器另装，便于每天服用，暂时不服用的要密封，避免大容器反复开启，减少微生物进入的机会。④容器密封：膏滋药的容器要密封，如果盖子不密封，可以用密封条封好，或用两层塑料袋包好扎紧，最好放在冰箱里冷藏，就不容易出现霉变或硬变的情况。

膏方在保存中若出现霉变、硬变及"返砂"现象，该如何处理呢？①膏滋药存放不当或时间较久，如果表层出现小霉点，可将表层及小霉点的部分一同除去，剩下来的部分重新入锅煎熬，同时准备好干净的容器，装入熬透的膏液，冷却后加盖保存。也可以隔水蒸透，冷却后保存好。如霉变较严重，就只能丢弃了。②对于硬变的膏滋药可以隔水蒸透，冷却后密封保存好。③出现"返砂"现象，可以先将容器底部析出的糖分离出来，再加适量水，加热溶解后，放入上层的膏滋药一同混匀，再加热收膏；或者直接将膏滋药隔水加热，使糖分溶解，再与膏滋药搅拌均匀即可。

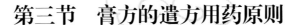

第三节　膏方的遣方用药原则

一、辨病与辨证施治

膏方对各种慢性虚损性疾病有显著的疗效，亦属于中医方剂之一，但不同的疾病，在应用膏方时亦有不同。因此开具膏方，需要遵循中医诊疗的基本原则，在辨证论治的基础上进行。辨证论治，首先应辨病，在辨病的基础上准确进行辨证，不同病证处方用药的针对性不同。

1. 慢性肺脏疾病膏方应用

肺为华盖，主皮毛，司呼吸，因此慢性肺系疾病多以肺气虚引起的一系列症状如容易外感、气短乏力等为主。而在肺系疾病的临床用药中，多以轻清之品为主，因此膏方处方宜轻灵流动，不宜过分滋补。如以玉屏风散为基础方进行加味，达到补肺气、固肌表的作用；若久病及脾，则应在补益脾胃的基础上进行治疗，如以六君子汤为主方进行加减；若久病及肾，出现肺肾两虚，应肺肾双补、金水相生，可以补肺汤、参蛤散等补肺益肾方为基础。出现不同的兼夹证，则在各个基础方上进行辨证施治。

2. 慢性心脏疾病膏方应用

心为君主之官，心主血脉、神明，为五脏六腑之大主，血脉不通则瘀，心之气血阴阳亏虚则神明不主，故慢性心系疾病多以瘀、虚为主，二者互为因果，气血阴阳亏虚则无力推动血液运行，血液运行不畅则出现血瘀之证，而血液瘀滞日久，久病入络，耗气伤阴，则加重虚证，常见症状有胸闷、气促、乏力等，故治疗上当通补兼施。早期心气受损，可累及肺，即《医学衷中参西录》所谓"心有病可以累肺作喘"，治疗上可以补心养肺，用保元汤加减，重用黄芪、太子参、党参等补气之品。中期气阴两伤，尤其是临床慢性心衰患者，常用利尿药以减轻心脏负荷，尤容易伤阴，形成气阴两伤，治疗上当补气养阴，常用生脉散加减，用药上补益心气的同时佐以滋阴生津之品，如黄精、玉竹、麦冬等，使气阴双补。后期心阳亏虚，气损日久及阳，阴损日久及阳，心为阳中之太阳，故最终出现心阳亏虚的情况，而久病及肾，心阳虚衰日久累及肾阳，导致肾阳衰惫，肾阳无以主水，再则心阳鼓动气血不利，体内水饮内停，故有阳虚水泛等证候，甚则出现水凌心肺，发为喘脱危证，治疗上当以温通心阳为主，兼以平喘利水，常用真武汤、苓桂术甘汤加减。

心之气血阴阳亏虚，大都存在瘀血的病理因素，故在补益的情况下，应适当配伍活血通络之药，周仲瑛教授认为，"阴阳两虚、心脉瘀滞"是心力衰竭的重要病因病机，治疗原则宜益阴助阳、活血通脉，同时补益之品需要行气活血之药来推动，故在治疗上配伍红花、赤芍、川芎等活血之品，甚则加入蜈蚣、地龙等虫药来推动气血运行。

3. 慢性脾脏疾病膏方应用

脾胃为后天之本，气血生化之源，人体所需水谷精微有赖于脾胃的运化。慢性脾胃病损于先天、伤于饮食、败于习惯、成于五脏六腑气机失调，常出现四肢乏力、纳少、便溏等症状；脾胃不健可影响到其他脏腑，他脏有病，亦可影响脾胃。膏方以补益为主，兼以疗疾，故在治疗上常常需要兼顾补益脾胃之气，以其甘、润、养，扶正以助气益，祛邪以助气调，对于慢性脾胃病之缓解期有其不可取代的优势。对于单纯脾胃虚损患者，当健脾补胃、行气和中，常以六君子汤加减，方中可重用党参、白术；脾为后天之本，肾为先天之本，二脏互补，故其发病时，常出现互相累及的情况，致脾肾两虚，治疗上当补脾益肾，常用地黄丸和四君子汤加减；若是其他疾病累及脾脏而出现虚损，则应在治疗原发病的基础上补益脾胃。因膏方多为滋腻碍胃之品，故在治疗脾胃系疾病时，需在原方基础上加入行气之品，以促进药物运行吸收。

4. 慢性肝脏疾病膏方应用

肝主疏泄，体阴而用阳，喜条达而恶抑郁，因此无论是导致肝病的外感疫毒之邪，还是饮食不节、嗜食辛辣炙煿之品、嗜酒等引起的慢性肝病，肝阳易亢，其病因本具火热之性，与湿邪相交，易出现湿热之证。临床常见胁肋胀痛、嗳气、性情急躁、失眠等肝郁气滞不达症状，还易出现脘腹胀闷、厌食油腻、恶心呕吐等，因此，组方时一定要掌握多清少补的原则。若多用补益滋腻之品，容易助长湿热之邪，加重病情。方药组成可多用些金银花、连翘、苦参、白花蛇舌草、蒲公英、夏枯草等清热利湿解毒药物，适当减少人参、鹿茸等补气补阳之品。

膏方药物组成较多，是药三分毒，而肝脏作为人体重要的排毒器官，不同的药物是否会对肝脏有所损害，尚未可知，因此肝病选方用药当慎之又慎，尽量避免肝毒性药物。

5. 慢性肾脏疾病膏方应用

肾主骨，生髓，为封藏之本，肾中阴阳为一身阴阳之本，中医肾病既指肾脏器质性病变的疾病，还包括肾脏功能失常出现的多种症状，如腰膝酸痛、疲劳无力、头昏健忘、耳鸣耳聋、少寐多梦、遗精滑精、阳痿早泄、性功能减退等。一般认为肾病多属虚证，其实不然，中医辨证大多可归属于虚实夹杂证。有时可以实证出现，祛邪治标，待邪去始可护肾，根据邪正虚实主次而辨证治疗。对于肾虚证，当予补肾调理，但亦往往兼有气滞、血瘀、痰浊、湿热等，因此不能一味进补，以防助邪留寇。可在补肾的基础上加入理气、活血、化湿、清热等药配合调治。

肾为先天之本，脾胃为后天之本，肾需要后天水谷精微以滋养先天。肾主水，而脾能运化水湿，二者的功效相辅相成。国医大师张镜人认为，在治疗肾病的时候，当以顾护脾胃为中心，补中益气，健旺脾土，同时重视祛湿化痰泄浊的运用，方用参苓白术散加减，以解脾土之困，升肾水之气，宣清导泄，标本兼顾。

膏方的应用十分广泛，五脏六腑之疾，无论寒热虚实，皆可使用，同时在五脏六腑的基础上，可推演至内外妇儿各科，既可补益，又可疗疾。

二、辨体质施膏

开具膏方应遵循辨病辨证的原则，有病辨证，无病辨体质。

在中医理论发展过程中逐渐形成了"体质"这一医学概念。体质是由先天遗传和后天获得形成的，人类个体在形态结构和功能活动方面所固有的、相对稳定的特性，与心理性格具有一定相关性。

体质平和是人体健康的根本，体质偏颇失衡是疾病发生的原因。医者以中医体质学说为着力点，辨证认识人体个体体质的偏颇失衡，指导应用膏方合理遣方用药，在日常调养过程中补虚泻实、调和人体气血阴阳，使得人体在"未病"之时保持阴平阳秘，防病于未然。

三、以平为期

阴阳互相依存、互相影响，正常状态下阴阳处于平衡状态，所谓"阴平阳秘，精神乃治"，若阴阳失去相对平衡，出现阴阳偏盛或阴阳偏衰的结果，就会导致疾病的发生。同样，中医学又将气血的关系概括为："气为血之帅，血为气之母"，气病可致血病，相反，血病亦可致气病，故临床上常见气血两虚。

综合来看，当人体处于虚劳状态时，往往不仅单纯表现为某一种虚损，而是相互交杂。阳虚者常伴有气虚，气虚者多致阳虚，阴虚者多易血虚，血虚者多致阴虚，气血阴阳常相互影响。因此补益阴阳气血的药物常相须为用，补阳药中常配补阴药，使其温而不燥，阴中求阳；补血药中常配补气药与活血药，使益气生血、活而不瘀；补气药中常配理气药，使补而不滞，体现"善补阳者，必于阴中求阳，则阳得阴助而生化无穷；善补阴者，必于阳中求阴，则阴得阳升而泉源不竭"的阴阳互根思想，所以，膏方的组方应以气血阴阳平衡为总则，根据人体体质偏颇情况进行组方选药。

四、顾及脾胃

"脾胃者，仓廪之官，五味出焉"，脾胃为后天之本，气血生化之源，是生命活动的重要保障。因此，调补尤从脾胃入手，补中土以灌四旁。任何膏方的组成中均需在治疗相应疾病的基础上进行脾胃的补益，以达到标本兼补的效果。此外，膏方以滋补为主，常配伍补益滋腻、易于出膏之品，在补益调理的同时也易滞纳胃气、阻碍脾运，故在膏方组方时，常佐以运脾健胃之品，如苍术、炒谷麦芽、陈皮、焦楂曲等以消食行气、化积导滞；若为脾胃虚弱者，服用膏方后则更易壅滞脾胃、阻碍运化。为使补而不滞，宜在服膏方之前先行"开路方"，以健脾益胃、化痰除湿。

"开路方"，顾名思义就是为服用膏方而先行开路，根据辨证清除体内痰、湿、瘀滞等障碍。"开路方"或针对脾胃功能较差的患者服膏初期或期间可能出现纳食减少、腹部胀满、口臭、口苦、舌苔厚腻等湿困中焦、脾胃运化功能欠佳的症状，此时继续服用膏方不仅不能很好地吸收药物的有效成分，反而还会产生一些不适，可给予此类人群先服用1~2周左右的"开路方"，即中药汤剂，尽可能祛除湿浊，调整好胃肠功能，如无特殊不适，即可服膏方。对于脾胃功能正常的人来说，则不强调服用"开路方"，可以直接服用膏方。开路方中常可选用陈皮、半夏、厚朴、枳壳、神曲、山楂、白术、砂仁等健脾理气、化湿助运的药。

总之，脾胃健运，方能使膏方功效彰显。

五、分清主次

清代以后，膏方的药味在数量组合上已出现成倍的增长，但其用药虽多仍需依据章法，做到繁而不乱、多而有序。

有研究者通过数据分析功能对《秦伯未医案》《膏方大全》《谦斋膏方案》等秦老著作中所载的238首膏方进行分析，统计显示药物性味以温性、平性、甘味、苦味、辛味为主，归经以归肾、肝、肺经为主，常用药物为地黄、山药、茯苓、山萸肉、当归身、枸杞子、制何首乌、杜仲、核桃仁、炙黄芪、党参、炒白术、茯神、陈皮、砂仁。茯苓、砂仁、陈皮等具有理气利水渗湿的功效，所谓补中有泻，泻中进补，特别是对于气血瘀滞的患者，泻亦为补，体现了秦老的组方思想。

有研究者认为清代名家张玉书在运用补虚药物时多兼顾气血阴阳，补气类、补阳类、补血类及补阴类占比大致相同，且常常在补益药的基础上运用理气药（陈皮、香附、玫瑰花）、活血化瘀药（牛膝、郁金）、利水渗湿药（泽泻、薏苡仁）、平抑肝阳药（石决明、钩藤），使补而不滞，补而能化。

治疗过程中，根据患者的具体病情，多味药物根据辨证加减，分清补泻主次，攻补兼施，治病求本，虽药物种类繁多，但配伍均衡，各司其职，繁中有序。

六、调节口感

由于膏方的服用时间通常较长，口感是非常重要的一环，味道不适患者，往往难以坚持服用。膏方中的补益药以甘味药居多，甘味能补、能和、能缓，口感较好，如大枣、龙眼肉、罗汉果等，应尽量避免黄连、黄柏、苦参、龙胆草等苦味中药，还可以加用蜂蜜或其他甜味剂来调节口感。

膏方可"补虚纠偏"，也可"未病先防"。近年来，由于人们生活水平的提高以及对自身健康的关注，膏方的定制需求快速增长，因此，选好药、开好方、熬好膏则成了中医药人员应尽的责任与义务。

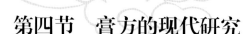

第四节 膏方的现代研究

以中医整体观念与辨证论治的中医思想指导中药材合理配伍组方，经过特定熬制工艺加工而成的膏方，具有携带方便、便于操作、质量可控、作用时间持久、不良反应小、患者依从性高等特点，能明显提高临床疗效、缩短治疗时间，相较于其他汤剂、丸剂等具有显著的优势。近十年来，膏方在临床应用、药理作用、质量控制等方面的研究也在不断深入发展。

一、临床应用

脾系疾病中，膏方在脾胃病的治疗上正逐渐被挖掘和推广，为临床治疗脾胃病提供了重要的思路方法。有研究报道表明，半夏泻心汤膏方联合奥美拉唑肠溶胶囊治疗胃脘痛疗效甚佳；加味香砂六君膏方治疗脾胃虚弱型慢性萎缩性胃炎，临床总有效率超过88%；健脾和胃膏方与西药联合治疗溃疡性结肠炎，可明显促进溃疡的修复；用二陈汤、平胃散、保和丸、香苏饮等加减灵活组方制作膏方，以先通后补、立足脾胃、调和气血、平衡阴阳为基本治法，治疗胃下垂，临床疗效显著。

肺系疾病中，膏方因其组方灵活、药味较多，能够对呼吸系统疾病进行针对性治疗，亦可对其兼症进行调理，常用于慢性阻塞性肺疾病、支气管哮喘等。徐金柱等采用西医治疗结合固金膏方和西医常规治疗肺脾两虚、肺肾两虚型慢性阻塞性肺疾病，对比研究结果表明，增加固金膏方的治疗方式效果显著。华凌云等通过对比补肾纳气平喘膏与酮替芬治疗儿童支气管哮喘的临床观察，发现补肾纳气平喘膏方的治疗效果明显较好，总有效率高达91.53%。福州市中医院亦在临床中总结经验，在传统膏方基础上创新制定医院协定方，如固本平喘调理膏、补肾纳气平喘膏等，用治肺系疾病效果显著。

在肝胆系疾病的应用中，膏方主要运用疏肝、行气、化瘀、补虚等治法治疗多种慢性肝病。有学者将具有疏肝养血、健脾益气、化瘀解毒功效的保肝将军膏治疗病毒性肝炎、酒精性肝病、药物性肝病等及其所致肝功能异常、肝纤维化等；将自拟的肝脂清膏方用治非酒精性脂肪肝，较之单纯口服阿托伐他汀组，肝功能、血脂指标改善更为明显；应用膏方辨证治疗脂肪肝，早期用疏肝健脾，中期用祛湿化痰清热，晚期用活血化痰祛瘀，不仅指明了脂肪肝的分期治则，也扩大了膏方的应用范围。

此外，膏方在心系、肾系各类疾病中亦有广泛应用。周瑞应教授以膏方治疗室性早搏和房性早搏，认为心悸多为气阴两虚为主，久病必兼瘀血，故选当归、川芎、丹参、泽兰、益母草、酸枣仁、合欢花、首乌藤、柴胡、青蒿等药组为膏方，以益气养阴、活血化瘀、疏肝安神为治则，效果良好。另有研究发现，用桑芪首乌膏方治疗高血压早期肾揭害，可有效降低患者尿微量白蛋白水平；用补肾调经膏方治疗肾虚型卵巢功能早衰或肾虚型卵巢功能不全，能有效缓解卵巢功能早衰临床症状，并恢复正常月经和调节血清性激素水平。

二、药理研究

现代药理研究认为，膏方具有调节机体的免疫与激素水平，清除自由基，抑制细胞增殖，促进细胞凋亡等多种作用，有关膏方的物质基础和作用机制值得进一步深入研究。

黄萤等研究健脾补肺膏对慢性阻塞性肺炎小鼠模型的疗效时，发现该膏方可降低小鼠 IL-6、肿瘤坏死因子、趋化因子水平且呈剂量依赖性。吴娟娟等探讨何氏益肺膏方的作用机制时，发现该膏方可明显抑制血清白三烯 B4、IL-8、肿瘤坏死因子水平。洪世海等研究证实，膏方配合离子导入活血祛痰中药，可提高慢性阻塞性肺疾病患者血清 IgA、IgG、IgM、CD3+、CD4+ 含量、CD4+/CD8+ 比值及自然杀伤细胞活性，从而增强机体免疫。李睿等通过探讨抗衰灵膏对良性前列腺增生大鼠的作用机制，结果表明抗衰灵膏可能通过降低大鼠体内雄激素水平，改善紊乱的雌、雄激素比例，同时降低前列腺增生组织中缺氧诱导因子表达水平，从而达到治疗前列腺增生的效果。李毅敏等研究表明，复方益母草膏可以明显扩张小鼠耳廓微动脉和微静脉的管径，对催产素引起的子宫平滑肌收缩具有抑制作用。

三、质量控制

膏方的质量控制，应涵盖膏方制备的全过程，包括处方配伍、药材质量标准、制备工艺、成品质量标准等。要充分发挥中药膏方的功效，就必须严格控制它的制备工艺流程，因为膏方的制备工艺流程就是生产与质量控制的管理过程，且对于成品膏方的质量需从观察外观质量、检查相对密度、测定不溶物、检查微生物限度等方面进行严格的把控，以确保膏剂的独特疗效。

成熟的制备工艺不仅能够保证药品的安全性、有效性、稳定性及可控性，在运用中也具有一定的权威性与科学性。龚昕芳等以芍药苷含量和得膏率的综合评分为指标，采用响应面法优化十全大补膏的制备工艺，筛选出最佳工艺为料液比 10.6mL/g、煎煮 3 次、每次煎煮 96 min。刘霞等采用红糖、鹿角胶、龟甲胶以及阿胶分别熬膏，以膏方的性状特征、成膏率及药材检出情况为指标，采用多指标法优选不同辅料膏方制备工艺的最佳条件参数。由于各种辅料差异性大，在膏方制备过程中使用各种辅料需要注意辅料使用量、处理方法、不同辅料收膏终点的控制，重视收膏环节，以确保膏方质量。

在质量控制上，常用薄层色谱法（TLC）、高效液相色谱法（HPLC）对膏方中药物的有效成分进行定性定量检测，建立质量标准，科学控制膏药质量，以实现最大疗效。如陈鹏英采用TLC对瘰疬膏中玄参、夏枯草进行定性鉴别，以HPLC测定瘰疬膏中迷迭香酸的含量，该方法简便快捷，重复性好，无阴性干扰，可有效控制瘰疬膏的质量。XU JD等采用HPLC-ESI-MS方法整体评价了琼玉膏的质量，检测出38个主要化合物（环烯醚萜苷类、苯乙醇苷类、糠醛衍生物、人参皂苷类、三萜酸类）。

随着膏方临床应用范围的不断扩大，疗效也不断得到肯定，因此更需要将其历史悠久、特色突出、作用持久、应用方便的特色推广开来。凭借优良的发展势头和政策支持，中医临床工作者当自信自强，将传统医学与现代技术相结合，建立起符合中医药理论和中药特点的膏方质量标准体系，探索膏方在疾病应用中更广泛、更深层的应用价值。

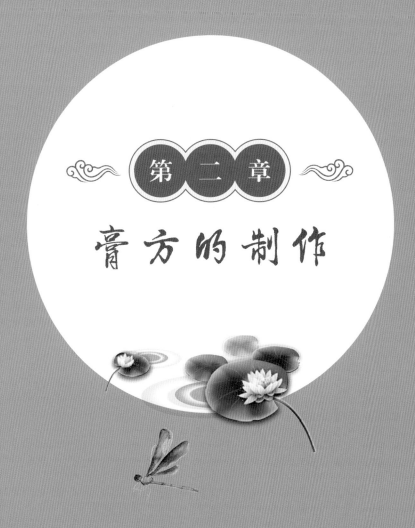

第二章

膏方的制作

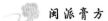

第一节 膏方制作人员及膏方室布局和设施要求

一、膏方制作人员要求

膏方制作人员指从事膏方加工的中药学专业技术人员。根据国家中医药管理局《关于加强对医疗机构膏方推广应用管理的通知》有关要求,应认真做好膏方人员的培训,提高膏方人员的服务能力。

处方调配、煎药、复核人员均具备中药师及以上职称,质管员为主管中药师。膏方制作人员应全部经岗前健康检查合格后才能上岗,操作人员均应按规定穿戴工作服、帽子、口罩、手套等上岗,不允许佩戴饰品。

二、膏方室布局和设施要求

(一)膏方室布局要求

(1)饮片储藏区。用于中药饮片储藏。其建设要求同中药饮片仓储室的建设要求;面积可根据生产需要决定;应设有细料药、贵重药、辅料等专柜。

(2)浸药区。用于浸泡中药饮片。面积应满足每批次生产膏方数量的要求,地面平整,通道设置合理流畅,具冷、热水供应设施,地面排水通畅,并配置紫外线消毒设施。

(3)煎煮区。用于煎煮、浓缩、收膏、分装等工序的操作。建筑高度及排风设施合理,面积、炉具等应满足每批次生产膏方数量的要求,炉具摆放合理;冷、热水供应设施及排水处理要求同前,根据实际需求合理配置用电量,设施安全;应配置紫外线消毒设施及药渣处理设施。

(4)凉膏区。用于凉膏及封装操作。应有控制室内温度、湿度及消毒的设施。

(5)冷藏存储区。用于储藏、发放封装好的膏方成品。应有控制室内温度、湿度及消毒的设施及冷藏设备。

(二)常用器具的要求

(1)浸泡容器。浸泡容器宜选用陶瓷、铜制、不锈钢等材质的桶或锅,忌用铁制、铝制容器。

（2）煎煮药锅。煎药宜选用铜锅、不锈钢锅，锅的大小根据实际情况选用。

（3）搅拌用具。搅拌用具宜选用竹制品或木制品。

（4）过滤用具。浓缩时过滤用80目药筛（或用4层纱布代替）；收膏时过滤用60目药筛（或用3层纱布代替）。

（5）成品容器。盛放膏方成品的容器应选用广口的陶瓷或玻璃罐，或用自动分装机灌装至真空塑料包装袋。

第二节 膏方加工制作相关制度

 一、煎药室、膏方室工作制度

（1）中药煎药室应当远离各种污染源，周围的路面、地面等应当避免对煎药造成灰尘、空气等污染；有防飞虫、防鼠等设施；下水道应有水封、防止倒灌措施；应有防火措施，灭火器材及防盗等安全设施。膏滋加工区墙面、顶棚壁、窗户应洁净，无浮尘、无霉斑、无渗漏、清洁不留死角；地面应平整、清洁、无积水、无杂物。

（2）煎药室应当保持清洁、无污染。煎药工作台面应当平整、洁净。煎药容器应当以陶瓷、不锈钢、铜等稳定性好的材质为宜，禁用铁制、铝制等器皿；容器使用前后应当及时清洗；储药容器应当做到防尘、防霉、防虫、防鼠、防污染。

（3）膏滋凉膏室，应有空气及温度调节、除湿等措施，控制温度20℃以下，相对湿度55%~70%；应有紫外灯等灭菌设施。成品暂存室应保持阴凉干燥，有空调除湿措施。

（4）煎药室应当由具备一定理论水平和实际操作经验的主管中药师以上职称的专业技术人员具体负责组织管理、业务指导、质量监督等工作。

（5）煎药人员应当经过中药煎药相关知识和技能培训并考核合格后方可从事中药煎煮工作；工作人员应当身体健康，能够保持个人及室内外环境卫生。操作人员进入加工区前，应穿戴好工作服，工作服应保持清洁、完好、符合要求。直接接触膏滋生产的工作人员，应戴口罩、手套、工作帽，不得裸手操作。

（6）膏方的制备应当按相应的标准操作规程操作。

（7）煎药用水应当使用符合国家卫生标准的饮用水。

（8）煎药人员在煎药前应当认真核对处方有关内容，建立收发记录，内容真实、记录完整。

（9）参加膏方工作的所有人员，应定期进行健康体检，建立健康档案。

（10）有完善的安全措施，如防盗、防火及水电气的安全使用与管理，定期对机械设备进行维护。

二、膏方室人员工作职责

（1）中药膏方室负责人应由主管中药师及以上职称的中药专业技术人员担任，在科主任的领导下，负责膏方的制作和管理工作。

（2）中药膏方制备人员应由经岗位培训、掌握膏方相关知识和操作技能的中药专业技术人员担任，遵守中药膏方相关制剂的操作规程。

（3）操作人员上岗前要通过相应的体格检查。工作中应注意个人卫生和防护。

（4）进入生产区的所有设备、器具等均应进行清洁处理，不得将与生产无关的物品带入生产区。

（5）做好生产前的各项准备工作并检查机械设备运转情况。

（6）严格按照膏方相关的标准操作规程进行加工制作。

（7）每道工序开始及结束，均应及时核对姓名及状态卡并填写记录、签名，各工序人员应做好清场工作。

（8）上下班均应做好安全检查并做好记录，确保生产安全。

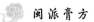

第三节 膏方制作工艺流程

中药膏方调剂、煎膏服务流程：

收方→审方→调剂→核对→投料（制备）→成品（膏滋）→校对→包装

 ## 一、中药膏方收方、审方操作规程

（1）严格执行《处方管理办法》，中药膏方的收方、审方工作由中药专业主管药师以上职称人员负责。

（2）收方人员需确认处方的合法性及处方前记、正文和后记是否清晰、完整。

（3）主管药师审核处方时若发现存在"十八反""十九畏"、超常剂量、妊娠禁忌等可能引起用药安全问题的处方，应退回由处方医师确认（双签字）或重新开具处方后方可调配。

（4）对膏方处方的审核，应对膏方处方进行制膏分析，如分析该方成膏率、口感、特殊中药的临方炮制等，必要时要与开方医生，或患者，或药房调剂员进行沟通，或提出专业性建议。

（5）认真记录并核对中药膏方前记、正文和后记等有关信息，并将填写好的登记单由患者与工作人员签名后交付给调剂人员。

二、中药膏方调剂、核对操作规程

（1）严格执行《处方管理办法》，中药膏方调剂工作由中药专业药师以上职称人员承担。

（2）处方调配时应按处方药物顺序准确称取，逐张调剂，并认真执行"四查十对"制度，杜绝差错。若有疑问，应当由处方医师确认（双签字）或重新开具处方后方可调配。膏方中的中药饮片均应符合最新版《中华人民共和国药典》（以下简称《中国药典》）和《中华人民共和国卫生部药品标准》、《国家食品药品监督管理局国家药品标准》及省、自治区、直辖市中药饮片炮制规范等的要求。

（3）处方调剂人员调配完毕且自查无误签名后，由上级药师复核后签名。中药膏方调剂复核由主管中药师以上职称人员承担。

（4）按照审方者意见，对需要另包的中药写好"药嘱"。

（5）处方调配、复核完毕后，填写随药同行的膏方登记单，调剂及复核人员应在膏方登记单上签名后交付给膏方制作人员。

三、膏方制备规程

1. 中药膏方药材浸泡与特殊处理操作规程

（1）药材浸泡前应仔细校对处方与所投药的准确性，并按随药同行的膏方登记单上的信息内容逐项认真核对，无误后签名。将药材浸泡并填写膏方制作状态卡。

（2）膏方浸泡前应遵照医嘱和处方药物性质，将饮片分别处理，另煎、榨汁、包煎、烊化、研粉、煎煮打浆等进行特殊处理，其他药物合并煎煮。煎煮前应加冷水或温水超过药面15~30cm，浸泡时间一般为4~8h（夏天应适时控制，以免变质），冬季可浸泡过夜。

（3）特殊处理药物严格按规定操作。①另煎：毒性中药、贵重中药和需后入的中药应单独煎取适量药液备用；药渣再与其他药物共煎。②包煎：细小种子类、含有绒毛或含淀粉、黏液类、质重易沉等中药，均应装入洁净纱布袋内与其他药材共煎。③烊化：为了减少单独烊化胶类粘器具造成浪费，动物胶类中药（如阿胶、鹿角胶、龟甲胶等）可打粉后加适量黄酒或不加酒，加入浓缩成的稠膏中，趁热烊化并加快搅拌均匀，浓缩成膏。④研粉：贵重中药或医嘱要求研粉加入的中药，应研成细粉，在加入膏前，先用适量药汁搅拌成半流质状，放置一小时左右，加入前搅拌均匀。需要研粉的推荐选用精制中药饮片，或中药配方颗粒，或有加工资质的粉剂，与临方研粉对比，具有剂量准确、有一定加工规格、并经灭菌处理的优点，用于制膏，质量更有保证。比如三七，临床有生熟之用，在制膏过程中，大部分要求生用，如果临方研粉，加入浓缩膏时，就存在加入时间太短达不到灭菌、加入时间太长三七被煮熟的问题，影响疗效。⑤含挥发油的中药按照中药煎煮的常规，可采取短时间另煎，或研细粉，或制作成酊剂后在收膏时加入。这些有芳香挥发性物质的品种也推荐选用中药配方颗粒，因为配方颗粒已采用包合技术，即使在收膏时间较长的情况下，也可以有效地保护挥发性有效成分。⑥其他需特殊处理的药物：浸泡时间长易导致发酵变质的中药，应在煎煮前一小时进行浸泡后再加入其他中药共同煎煮。生姜为鲜品，且含有挥发油成分，在保管上有一定的难度，推荐选用中药配方颗粒，既保护挥发性有效成分，又缩短制膏流程。

2. 中药膏滋煎煮、浓缩、收膏操作规程

（1）查看随药同行的中药膏方登记内容，逐项核对无误后签名，将浸泡过的药材进行煎煮，并填写膏方制作状态卡。

（2）煎煮。需特殊处理的药物（另煎、榨汁、包煎、烊化、研粉等）按规定方

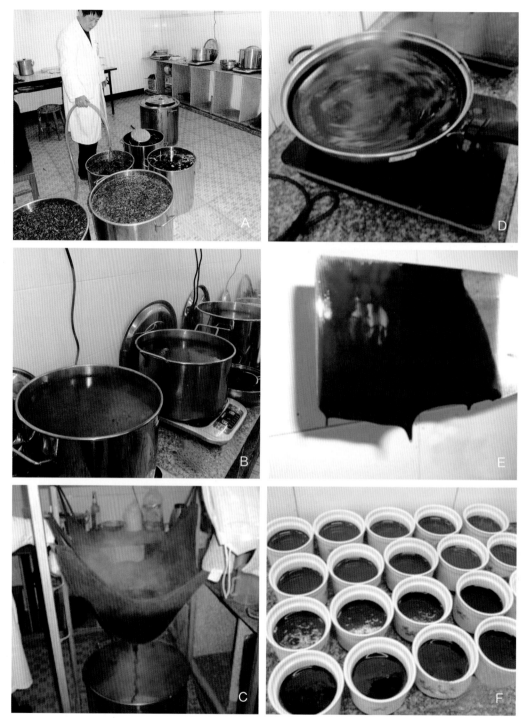

A.浸泡；B.煎煮；C.过滤；D.浓缩；E.收膏；F.盛装。

膏方制作过程图

法制取。①煎药提取：将浸泡后的其他中药煎煮 3 次，每次加适量水（首次需超过药面 15~30cm），加热煮沸，头煎沸后保持药液微沸 2h，二煎、三煎沸后保持药液微沸分别为 1.5h、1h。煎煮过程中需时常搅动，以利于药物成分的溶出。每一次需进行压榨过滤，药汁另存。每次煎煮均需做好记录。②加水量：视中药性质而定。一般首次水：药比例为 8 ：1 左右，第 2、第 3 次各 4 ：1 左右，需根据煎煮过程中的蒸发量确定，每次煎煮时，加水量应准确估算后一次性加足。

（3）过滤。合并 3 次煎煮及压榨后的药液，用 100~120 目筛或多层消毒纱布过滤，滤液静置 8h 以上，自然沉淀，并做好记录。

（4）浓缩。滤取静置后的上清液，加入另煎等方中所有特殊处理药液（除酊剂外），加热小火浓缩至清膏，浓缩过程中需不断搅拌药液以免粘锅，清膏相对密度为 1.21~1.25（80~85℃），并做好记录。

（5）收膏。取清膏，加入处方中预处理过的胶类中药（胶液）、炼糖或炼蜜，文火加热，时时搅拌，浓缩至"挂旗"或"滴水成珠"为度，相对密度在 1.35~1.40，若处方中有药粉或酊剂的，此时加入，搅匀即得，并做好记录。

（6）盛装。收膏结束后，根据成品量选择适宜的食用或药用容器分装并加盖洁净纱布，待膏滋充分放冷后再加盖密封，以免水蒸气冷凝滴入煎膏中，久贮后易产生霉变现象，并做好记录。

（7）包装。认真核对膏方登记单，贴上标签，标注日期，加外包装并交予发膏处。做好记录。

四、其他有关规程及注意事项

1. 膏方制备用具及容器处理规程

（1）制备膏方的用具必须为陶瓷、不锈钢、铜锅、竹等化学性质相对稳定的制品，不得使用铁、铝等制品；压力容器必须经有关质检部门验证合格方可使用。使用前应清洗干净，保持洁净状态。

（2）膏方制备用具应随时挂注"状态标记单"，杜绝差错。

（3）容器必须符合药用、食用标准，容器内要光整且保持清洁。膏方成品盛放容器使用前须清洗、干燥并消毒。

2. 膏方常用辅料前处理规程

（1）蜂蜜的处理。蜂蜜可用适量药汁稀释，加热至沸后趁热过滤，待膏炼到清膏时加入，不断搅拌，同炼成膏。

（2）食糖的处理。冰糖、白砂糖、饴糖加适量药汁加热煮沸，使之溶解，过滤；红糖加 2 倍以上量的药汁加热煮沸，使之溶解，过滤，待膏炼到清膏时加入，不断搅拌，同炼成膏。其他矫味剂如木糖醇、甜叶菊、果糖、元贞糖等，应严格按照产品使用说明，按一定比例加水或澄清过的药液溶解，正确适度使用。

3. 包装材料质量要求

（1）药品包装、标签及说明书必须符合国家标准，无国家标准的，应符合专业标准或地方、企业标准，且具产品合格证书。

（2）包装材料应材质均匀，外观整齐美观。凡直接接触药品的包装材料、容器必须无毒、理化性质稳定，以保证患者用药安全和方便。

（3）药品包装必须符合相应的卫生学要求。

（4）药品容器的选择应符合膏方的要求，容器的大小和口径要适当。

（5）膏方服用量超过一周的，推荐使用一次性单剂量包装。

（6）药品容器要用适当的材料封口以防污染，封签、标签、包装容器不得有破损。

4. 制膏注意事项

（1）使用辅料食糖（冰糖、白糖、红糖等）、蜂蜜、饴糖的量，除另有规定外，一般不宜超过清膏量的3倍。

（2）若处方规定膏滋中需加芳香性药物细粉，应待清膏温度降至适宜且浓度接近于收膏时加入，并快速搅拌混匀，收膏要快。

（3）需加入的药粉，除另有规定外，一般应为大于5号筛的细粉。

（4）膏滋应无焦臭、异味，无糖的结晶析出。

（5）膏滋应密封，置阴凉干燥处或冰箱冷藏贮存。

（6）必要时，膏滋可参照《中国药典》做相对密度、不溶物、微生物限度检查，应符合规定。

第四节 膏方质量评价

膏方强调"一人一方一膏"，处方药材种类因人而异，且药味多、药量大，同时不同膏剂类型制作流程又有差异，因此应尽可能地采用客观数据指标对工艺流程中的关键环节进行质量控制，使膏方制备工艺科学化、合理化、规范化。

一、膏方外观指标评价

根据 2020 年版《中国药典》中的相关质量标准，膏滋剂外观应无焦臭、异味，无糖的结晶析出。膏方的外观质量评价一般用眼看、鼻闻、口尝就能做出相应判断。①眼看：膏方表面应质地细腻、黑润，光泽晶莹，稠度适宜，表面无浮沫，且无糖的结晶析出，无"返砂"现象；②鼻闻：道地加工、质量优良的膏方，气具药香，无焦臭味；③口尝：其口感滑润，入口不得尝出固体颗粒（加入核桃、芝麻除外）。当然，以上为主观判断，最好结合内在指标进行质量控制。

二、膏方内在质量评价

膏方内在质量控制包括相对密度、不溶物、装量、微生物限度、含水量、黏度及出膏率等指标。

（1）相对密度、不溶物、装量、微生物限度均按 2020 版《中国药典》相关检测进行判断，相对密度上限为 1.40，下限为 1.27。

（2）含水量测定。可采用烘干法计算样品中含水量（%），含水量上限 42%，下限 31%。

（3）动力黏度。动力黏度测定以旋转式黏度计进行测定与评价。一般成品膏方黏度 $\geqslant 2000\text{mPa} \cdot \text{s}^{-1}$，黏度过低，膏方太嫩，成品膏方易霉变；但黏度也不宜过高，否则膏方太老，影响口感和疗效。

（4）出膏率。中药膏方煎煮步骤中，往往以出膏率作为评价指标，但是出膏率受药材质地、含糖量的影响，所以不能把出膏率作为评价膏方煎煮工艺的唯一标准。

（5）定性定量分析。由于膏方为复方制剂，由多种化学成分、药效成分组成，因此将有效成分作为内在质量控制指标极其重要。可使用薄层色谱法（TLC）、高效液相色谱法（HPLC）等方法分别对膏方中的有效成分进行定性、定量分析以判断成膏质量。

第五节　膏方辅料应用有讲究

　　确保膏方质量很重要的一点，便是用好膏方的辅料。用于制作膏方的辅料很多，黄秋云主任中药师长期以来对不同辅料熬制膏方进行了较为系统的研究，我们团队通过对辅料的把控，如辅料使用量、前处理方法、不同辅料收膏终点的控制，来综合调控膏方的性状特征、成膏率及口感等。

一、合理用好辅料，成就膏方品牌

　　膏方所用辅料大体上有几种，如胶类（大多用动物胶）、蜂蜜、糖类、酒类、甜味剂。制膏前我们会对膏方处方组成的每一味药进行认真分析，如果易出膏的药物比较充足，建议医生适当控制胶类，既可减少患者开支，又可减少膏方的滋腻性；如果药物的出膏率低，病情又不适合配比太多的胶类时，就会选择把膏方处方中含淀粉多的一部分药物破碎，将粗粉煎煮处理，或建议医生在合理范围内适量选用一些芝麻、核桃类药材，以提高膏体的黏稠度，保证服药体积足量，同时提高膏方的香气和口感；如果是清热化痰的膏方，则浓缩时间不宜太长，尽量少用胶类，浓度不宜太浓，以保证适宜的流动性和口感润滑；有时阿胶在加入膏方前不需要用酒融化；用蜂蜜收膏有的需要老蜜，有的只需嫩蜜；加辅料的时间和环节也有讲究。通过对辅料的合理使用，实现了膏方适宜的流动性、稳定的黏稠度、膏体光泽、口感润滑、水溶性好、服药体积足量的目标，为福州市中医院创建膏方品牌打下坚实基础。

二、掌握辅料药性，辨证选用收功

　　每种辅料都是一味中药，在制作膏方过程中，必须熟练掌握每种辅料的特性，使其在膏方中发挥协同的药效，又可以让膏方外观、口感、溶解度等达到最佳状态。

　　（1）蜂蜜是膏方中最常用的辅料，含有多种维生素及矿物质和氨基酸，其性甘润，既能益气补中、缓急止痛，又能止咳润肠。《本草纲目》记载其"入药之功有五，清热也、补中也、解毒也、润燥也、止痛也"。因此，蜂蜜对于体虚、便秘、咳嗽患者特别适用。

　　（2）各种糖和甜味剂。①红糖：性偏温，具有补血、散瘀、疏肝、祛寒的作用，因为红糖是初榨出来的糖，与白糖、冰糖比较，营养较丰富，含糖量较低，还有矿物质和维生素，特别适合用于血虚（痛经等女性人群）及脾胃虚寒者的膏方。②白糖：

性偏寒，具有润肺生津、和中益肺作用，适用于肺虚咳嗽、口干燥渴及低血糖患者的膏方。③冰糖：性平偏凉，具有养阴生津，常用于肺燥咳嗽之干咳无痰的膏方。④饴糖：性甘温，能和中、补虚、生津润燥，通常用于劳倦伤脾、里急腹痛、咽痛便秘等膏方。⑤甜味剂：有木糖醇、元贞糖、甜叶菊、罗汉果及甘草酸等，可用于糖尿病、高血压、高血脂、冠心病患者。在这些甜味剂中，代谢性综合征、肥胖者、糖尿病、高血压患者推荐使用甜叶菊，同时建议低血糖、低血压患者慎用甜叶菊。此外，黄秋云还推荐有适应证的患者也可使用罗汉果原药材作为甜味剂。

（3）各种胶。①阿胶：补血圣药，是补血类膏方的首选。性味甘、平，具有补血、止血、滋阴、润燥的功效。它善治血虚引起的各种病症，并能通过补血起到滋养补益的效果。②鹿角胶：温阳益精类膏方的首选。性温，味甘咸，具有补肾阳、生精血、托疮生肌的作用，适合肾阳不足、畏寒肢冷、阳痿早泄、妇女子宫虚冷、崩漏带下、腰酸腿软者服用，也可用于咯血、尿血、月经过多而偏于虚寒以及阴疽内陷等病症。③龟甲胶：滋阴类膏方的首选。性偏平和，味甘而咸，具有滋阴潜阳、益肾健骨，兼补血止血的作用，常用于肾阴不足引起的骨蒸潮热、盗汗遗精和小儿囟门不全、筋骨不健、腿脚痿弱等，以及妇科崩漏下血等。④鳖甲胶：养阴祛瘀类膏方的首选。性偏平和，味咸，具有补肾滋阴、破瘀散结的作用，滋养同时兼祛瘀，除用于肾阴不足、潮热盗汗、手足心热外，还用于癥瘕积聚、肝脾大、肝硬化、闭经等，亦常用此药滋阴止血。

三、牢记辅料差异，确保收膏质量

在膏方制备过程中，膏方密度、出膏率等指标控制很重要。为了综合考虑膏方性状和成膏率等因素，辅料剂量是关键，一般来讲辅料使用量越多，膏方相对密度越小，成膏率越大，患者每日服用量也越大（膏方中每味药的日用量一般控制在汤剂的1/3~1/2）。同时还要把控好收膏环节，以保证膏方质量。

（1）阿胶为辅料时，收膏时需要综合考虑阿胶的药用剂量和温度等因素。如果膏方黏度大，溶解速度本身就比较慢，阿胶用量和膏方相对密度对其影响较大，同时还要注意温度的影响。

（2）鹿角胶和龟甲胶为辅料时，膏方略显黏稠，但不及阿胶，且受温度影响较小（低温不结冻或结冻后在室温下恢复流动性较快，收膏程度主要受辅料用量和成膏率的影响。

（3）红糖为辅料时，膏方黏度较小，受红糖用量及膏方相对密度的影响较小，收膏程度主要受口感和成膏率的影响。

（4）蜂蜜为辅料时，应注意产生的泡沫，收膏时膏应以挂旗为准。

（5）木糖醇、元贞糖为辅料时，收膏时膏要嫩一些。

（6）白糖、红糖、饴糖为辅料时，收膏时膏宜老一些。

四、辅料细节应用，体现点睛之笔

膏方辅料应用并非小事，做好细节有时能起到画龙点睛的作用。这里举几个例子说明：第一，阿胶在加入膏方前，常规处理方法是加黄酒浸泡另炖使熔化。但阿胶应用在肺系疾病膏方时，前处理为不加酒，以减少燥性。第二，在重现宫廷膏方"总管李莲英建中调脾膏"实验时，只用饴糖不用蜂蜜更为恰当。第三，用好甜叶菊，甜叶菊的功效是调节血压、降低血脂、降血糖、减肥养颜、养阴生津等，而甜叶菊是不会影响血糖的甜味剂，因此对于糖尿病和高血压患者服用的膏方，提倡用甜叶菊，既能达到调味的目的，又能发挥甜叶菊功效，对其他疾病患者和养颜美容者，强调个性化调配使用，避免产生副作用。

五、辅料创新应用，研究植物胶质

黄秋云主任中药师创新启用植物胶质制膏收膏，重现宫廷膏方，几年来使用颇多的属银耳和黑木耳。黄秋云用银耳收膏制作的百合银耳蜜，具有养阴润肺、美容养颜的功效，深受欢迎，如今还赋予这款膏方抗疫新意：润肺清肺、提高免疫力。团队成员在黄秋云指导下使用黑木耳收膏制作的丹参黑木耳膏具有润肺清肠、养血活血的功效，获得省级科研课题立项。

银耳含有蛋白质、脂肪和多种氨基酸、矿物质及肝糖，具有滋肾益精、滋阴润肺的作用，既能增强人体免疫力，又可增强肿瘤患者对放、化疗的耐受力。银耳富含天然植物胶质，外加滋阴作用，是可以长期服用的润肤食品，同时也是肿瘤、心血管患者制作素膏的首选。

黑木耳的特点是具有较强的吸附作用，对胆结石、肾结石、膀胱结石、粪石、误吞食的泥沙、头发等异物也有比较显著的化解作用，素有"肠道清道夫"的美誉。制成保健膏方，便于长期服用，且不伤脾胃，做到扬长避短，特别是有结石史患者的膏方首选。

但目前用银耳和黑木耳制膏实践还存在难点，如银耳和黑木耳煮烂后应用破壁机破壁，产生的泡沫难以消泡，只适合于家庭少量制膏，一些工序和方法还在摸索改进中。

面对目前福建省膏方市场发展比较疲软的状态，我们要对自己的专业怀有敬畏之心，平时就要在膏方辅料应用等方面练好基本功，钻研好膏方制作中的每一个课题，努力制作出优质膏方，待中医药事业全面复兴，福建膏方应用前景将越来越广阔。

（李丹）

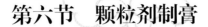

第六节　颗粒剂制膏

2018 年，笔者开始对陈可冀院士所著《清宫膏方精华》中的清宫口服膏方开展研究。首先从"重现清宫膏方"环节做起，没有专门实验室，就在自家工作室进行，后来考虑场所有限、时间紧，就采用中药配方颗粒制膏实验，经过反复试验，总算取得了较满意的答案。

一、准备工作

（1）工具准备。一个电磁炉、一个带盖的不锈钢锅，一把木勺。

（2）处方准备。自拟一张供实验的处方，23 味中药，相当于生药 1000g。处方中须有先煎药 2 味，后入药 2 味，根茎类中药 10 种（其中必备姜黄、川芎、三七粉），全草类 2 味，花类 3 种，叶类 2 种，果实类 2 种，动物类 2 种，菌类 1 种。

供实验处方：丹参 80g、玉竹 60g、苍术 60g、莪术 50g、甘草 20g、姜黄 60g、赤芍 60g、川芎 60g、三七粉 10g、豆蔻 10g、薄荷 10g、龙骨 60g、牡蛎 60g、茵陈 40g、金钱草 40g、五味子 40g、薏苡仁 100g、玫瑰花 40g、厚朴花 30g、菊花 30g、蜈蚣 10g、全蝎 10g、茯苓 60g、蜂蜜适量。

（3）原料准备。按处方到药房调剂颗粒剂，把豆蔻、薄荷另包在一起，三七粉另包。

二、制作过程

（1）除豆蔻、薄荷、三七粉外，按处方调剂好的其他颗粒混合均匀，放入复合底的不锈钢锅中。

（2）加水。①备室温纯净水，总水量 = 膏方预期食用天数 ×40mL，本方用蜂蜜收膏，备水量可少 3%~5%；②少量加水并充分搅拌溶解颗粒，继续搅拌 1min；③加入全部预备水，继续搅拌 3min，加盖放置 10min。

（3）加温。用文火加温，整个加温过程都用木铲沿锅壁一个方向不停地搅拌，当溶液沸腾后，加入豆蔻、薄荷、三七粉、蜂蜜，加快搅拌速度，文火继续熬煮，以使药物充分反应，待混合均匀后，调节火候，保持微沸并严防粘锅底。

（4）收膏。用蜂蜜收膏可观察在加热时膏体呈蜂窝状沸腾（俗称翻云头），即可。

（5）装膏凉膏。将膏趁热移入经过清洁消毒处理后的包装容器中，本膏收膏量约有500g，贴标签，凉膏。

 ## 三、思考探讨

（一）实验处方设计思路

根据颗粒剂制膏实验经验，药材总重量约500g以上较好操作；处方设计有先煎、后入，药物类别比较齐全；根茎类要求有姜黄和川芎，主要考虑到膏方的香味，有利于鉴别比较；用三七粉加入是膏方中具有代表性的一类操作；选用蜂蜜收膏是考虑节约实验成本，蜂蜜的量设计为适量，主要是考虑可根据蜂蜜质量、个性化膏方调整对蜂蜜量的需求。

（二）共融共煎问题探讨

用颗粒剂制膏，共同加热时间比较短，可能会引起最大的争论是共融共煎问题，而在传统的膏方制作中，文火缓慢浓缩更有利于共融共煎，特别是治疗慢性病和调理虚症。因此，在用颗粒剂制膏时，可以增加浸泡时间，也可以利用专用颗粒制膏机中的慢火功能，尝试适当延长加热浓缩时间，从理论上讲可以支持共融共煎观点。

（三）对中药配方颗粒挥发性品种特殊煎煮的讨论

现在国标配方颗粒制备工艺中，对含有芳香挥发性物质的品种，如薄荷、藿香等，均采用 β–环糊精包合，可以保护挥发性有效成分，即使再次煎煮，也不会受到破坏。因此，对芳香挥发性物质的品种建议可采用中药配方颗粒，在实际应用过程中可适当减量应用。

（四）中药配方颗粒制膏具有一定的科学性、可行性

经过对传统饮片制膏与中药配方颗粒制膏产品的对比与分析，用国标配方颗粒制备工艺生产的中药配方颗粒制作的膏方成品，膏的香味更浓，可能与颗粒剂中每一类型的中药均采用保护性煎煮，与传统煎煮方法对比还是具有科学性、可行性。同时，由于不同质地、不同性质的中药经过颗粒制作过程的煎煮，所以在制膏的过程中就只需一道简单的工序——混合。

（五）中药配方颗粒与传统饮片制膏比较

（1）重现性。每次药材投量一定时，用中药配方颗粒制膏，得到膏的外观、气味、重量以及密度控制比传统制膏稳定。

（2）得膏率。常规情况下传统饮片制膏的得膏率略高于中药配方颗粒，但按照国标配方颗粒制备工艺生产的中药配方颗粒得膏率比较稳定，部分产品得膏率比传统饮片制膏还高。

（3）制作综合成本。中药配方颗粒制膏比传统制膏制作成本低（如人工费、水电费、场地费、机器折旧费等）。

（4）药材成本。传统制膏比中药配方颗粒制膏药材成本低。

（5）质量控制。中药配方颗粒制膏比传统制膏制作质量控制容易。

（6）制作时间。中药配方颗粒制膏比传统制膏制作所需时间短。

（7）剂量控制。中药配方颗粒每次制膏的剂量更好灵活掌握，一次制膏剂量只要 3~4 剂常用量即可制膏，传统制膏则需要 10~20 剂常用量才可制膏，否则平均损耗率很高。

综上，关于中药配方颗粒制膏与传统饮片制膏对比，中药配方颗粒制膏具有重现性好、制作综合成本低、质量易控制、制作时间短、单剂量小的优点，但有的得膏率比较低、药材成本较高。

四、发展建议

（一）开展单煎与合煎对比研究

建议以科研的思路设计研究方法，开展单煎与合煎对比，以数据说理。

（二）开展颗粒剂制膏与传统制膏对比研究

通过对中药配方颗粒制膏与传统饮片制膏对比分析，同一张颗粒剂处方多次试验的重现性和得膏率、同一张中药处方分别用中药配方颗粒和中药饮片制膏的重现性和得膏率还有待于进一步深入研究。由于实验成本高，实验数量有限，我们希望有关研究部门也要着手这方面的研究。

（三）推广中药配方颗粒制膏工作

建议做好颗粒制膏知识普及和宣传培训以及家庭制膏推广工作，在一定区域内与医疗单位合作，设置中药配方颗粒制膏点，配备相应物流，推广颗粒制膏工作。

现代科学技术的发展，已经从传统手工煎药发展为机器煎药，从传统中药饮片发展为单味中药配方颗粒，给人们生活带来便利，也被大多数人所接受，这是社会进步的表现。我们对中医药要继承、发扬、光大，也要发展、进步，要用新时代的眼光，去接受现代科学手段研究的成果。中药配方颗粒厂家使用颗粒剂制膏过程中，对特殊中药特殊煎煮、"分煎"与"合煎"对比等方面开展研究，为继承老祖宗留给我们的中医药遗产铺下探索的道路。我们要共同努力，用发展的眼光探索颗粒制膏，进一步完善和提升颗粒制膏技术，克服目前传统制膏制作时间长、服用时间久、不利于随症加减的缺点，这对于推广应用膏方具有很大的意义。

第二篇　膏方临床应用

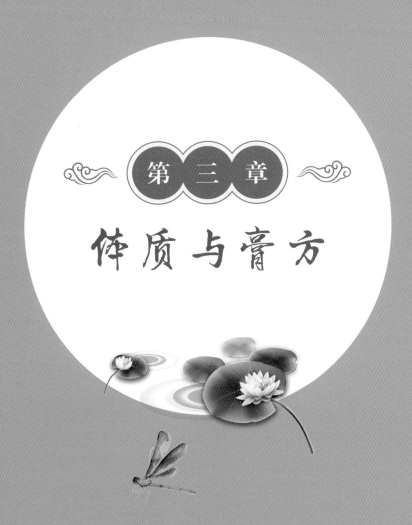

第三章

体质与膏方

第一节 体质的分型与辨证要点

体质一词由来已久，《黄帝内经》就已有关于体质方面的记载，如"人之生也，有刚有柔，有弱有强，有短有长，有阴有阳""是人者，素肾气胜""此人者质壮，以秋冬夺于所用"。历代医家根据当时的医学背景同时结合社会环境和需要，提出了各个体质分型学说。

（1）《灵枢·阴阳二十五人》篇运用阴阳五行学说，通过对人体神、色、体、态、形等各方面的观察以及对环境变化的适应能力，归纳总结出木、火、土、金、水五种不同类型。

（2）《灵枢·通天》篇则根据体质的阴阳盛衰，归纳总结出太阳、少阳、太阴、少阴、阴阳和平之人的五种体质类型，简称"阴阳五态人"。

（3）《灵枢·逆顺肥瘦》篇分为肥人、瘦人，肥瘦适中人、壮士和婴儿。

（4）近代匡调元《中医病理研究》将体质分为正常质、晦涩质、腻滞质、燥红质、迟冷质、倦㿠质六大类型。

（5）国医大师王琦教授通过查阅 100 多种文献，分析 1 万多例流行病学资料，提出了体质九分法。

中华中医药学会通过总结、归纳、分类历代医家关于体质的记录，于 2009 年发布了《中医体质分类与判定》标准。这一文件的发布使得中医体质学说的研究更加规范化、科学化。《中医体质分类与判定》中将体质分为 9 种类型，分别是平和质、气虚质、阴虚质、阳虚质、痰湿质、湿热质、血瘀质、气郁质、特禀质。该分类方法是以人体生命活动的物质基础——阴、阳、气、血、津液的偏颇失衡为基础，依据人体脏腑经络、气血阴阳津液在非正常状态下的差异表现并结合中医学的病因病机理论而提出的。下面将逐一列举其辨证要点。

（1）平和质。这类人体形匀称健壮，面色、肤色润泽，头发稠密有光泽，目光有神，鼻色明润，嗅觉通利，味觉正常，唇色红润，精力充沛，不易疲劳，耐受寒热，睡眠安和，胃口良好，二便正常，舌色淡红，苔薄白，脉平和有神，性格随和，活泼开朗，平日里身体也比较好，不容易生病，能够积极地适应社会环境。

（2）气虚质。这类人形体消瘦或偏胖，肌肉不健壮，语声低怯，常自汗出，动则尤甚，心悸食少，容易呼吸短促，体倦乏力，面色少华，舌淡苔白，舌体胖大边有齿痕，脉象虚缓，是其基本特征。其性格内向，情绪不稳定，胆小怕事，不喜欢冒险。不耐受寒邪、风邪、暑邪，易患感冒，或发病后因抗病能力弱难以痊愈；易患内脏下垂、虚劳等，若患病则诸症加重；或伴有气短懒言、咳喘无力；或伴男子滑精早泄、女子白带清稀。

（3）阴虚质。这类人体形多瘦长，经常感到手足心发热，面颊潮红或偏红，皮肤干燥，口干咽燥，总想喝水，大便干结，常感到眼睛干涩，视物模糊，眩晕耳鸣，睡眠差，舌红少津少苔，脉细弦或数；易患虚劳、失精、不寐等病；性情较急躁，外向好动；对外界环境适应能力表现为不耐热邪，耐冬不耐夏，不耐受燥邪。

（4）阳虚质。这类人多形体白胖或面色淡白无华，平素怕寒喜暖，四肢不温，小便清长，大便时稀，唇淡口和，常自汗出，精神不佳，平日嗜睡，舌淡胖嫩，脉沉迟而弱。其性格多沉静、内向，患病易从寒化，易病痰饮、泄泻、阳痿，不耐受寒冷，易患湿邪，可见畏寒蜷卧、四肢厥冷或腹中绵绵作痛、喜温喜按；或身面浮肿、小便不利；或腰脊冷痛、下利清谷；或阳痿滑精、宫寒不孕；或胸背彻痛、咳喘心悸；或夜尿频多、小便失禁。

（5）痰湿质。这类人体形肥胖，腹部肥满松软，面部皮肤油脂较多，多汗且黏，胸闷，痰多，面色淡黄而暗，眼胞微浮，容易困倦，平素口黏腻或甜，身重不爽，喜食肥甘甜黏，大便黏或不实，小便不多或微混，舌体胖大，舌苔白腻，脉滑。其性格偏温和、稳重恭谦、和达，多善于忍耐，易患消渴、中风、胸痹等病证，对梅雨季节及湿环境适应能力差。

（6）湿热质。这类人形体偏胖或苍瘦，脸部和鼻尖总是油光发亮，还容易生粉刺、疮疖，一开口就能闻到异味，常感到口苦、口臭或嘴里有异味，身重困倦，大便黏滞不爽，小便有发热感，尿色发黄，男性易阴囊潮湿，女性易带下增多，舌质偏红苔黄腻，脉多见滑数。其性格多急躁易怒，易患疮疖、黄疸、火热等病证，对湿环境或气温偏高、尤其夏末秋初较难适应。

（7）血瘀质。这类人以瘦人居多，平素血行不畅，面色晦滞，口唇色暗，眼睛常有红丝，眼眶暗黑，皮肤常干燥、粗糙，易出现疼痛，肤色紫暗，刷牙时牙龈易出血，舌紫暗或有瘀点，舌下静脉曲张，脉象细涩或结代，女性多见痛经、闭经。其人性格易烦、急躁健忘，易患出血、癥瘕、中风、胸痹等，不耐受风邪、寒邪。

（8）气郁质。这类人形体偏瘦，经常闷闷不乐，无缘无故地叹气，感情脆弱，容易感到害怕或受到惊吓，多见于中青年，尤其是中青年女性多见，常感乳房及两胁部胀痛，咽喉部经常有堵塞感或异物感，容易心慌失眠，舌淡红，苔薄白，脉象弦细。其性格内向不稳定、忧郁脆弱、敏感多疑，易患郁证、脏躁、百合病、不寐、梅核气、惊恐等病证，对精神刺激适应能力较差，不喜欢阴雨天气。

（9）特禀质。这类人形体上无特殊，或有畸形，或有先天生理缺陷，对花粉、某些食物或特殊的气体容易出现过敏反应或者过敏性疾病，包括湿疹、荨麻疹、过敏性鼻炎等。在季节更替时易出现各种身体不适，有的即使不感冒也经常鼻塞、流鼻涕、打喷嚏，容易患哮喘等疾病，适应能力差，易引发宿疾。

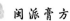

第二节 辨体施膏

体质是一种客观存在的生命现象，是个体生命过程中，在先天遗传和后天获得的基础上，表现出的形态结构、生理机能以及心理状态等方面综合的、相对稳定的特质。这种特质决定着人体对某种致病因子的易感性及其病变类型的倾向性。体质的差异现象是先天因素与多种后天因素共同作用的结果。

"治未病"的思想首现于春秋战国时期的《黄帝内经》。《素问·四气调神大论》所谓："圣人不治已病治未病，不治已乱治未乱，此之谓也。夫病已成而后药之，乱已成而后治之，譬犹渴而穿井，斗而铸锥，不亦晚乎！"在未病时采取合适的措施进行身体调护，从根源扼杀疾病发生的可能，使身体阴阳平衡，五脏安和。如何未病先防，体质辨识为其作出了较为充分的解答。

在中医"治未病"理论指导下研制的中药膏方，具有多靶点、药力和缓、稳定持久的特点，通过其"滴灌"式持续缓慢地调整阴阳平衡的作用，达到培元固本、纠偏祛病、抗衰延年之功效。

本节将应用体质理论，对九种不同体质的临证膏方作介绍。

1. 平和体质

【参考处方】生晒参400g，炙黄芪300g，党参300g，白术250g，白芍300g，熟地黄200g，当归300g，川芎250g，枸杞子150g，女贞子150g，麦冬250g，陈皮150g，阿胶150g。

【加减参考】食欲欠佳可酌加山楂、麦芽、神曲消食和中；寐不佳可加炒酸枣仁、制远志、茯神等定志安神。

【处方分析】全方以益气养血、固本培元为主旨。方中以生晒参、党参、炙黄芪、白术、陈皮益气健脾；白芍、熟地黄、当归、川芎、阿胶滋阴养血；麦冬养阴生津；枸杞子、女贞子补益肝肾。

【调理原则】益气养血，固本培元。

【应用范围】平和体质。

【膏方制作】将生晒参打细粉，阿胶打粉，备用。余药加8~10倍量清水，浸泡5h后煎煮2h，过滤取汁；药渣加入5~6倍量清水煎煮1.5h，过滤取汁；药渣再加3~4倍量清水煎煮1h，过滤取汁；将3次煎煮的滤液合并，加热浓缩至清膏；生晒参粉加入膏前，先用适量药汁搅拌成半流质状，放置1h左右，搅拌均匀后加入清膏中；调文火，加阿胶粉搅拌均匀，保持加热 10min 左右，最后浓缩成膏，分装。

【用法用量】每次 15~20g，每日 2 次，上下午各 1 次，温水融化后服。

【制膏分析】本膏中生晒参细粉入膏前先用适量药汁润湿并搅拌成半流质状，放置 1h 左右，一可防止细粉结团，二是使膏体较为润滑；加入膏后保持微沸 15min 以上，保证粉剂中的细菌灭活，以防膏方发霉变质。生晒参也可以另煎，药渣与其余药物共煎，药汁与其他药汁合并浓缩。

阿胶没有单独烊化，是为了避免阿胶粘在器具上造成浪费。将阿胶粉直接加入稠膏中，操作时注意加快搅拌，直至成膏；加热时间 10min 左右，以保证阿胶充分烊化且收膏时间不会太长。

2. 气虚体质

【参考处方】生晒参 200g，党参 150g，炙黄芪 100g，白术 100g，五味子 100g，核桃仁 100g，麦冬 100g，防风 100g，紫苏叶 100g，刺五加 100g，山药 100g，莲子 100g，白扁豆 100g，陈皮 100g，生姜 100g，炙甘草 50g，冰糖 45g。

【加减参考】偏肺气虚、自汗较多者，加牡蛎、麻黄根固表敛汗；伴咳嗽可加蜜紫菀、桑白皮肃肺止咳；脾胃气虚兼见胃脘胀满、嗳气呕吐者，加姜半夏和胃理气降逆；气血两虚，加当归、川芎、酸枣仁、制远志养血宁心，佐以肉桂、半夏曲温中健脾，以助气血之生化；肾气亏虚、尿频较甚及小便失禁者，加菟丝子、益智仁补肾固摄；气阴两虚而盗汗者，加煅牡蛎、浮小麦固表敛汗；气虚血滞、舌见瘀斑瘀点者，加当归、川芎、桃仁活血化瘀。

【处方分析】方中以生晒参、党参、炙黄芪、白术、炙甘草益气健脾；防风、紫苏叶、生姜解表；麦冬养阴润肺；五味子益气固摄；山药补脾肺肾；刺五加补肾安神；莲子养心安神；陈皮理气健脾。

【调理原则】益气健脾，补肺益肾。

【应用范围】气虚体质。

【膏方制作】将生晒参打细粉，冰糖另放，备用。冰糖加水溶化过滤后炼至"滴水成珠"；余药加 8~10 倍量清水，浸泡 5h 后煎煮 2h，过滤取汁；药渣加入 5~6 倍量清水煎煮 1.5h，过滤取汁；药渣加 3~4 倍量清水煎煮 1h，过滤取汁；将 3 次煎煮的滤液合并，加热浓缩至清膏；生晒参粉加入膏前，先用适量药汁搅拌成半流质状，放置 1h 左右，搅拌均匀后加入清膏中；冰糖加少量预留的药汁煮开溶化、过滤去除杂质，清膏时加入，继续搅拌浓缩成膏，分装。

【用法用量】每次 15~20g，每日 2 次，上下午各 1 次，温水融化后服。

【制膏分析】本膏生晒参细粉入膏前先用适量药汁润湿并搅拌成半流质状，放置 1h 左右，一可防止细粉结团，二是使膏体较为润滑；加入膏后保持微沸 15min 以上，保证粉剂中的细菌灭活，以防膏方发霉变质。生晒参也可以另煎，药渣与其余药物共煎，

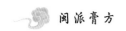

药汁与其他药汁合并浓缩。冰糖用少量预留的药汁溶化后加入，相对用水溶化可减少浓缩时间。

3. 阳虚体质

【参考处方】肉桂 200g，桂枝 100g，薤白 100g，细辛 30g，干姜 100g，炙黄芪 100g，党参 150g，熟附片 100g，丹参 100g，川芎 100g，赤芍 100g，当归 100g，鹿角胶 45g，阿胶 45g，刺五加 100g，山楂 100g，炙甘草 50g，黄酒适量。

【加减参考】心阳不足见心胸疼痛者，酌加郁金、三七活血定痛；脾阳不足见腹中冷痛较甚，为寒凝气滞，可加高良姜、香附或丁香、吴茱萸温中散寒、理气止痛；肾阳不足而见遗精者，加金樱子、桑螵蛸、莲须以收涩固精；脾肾阳虚而致浮肿、尿少者，加茯苓、泽泻、车前子利水消肿。

【处方分析】方中以肉桂、桂枝、薤白、熟附片、细辛、干姜、黄酒温通阳气、散寒止痛；丹参、川芎、当归活血通经；赤芍凉血散瘀；党参、炙黄芪、刺五加、炙甘草益气扶正；山楂行气散瘀；鹿角胶温补肾气；阿胶补血养血。

【调理原则】益气养血，温阳祛寒。

【应用范围】阳虚体质。

【膏方制作】将鹿角胶、阿胶打粉，肉桂打细粉，备用。余药加 8~10 倍量清水，浸泡 5h 后煎煮 2h，过滤取汁；药渣加入 5~6 倍量清水煎煮 1.5h，过滤取汁；药渣再加 3~4 倍量清水煎煮 1h，过滤取汁；将 3 次煎煮的滤液合并，加热浓缩至清膏；肉桂粉加入膏前，先用适量药汁搅拌成半流质状，放置 1h 左右，搅拌均匀后加入清膏中；调文火，加入鹿角胶、阿胶粉，快速沿一个方向搅拌使溶化，浓缩至成膏状态再加黄酒，此时会产生暴沸现象，快速搅拌片刻即可，分装。

【用法用量】每次 15~20g，每日 2 次，上下午各 1 次，温水融化后服。

【制膏分析】本膏中肉桂的有效成分主要为挥发油，不宜久煎，采取研粉、后入的方法可避开久煎和长时间浓缩导致的挥发性成分损失。肉桂打粉入膏，可提高利用率，因此临床用量也可相应减少些，以节约资源，减少患者经济支出。肉桂药汁润湿后放置 1h 左右，一可防止细粉结团，二是使细粉较为润滑。肉桂也可采用中药配方颗粒，因为配方颗粒已采用包合技术，可有效保护挥发性有效成分。

阿胶打粉直接加入清膏中，不采用传统的"阿胶用黄酒烊化"方法，是为了避免阿胶粘在器具上造成浪费。最后加入黄酒时，注意会产生暴沸现象，要加快搅拌，同时要防溢。

4. 阴虚体质

【参考处方】北沙参 200g，天冬 100g，麦冬 100g，玉竹 100g，蜜百部 100g，石斛 100g，百合 100g，白及 100g，茯苓 100g，山药 100g，川贝母 30g，三七 100g，熟

地黄 100g，桑叶 100g，菊花 100g，阿胶 45g，白茅根 100g，炙甘草 50g。

【加减参考】若胃阴虚见不思饮食甚者，加麦芽、白扁豆益胃健脾；若见呃逆，加刀豆、柿蒂、竹茹扶养胃气、降逆止呃；若心肾阴虚见心烦失眠者，加柏子仁、酸枣仁、菟丝子、牛膝滋补心肾；若肝肾阴虚见两目干涩畏光，或视物不明者，加枸杞子、女贞子、山萸肉滋养肝肾；若阴虚阳亢见头痛、眩晕、耳鸣较甚，加石决明、钩藤、刺蒺藜平肝熄风潜阳。

【处方分析】方中以北沙参、天冬、麦冬、玉竹、石斛养阴生津；蜜百部、百合养阴润肺；川贝母润肺止咳；白及、三七敛阴止血；山药益气养阴；茯苓健脾宁心；菊花、桑叶、炙甘草清热润燥；熟地黄补血填精；阿胶补血养血；白茅根清肺胃热。

【调理原则】清热润燥，养阴生津。

【应用范围】阴虚体质。

【膏方制作】将川贝母、三七分别打细粉，阿胶打粉，备用。余药加 8~10 倍量清水，浸泡 5h 后煎煮 2h，过滤取汁；药渣加入 5~6 倍量清水煎煮 1.5h，过滤取汁；药渣再加 3~4 倍量清水煎煮 1h，过滤取汁；将 3 次煎煮的滤液合并，加热浓缩至清膏；川贝母粉、三七粉加入膏前，分别用适量预留的药汁搅拌成半流质状，放置 1h 左右，搅拌均匀后加入清膏中；调文火，加入阿胶粉，搅拌均匀，保持加热 10min 左右，最后浓缩成膏，分装。

【用法用量】每次 15~20g，每日 2 次，上下午各 1 次，温水融化后服。

【制膏分析】本膏中三七粉主要是用于敛阴止血，加热时间不宜太长，以防影响疗效，加热时间宜控制在 10min 左右，主要是为了细菌灭活。

川贝母粉、三七粉入膏前先用适量药汁润湿并搅拌成半流质状，放置 1h 左右，一可防止细粉结团，二是使膏体较为润滑。加入膏后川贝母保持微沸 15min 以上，三七粉保持微沸 10min 左右，保证粉剂中的细菌灭活，以防膏方发霉变质。

阿胶没有单独烊化，是为了避免阿胶粘在器具上造成浪费，将阿胶粉直接加入清膏中，操作时注意加快搅拌，直至成膏；加热时间 10min 以上，以保证阿胶充分烊化且收膏时间不会太长。

石斛煎煮过程中应注意检查是否煎煮透；若是鲜品，建议加适量药液破壁成浆，过滤，滤渣并入他药煎煮，滤液直接合并到药液中浓缩。

5. 痰湿体质

【参考处方】法半夏 150g，陈皮 200g，白术 150g，茯苓 200g，紫苏子 150g，厚朴 150g，芥子 150g，葶苈子 150g，炒莱菔子 150g，苦杏仁 100g，蜜百部 100g，薏苡仁 150g，沉香 100g，浙贝母 100g，全瓜蒌 150g，炙甘草 50g。

【加减参考】痰湿蕴肺者，可加桔梗、枳壳；痰湿中阻者，可加苍术、黄连等。

【处方分析】方中法半夏、茯苓燥湿化痰；陈皮、炙甘草、沉香理气和中；三子养亲汤以芥子温肺利气、快膈消痰,苏子降气行痰使气降则痰不逆,炒莱菔子消食导滞,使气行则痰行;厚朴、薏苡仁健脾燥湿化痰;白术健脾益气;蜜百部、浙贝母、全瓜蒌清热化痰;炙甘草调和诸药。

【调理原则】祛湿化痰。

【应用范围】痰湿体质。

【膏方制作】将沉香打细粉过100目筛,粗粉另放,备用。余药加8~10倍量清水,浸泡5h后煎煮2h,过滤取汁;药渣加入5~6倍量清水煎煮1.5h,过滤取汁;沉香粗粉另煎2次,合并滤液把沉香细粉搅拌成半流质状,放置1h左右;沉香滤渣并入二煎药渣中,加3~4倍量清水煎煮1h,过滤取汁;将3次煎煮的滤液合并,加热浓缩至清膏;调文火,加入润湿的沉香粉,搅拌均匀,最后浓缩成膏,分装。

【用法用量】每次15~20g,每日2次,上下午各1次,温水融化后服。

【制膏分析】本膏中沉香的有效成分主要为挥发油,不宜久煎,宜采取研粉、后入的方法,可避开久煎和长时间浓缩导致的挥发性成分损失。沉香打粉入膏,可提高利用率,因此临床用量也可以相应减少些,以节约资源,减少患者经济支出。沉香细粉加沉香的煎煮液润湿后放置1h左右,一可防止细粉结团,二是使细粉较为润滑。沉香除了含挥发油以外还含有其他成分,因此粗粉另煎2遍后,滤渣可并入其他药中继续提取。沉香也可采用中药配方颗粒,因为中药配方颗粒已采用包合技术,可有效保护挥发性有效成分。

本膏为素膏,收膏率较低,可适当调整每次服用量,也可取适量薏苡仁、茯苓打成细浆以膏收膏(若此法收膏建议2周内服用)。

6. 湿热体质

【参考处方】茵陈200g,栀子150g,黄芩150g,绿豆100g,山楂150g,荷叶100g,苦参100g,蒲公英100g,紫花地丁100g,苍术150g,白术150g,薏苡仁150g,玉米须100g,赤小豆100g,桑白皮150g,知母150g,车前草150g,茯苓150g,山药200g,陈皮150g,炙甘草50g。

【加减参考】湿热中阻者,可加广藿香、佩兰;若湿热下注膀胱者,可加甘草梢、淡竹叶;湿热带下者,可加白芷;湿热痹阻经络者,可加地龙、红花、牛膝等。

【处方分析】方中茵陈、栀子、黄芩、苦参清热利湿;荷叶清暑化湿;知母清热泻火;绿豆、蒲公英、紫花地丁清热解毒;苍术、白术、薏苡仁、山药健脾祛湿;玉米须、赤小豆、桑白皮利水消肿;茯苓、车前草利水渗湿;山楂消食导滞;陈皮燥湿化痰;炙甘草调和诸药。

【调理原则】清热利湿。

【应用范围】湿热体质。

【膏方制作】将绿豆、赤小豆布包后与其余药物加8~10倍量清水,浸泡5h后煎煮 2h，过滤取汁；药渣加入 5~6 倍量清水煎煮 1.5h，过滤取汁；药渣再加 3~4 倍量清水煎煮 1h，过滤取汁；将 3 次煎煮的滤液合并，加热浓缩至清膏，分装。

【用法用量】每次 15~20g，每日 2 次，上下午各 1 次，温水融化后服。

【制膏分析】本膏为清膏，收膏率较低，不易达到"挂旗"的状态，可适当调整每次服用量，也可取适量薏苡仁、茯苓、山药打成细浆以膏收膏（若此法收膏建议 2 周内服用）。同时为防绿豆、赤小豆长时间煎煮开花、煳锅，宜包煎。

7. 瘀血体质

【参考处方】桃仁 200g，红花 200g，丹参 150g，当归 200g，赤芍 150g，白芍 150g，川芎 150g，柴胡 200g，枳壳 150g，郁金 150g，延胡索 100g，桂枝 100g，山楂 150g，檀香 150g，降香 150g，三七粉 50g。

【加减参考】气滞明显者，可加佛手、香橼、香附、青皮；夹痰湿阻滞者，可加苦杏仁、紫苏子、枇杷叶、桑白皮、葶苈子；积聚肿瘤者，可加丹参、栀子、青皮、马齿苋、蒲公英、败酱草、鱼腥草等。

【处方分析】方中桃仁、红花、当归、川芎、丹参、赤芍活血化瘀而养血；柴胡行气疏肝；枳壳行气宽中；三七祛瘀生新；郁金行气化瘀；延胡索活血行气止痛；桂枝温通经脉；白芍养血调经、敛阴止汗、柔肝止痛；山楂消积化痰、行气化瘀；檀香、降香化瘀止血、理气止痛。

【调理原则】活血化瘀。

【应用范围】瘀血体质。

【膏方制作】将檀香、降香打细粉过 100 目筛，备用。粗粉加入其余药中，加 8~10 倍量清水，浸泡 5h 后煎煮 2h，过滤取汁；药渣加入 5~6 倍量清水煎煮 1.5h，过滤取汁；药渣再加 3~4 倍量清水煎煮 1h，过滤取汁；将 3 次煎煮的滤液合并，加热浓缩至清膏；檀香、降香细粉及三七粉加入清膏前，用适量预留的药汁搅拌成半流质状，放置 1h 左右，加入前搅拌均匀，加入清膏后保持加热 10min 左右，最后浓缩成清膏，分装。

【用法用量】每次 15~20g，每日 2 次，上下午各一次，温水融化后服。

【制膏分析】本膏中檀香、降香的有效成分主要为挥发油，不宜久煎，采取研粉、后入的方法可避开久煎和长时间浓缩导致的挥发性成分损失。檀香、降香打粉入膏，可提高利用率，因此临床用量也可以相应减少些，节约资源，减少患者经济支出。檀香、降香除了含挥发油以外还含有其他成分，因此粗粉并入其他药中继续提取。檀香、降香也可采用中药配方颗粒，因为配方颗粒已采用包合技术，可有效保护挥发性有效成分。

本膏中三七粉主要是用于活血祛瘀，加热时间不宜太长，以防影响疗效，加热时间宜控制在 10min 左右，主要是为了细菌灭活。

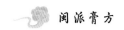

三七粉、檀香、降香粉加药汁润湿后放置 1h 左右，一可防止细粉结团，二是使细粉较为润滑。

本膏为素膏，收膏率较低，可适当调整每次服用量或酌加适量胶类收膏。

8. 气郁体质

【参考处方】柴胡 250g，白芍 300g，香附 200g，川芎 150g，陈皮 250g，枳壳 250g，郁金 250g，当归 300g，茯神 150g，丹参 150g，合欢花 150g，佛手 150g，菊花 100g，黄芩 100g，制远志 250g，厚朴 150g，炙甘草 100g。

【加减参考】脾胃不适可酌情加入神曲、木香、砂仁、白术。

【处方分析】方中用柴胡、香附、郁金、佛手理气疏肝解郁；川芎、丹参、当归行气活血而止痛，助柴胡以解肝经之郁滞；陈皮、厚朴、枳壳理气行滞；远志、合欢花、茯神宁心安神；菊花、黄芩去肝经热；白芍、炙甘草养血柔肝、缓急止痛。

【调理原则】理气疏肝解郁。

【应用范围】气郁体质。

【膏方制作】将以上药物加 8~10 倍量清水，浸泡 5h 后煎煮 2h，过滤取汁；药渣加入 5~6 倍量清水煎煮 1.5h，过滤取汁；药渣再加 3~4 倍量清水煎煮 1h，过滤取汁；将 3 次煎煮的滤液合并，加热浓缩至清膏，分装。

【用法用量】每次 15~20g，每日 2 次，上下午各 1 次，温水融化后服。

【制膏分析】本膏为清膏，收膏率低，不易达到"挂旗"的状态，可适当调整每次服用量或酌加适量胶类收膏。

9. 特禀体质（过敏体质）

本节避开先天禀赋异常，只介绍过敏体质者。

【参考处方】黄芪 300g，党参 300g，白术 300g，荆芥 250g，牛蒡子 250g，蝉蜕 150g，防风 300g，刺五加 100g，生地黄 100g，胡麻仁 100g，苍术 250g，苦参 150g，木通 150g，知母 150g，石膏 100g，大枣 300g，当归 300g，龙眼肉 250g，麦冬 150g，玉竹 150g，山药 300g，陈皮 250g，甘草 150g。

【加减参考】因瘙痒出现不寐者，可加入远志、茯神、酸枣仁等。

【处方分析】方中荆芥、防风、牛蒡子、蝉蜕疏风止痒，以祛除在表之风邪；配伍苍术祛风燥湿；苦参清热燥湿；木通渗利湿热；知母、石膏清热泻火；黄芪、党参、白术、刺五加、山药、陈皮益气健脾祛湿；玉竹、麦冬清热养阴；当归、生地黄、胡麻仁养血活血；甘草清热解毒，调和诸药。

【调理原则】祛风除湿，健脾益气。

【应用范围】特禀体质（过敏体质）者。

【膏方制作】将大枣肉、龙眼肉、山药用纱布袋分别另包，放入其余药中，加

8~10 倍量清水，浸泡 5h 后煎煮 2h，过滤取汁；取出大枣肉、龙眼肉、山药加适量煎煮液放破壁机中搅拌成浆，过滤；滤液并入一煎滤液中，滤渣加入一煎药渣中，加 5~6 倍量清水煎煮 1.5h，过滤取汁；药渣再加 3~4 倍量清水煎煮 1h，过滤取汁；将 3 次煎煮的滤液合并，加热浓缩至清膏，分装。

【用法用量】每次 15~20g，每日 2 次，上下午各 1 次，温水融化后服。

【制膏分析】本膏为清膏，不易达到"挂旗"的状态，故将大枣肉、龙眼肉、山药打浆加入，一方面达到一定以膏收膏的目的，另一方面改善口感。由于收膏率低，建议可适当调整每次服用量或酌加适量胶类收膏。

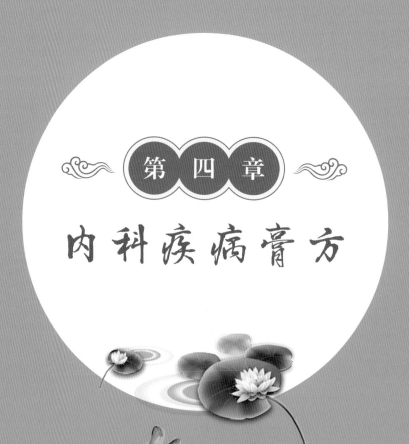

第四章

内科疾病膏方

第一节 呼吸系统疾病膏方

慢性呼吸系统疾病是临床常见病。①慢性鼻炎、过敏性鼻炎：非常常见且难以痊愈，是鼻部的一种慢性炎症，后者多因过敏原引起变态反应所致，多表现为鼻塞、鼻黏膜肿胀、分泌物多、喷嚏频发，有时可伴有慢性咽炎。②慢性支气管炎、慢性阻塞性肺疾病：慢性支气管炎是由感染或非感染性原因导致的气管、支气管黏膜及其周围组织的慢性非特异性炎症，常与吸烟、有害粉尘、烟雾、大气污染等长期刺激有关，易因某些因素诱发或加重，主要表现为慢性咳嗽、咳痰，有的伴有喘息、气急，具有起病缓慢、病程长的特点。本病若持续病程过久，出现胸闷、气促、活动耐量下降等肺功能下降的症状，易发展成慢性阻塞性肺疾病。③支气管哮喘：是由多种细胞（如肥大细胞、嗜酸性粒细胞等）参与的一种气道可逆性气流受限炎症反应，可见反复发作的喘息、气促、胸闷和咳嗽等症状，多在夜间或凌晨发生，多数可自行或经治疗后缓解，接触到相应变应原即可发作，若频繁发作或控制不佳也可发展成为气道不可逆气流受限。④肺结核：是由结核分枝杆菌引起的慢性传染病，可累及全身多个器官，但以肺结核最为常见，常有低热、乏力等全身症状和咳嗽、咯血等呼吸系统表现。对于经常患呼吸系统疾病的人，其主要特点就是正气不足，平时应注意起居防护，辅以滋补药膳食疗以扶正祛邪。

膏方对呼吸系统疾病尤其是病情缓解期的治本有良好的疗效，并可通过调整膏方处方，作为慢病调护的一种很好的办法。本章主要介绍慢性支气管炎、支气管哮喘、肺结核、慢性鼻炎等疾病的辨证选用膏方。

一、慢性支气管炎

中医将慢性支气管炎归属于"咳嗽""喘证""痰饮""肺胀"等范畴。认为支气管炎的发生和发展有内、外两大因素，外因与六淫外邪的侵袭有关，内因则由肺、脾、肾等脏腑功能失常所致。

急性期分风寒、痰热及燥咳3种类型。风寒咳嗽，症见咳嗽痰白而稀，恶寒发热，身痛，苔薄白，脉浮；痰热咳嗽，症见咳嗽，痰黄稠，胸闷短气，口渴喜冷饮，舌红，苔薄，脉浮滑数；燥咳多发于秋季，症见干咳少痰，咽干鼻燥，咽喉疼痛，痰中带血丝，舌干少津，舌尖红，苔黄，脉浮数。

膏方以治疗缓解期为主。缓解期多属正虚标实，标实为痰浊内盛，正虚为肺脾两虚、肺阴虚、肺肾两虚。痰浊内盛者，症见咳嗽痰白量多，胸闷气短，口淡纳呆，腹胀便溏，舌嫩，苔白腻，脉濡滑；肺脾两虚者，症见畏风自汗，纳呆便溏，动则气短，舌胖嫩，苔薄白，脉细弱；肺阴虚者，症见干咳痰少，痰黏难咳，或痰中带血，或声音嘶哑，口干咽燥，舌红少苔，脉细数；肺肾两虚者，症见口干舌燥，短气汗出，耳鸣心烦，面红潮热，尿频尿少，舌红，苔薄，脉细数。

1. 肺脾气虚型

【临床表现】咳喘痰多清稀，易于咳出，少气懒言，困倦乏力，胃胀纳差，大便软溏，反复感冒，舌苔白腻，脉濡细。

【参考处方】生晒参100g，黄芪150g，茯苓150g，白术150g，姜半夏150g，防风100g，山药200g，黄精150g，陈皮120g，厚朴100g，枳实100g，化橘红60g，薏苡仁300g，枇杷叶150g，紫苏子150g，莱菔子100g，神曲150g，灵芝150g，生姜100g，甘草60g，阿胶100g。

【加减参考】如喘咳气短、动则甚者，加沉香30g；如痰色转黄者，加鱼腥草100g、芦根100g。

【处方分析】本膏方内含六君子汤、二陈汤、玉屏风散、三子养亲汤。生晒参、黄芪、白术、山药、茯苓、黄精补气健脾，益肺滋肾；姜半夏、陈皮、厚朴、枳实、化橘红、薏苡仁理气健脾，燥湿化痰；枇杷叶、紫苏子、莱菔子、神曲消食导滞，降气祛痰，止咳平喘。主治以肺脾两虚为主之咳嗽、气喘，以健脾益气为主，实卫气以御外邪，脾气健运则痰湿不生，"脾为生痰之源，肺为贮痰之器"，故辅以行气燥湿化痰之品以清肺。全方标本兼顾，通补结合，无峻猛之药，宜长期调服。

【调理原则】补肺健脾，益气固表。

【应用范围】肺脾气虚型慢性支气管炎。

【膏方制作】将阿胶打粉，生晒参打细粉，备用。神曲用布包后与其余药加8~10倍量清水，浸泡5h后煎煮2h，过滤取汁；药渣加入5~6倍量清水煎煮1.5h，过滤取汁；药渣再加3~4倍量清水煎煮1h，过滤取汁；将3次煎煮的滤液合并，加热浓缩至清膏；将生晒参粉先用适量药汁搅拌成半流质状，放置1h左右，搅拌均匀后加入清膏中；调文火，加入阿胶粉，搅拌均匀，保持加热10min左右，最后浓缩成膏，分装。

【用法用量】每次15~20g，每日2次，上下午各1次，温水融化后服。

【制膏分析】本膏中生晒参细粉入膏前先用适量药汁润湿并搅拌成半流质状，放置1h左右，一可防止细粉结团，二是使膏体较为润滑；加入膏后保持微沸15min以上，保证粉剂中的细菌灭活，以防膏方发霉变质。生晒参也可以另煎，药渣与其余药物共煎，药汁与其他药汁合并浓缩。

神曲布包，一则防沉锅底焦煳，二则有利于过滤。

阿胶没有单独烊化，是为了避免胶体粘在器具上造成浪费。将阿胶粉直接加入稠膏中，操作时注意加快搅拌，直至成膏；加热时间 10min 左右，以保证阿胶充分烊化且收膏时间不会太长。

2. 肺阴虚型

【临床表现】干咳痰少，痰黏难咳，或痰中带血，或声音嘶哑，口干咽燥，舌红少苔，脉细数。

【参考处方】桑叶 200g，苦杏仁 150g，北沙参 300g，麦冬 300g，枸杞子 150g，女贞子 150g，山药 250g，桔梗 100g，甘草 60g，夏枯草 150g，炒黄芩 100g，生地黄 200g，当归 200g，炒白芍 200g，桑白皮 200g，枇杷叶 300g，浙贝母 300g，地骨皮 200g，白茅根 200g，玉竹 200g，冬虫夏草 30g，阿胶 200g，鹿角胶 150g，蜂蜜 200g。

【加减参考】面色暗、唇舌紫者，加桃仁 150g、红花 50g。

【处方分析】本膏方内含沙参麦冬汤、桑杏汤、桑白皮汤等方，以养阴清热为主，方中北沙参、麦冬、生地黄、白芍、玉竹性凉，擅养阴清热；桑叶、桑白皮、枇杷叶、浙贝母入肺经，清热泻肺、化痰平喘；桔梗、苦杏仁宣降结合，祛痰止咳；夏枯草、炒黄芩清肝泻热，防其热火上炎以致"木火刑金"；地骨皮、白茅根、生地黄能清血分之热，除肺热骨蒸；当归补血活血；甘草调和诸药且清热利咽；山药补脾肺肾，补肾滋肺以固本；冬虫夏草补肾益肺，止血化痰；阿胶、鹿角胶滋阴温肾，益精养血；蜂蜜润肺止咳。

【调理原则】润肺养阴，清热止咳。

【应用范围】肺阴虚型慢性支气管炎。

【膏方制作】将阿胶、鹿角胶打粉，冬虫夏草打细粉，蜂蜜加水炼嫩蜜，备用；余药加 8~10 倍量清水，浸泡 5h 后煎煮 2h，过滤取汁；药渣加入 5~6 倍量清水煎煮 1.5h，过滤取汁；药渣再加 3~4 倍量清水煎煮 1h，过滤取汁；将 3 次煎煮的滤液合并，加热浓缩至清膏；将冬虫夏草粉先用适量药汁搅拌成半流质状，放置 1h 左右，搅拌均匀后加入清膏中；调文火，加入炼蜜及阿胶粉、鹿角胶粉，搅拌均匀，保持加热 10min 左右，最后浓缩成膏，分装。

【用法用量】每次 15~20g，每日 2 次，上下午各 1 次，温水融化后服。

【制膏分析】本膏中冬虫夏草粉入膏前先用适量药汁润湿并搅拌成半流质状，放置 1h 左右，一可防止细粉结团，二是使膏体较为润滑；加入膏后保持微沸 15min 以上，保证粉剂中的细菌灭活，以防膏方发霉变质。冬虫夏草打粉入膏，可提高利用率，因此临床用量也可以相应减少些，以节约资源，减少患者经济支出。

蜂蜜加水，炼制成嫩蜜，除去其中的杂质，蒸发部分水分，破坏酵素，杀死微生物，增强黏合力。

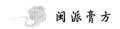

阿胶、鹿角胶没有单独烊化，是为了避免胶体粘在器具上造成浪费。可将阿胶粉、鹿角胶粉直接加入稠膏中，操作时注意加快搅拌，直至成膏；加热时间 10min 左右，以保证阿胶、鹿角胶充分烊化且收膏时间不会太长。

3. 肺肾阴虚型

【临床表现】干咳痰少，痰黏难咳起沫，或痰中带血，或声音嘶哑，口干咽燥，五心烦热，或有潮热盗汗，神疲乏力，耳鸣腰酸或短气息促，吸气不利，舌红少苔，脉细数。

【参考处方】生地黄 300g，熟地黄 300g，山萸肉 200g，诃子肉 150g，山药 300g，牡丹皮 100g，茯苓 250g，泽泻 100g，乌梅 100g，附片 100g，肉桂 50g，核桃仁 150g，补骨脂 100g，沉香 30g，百合 200g，玄参 200g，玉竹 200g，桑叶 150g，炙甘草 150g，鹿角胶 60g，阿胶 100g。

【加减参考】脾气虚乏力者，加生晒参 100g；兼外感者，加荆芥 100g、紫苏叶 150g；耳鸣腰酸者，加杜仲 100g、桑寄生 100g；五心烦热或有潮热盗汗者，加浮小麦 300g、银柴胡 100g。

【处方分析】本膏方内含参麦散、金匮肾气丸、百合固金汤等方，以补肺肾之阴为主，配合阿胶血肉有情之品养阴生精润燥；核桃仁、补骨脂补肾纳气；沉香温肾降气；鹿角胶温补肝肾、益精养血；诃子肉、乌梅酸收以敛肺气。全方以补为主，养阴中辅以附片、肉桂、沉香、补骨脂、鹿角胶等温肾阳之品，清之以牡丹皮、百合、玉竹之品，阴阳平衡，共奏滋补肺肾之效。

【调理原则】补肺益肾纳气。

【应用范围】肺肾阴虚型慢性支气管炎缓解期。

【膏方制作】将阿胶、鹿角胶打粉，沉香、肉桂打细粉过 100 目筛，粗粉另放备用。余药加 8~10 倍量清水，浸泡 5h 后煎煮 2h，过滤取汁；药渣加入 5~6 倍量清水煎煮 1.5h，过滤取汁；沉香、肉桂粗粉另煎 2 次，合并滤液，把沉香细粉、肉桂细粉润湿搅拌成半流质状，放置 1h 左右；滤渣并入二煎药渣中，加 3~4 倍量清水煎煮 1h，过滤取汁；将 3 次煎煮的滤液合并，加热浓缩至清膏；加入已润湿的沉香粉、肉桂粉，搅拌均匀；调文火，加阿胶粉、鹿角胶粉搅拌均匀，保持加热 10min 左右，最后浓缩成膏，分装。

【用法用量】每次 15~20g，每日 2 次，上下午各 1 次，温水融化后服。

【制膏分析】本膏中肉桂、沉香的有效成分主要为挥发油，不宜久煎，采取研粉、后入的方法可避开久煎和长时间浓缩导致的挥发性成分损失。沉香、肉桂打粉入膏，可提高利用率，因此临床用量也可以相应减少些，节约资源，减少患者经济支出。加肉桂、沉香的煎煮液润湿后放置 1h 左右，一可防止细粉结团，二是使膏体较为润滑。肉桂、沉香除了含挥发油以外还含有其他成分，因此粗粉另煎 2 次后，滤渣可并入其他药中继续提取。肉桂、沉香也可采用配方颗粒，因为配方颗粒已采用包合技术，可有效保护挥发性成分。

阿胶、鹿角胶没有单独烊化，是为了避免胶体粘在器具上造成浪费。将阿胶粉、鹿角胶粉直接加入稠膏中，操作时注意加快搅拌，直至成膏；加热时间 10min 左右，以保证阿胶、鹿角胶充分烊化且收膏时间不会太长。

4. 痰湿内聚型

【临床表现】咳嗽声浊，痰白而黏，胸脘满闷，大便溏薄，纳差腹胀，舌胖淡，边有齿痕，苔白腻，脉濡滑。

【参考处方】生晒参 100g，生、炙黄芪各 150g，茯苓 200g，桂枝 150g，白术 200g，法半夏 150g，陈皮 200g，泽泻 200g，紫苏子 200g，薏苡仁 300g，蜜紫菀 200g，竹茹 200g，浙贝母 150g，蜜款冬花 150g，肉桂 100g，黑木耳 200g，核桃仁 200g，五味子 150g，桔梗 120g，沉香 30g，炙甘草 150g，冰糖 400g。

【加减参考】情绪抑郁者，加柴胡 100g、香附 100g；因外伤所致者，可加桃仁 150g、红花 50g；痰白而多者，加炒苍术 150g、薤白 150g；痰色转黄者，加鱼腥草 200g、芦根 150g。

【处方分析】本膏方以六君子汤、苓桂术甘汤为主方，健脾温阳化痰，合薏苡仁、泽泻利湿泻浊；蜜紫菀、蜜款冬花、浙贝母宣肺化痰止咳；竹茹清化痰热；桔梗、紫苏子宣降结合，行气通降；辅以肉桂、黑木耳、核桃仁、五味子补肾纳气，通中有补，以防久病伤及脾肾之阳。

【调理原则】健脾化痰，益肺止咳。

【应用范围】痰湿内聚型支气管炎。

【膏方制作】将生晒参、沉香、肉桂打细粉，粗粉另放备用。黑木耳与核桃仁用纱布袋另装，与余药一起加 8~10 倍量清水，浸泡 5h 后煎煮 2h，过滤取汁；药渣加入 5~6 倍量清水煎煮 1.5h，过滤取汁；取出装有黑木耳与核桃仁的纱布袋，药渣加粗粉一起再加适量清水煎煮 1h，过滤取汁；将煮过的黑木耳与核桃仁放破壁机中，加适量药液破壁成浆，过滤，滤液与 3 次煎煮的滤液合并，加热浓缩至清膏；将生晒参、沉香、肉桂细粉用少量药液调成半流质状，放置 1h 左右，搅拌均匀后加入清膏中，调文火浓缩；冰糖加少量预留的药汁煮开溶化，过滤去除杂质，膏浓时加入，继续搅拌浓缩成膏，分装。

【用法用量】每次 15~20g，每日 2 次，上下午各 1 次，温水融化后服。

【制膏分析】本膏中肉桂、沉香的有效成分主要为挥发油，不宜久煎，采取研粉、后入的方法可避开久煎和长时间浓缩导致的挥发性成分损失。生晒参、沉香、肉桂打粉入膏，可提高利用率，因此临床用量也可以相应减少些，以节约资源，减轻患者经济开支。生晒参、肉桂、沉香细粉加药汁润湿后放置 1h 左右，一可防止细粉结团，二是使膏体较为润滑；药粉加入后加热 15min 左右，保证粉剂中的细菌灭活，以防膏

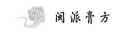

方发霉变质。肉桂、沉香也可采用配方颗粒，因为配方颗粒已采用包合技术，可有效保护挥发性有效成分。生晒参也可以另煎，药渣与其余药物共煎，药汁与其他药汁合并浓缩。

本膏为素膏，将煮过两遍的黑木耳与核桃仁破壁成浆入膏，达到以膏收膏的目的，同时可提高口感和风味。

 ## 二、支气管哮喘

中医将支气管哮喘归属"哮病""喘病""痰饮"范畴。病因痰伏于内，他病引动而触发，痰气相搏，壅于气道，肺失宣降所致。哮证分为发作期和缓解期，而发作期又有冷哮和热哮之分，缓解期则有肺虚、脾虚、肾虚之别。喘证有实喘与虚喘之分，实喘有风寒、肺热、痰浊之异，而虚喘则有肺虚、肾虚之不同。临床上喘证多为实中有虚、虚中有实、虚实相杂。故中医的治疗原则是：哮证发作时以祛邪为主，未发作时则以扶正为主；喘证则祛邪与扶正两相兼顾，并各有侧重。治疗以发作时治标，治标宜分辨寒、热，祛邪化痰，不建议用膏方。缓解期应扶正治本，阳气虚者应予温补，阴虚者则予滋养，分别采取补肺、健脾、益肾等法，以冀减轻、减少或控制其发作。本节只对缓解期治本，培补肺、脾、肾，助其正气进行相关膏方介绍。

1. 肺气亏虚型

【临床表现】面色㿠白，气短懒言，语声低微，倦怠乏力，自汗怕风，常易感冒，每因气候变化而诱发，发前打喷嚏，鼻塞流清涕，气短声低，或喉中常有轻度哮鸣音，咳痰清稀色白，面色㿠白，舌质淡苔薄白，脉细弱或虚大。

【参考处方】防风120g，黄芪300g，炒白术150g，山药150g，山萸肉150g，枸杞子150g，太子参150g，北沙参150g，百合150g，麦冬150g，玉竹150g，银耳150g，生姜50g，大枣120g，藕片150g，枇杷叶150g，阿胶250g，生晒参100g，冬虫夏草30g，核桃仁150g，蜂蜜200g。

【加减参考】若伴咳呛、痰少、质黏，烦热口干，面色潮红，舌红苔剥，脉细数，为气阴两虚，可用生脉散加北沙参150g、玉竹150g、百合150g等益气养阴；若痰黏难出，加川贝母150g、瓜蒌150g润肺化痰。

【处方分析】本膏方以玉屏风散为基础方，针对肺气虚弱症状，起到益气、固表、止汗的功效。肾气不固、肾不纳气引起的气喘，以山药、山萸肉、枸杞子、冬虫夏草、核桃仁补肾纳气平喘；肺气虚弱证支气管哮喘日久必伤肺阴，予北沙参、生晒参、百合、麦冬、玉竹、银耳益气滋阴润肺；怕冷畏风，加姜、枣调和营卫；阿胶、蜂蜜补气养血。

【调理原则】补肺固卫。

【应用范围】肺气亏虚型支气管哮喘。

【膏方制作】将冬虫夏草、生晒参打细粉，阿胶打粉，蜂蜜炼嫩蜜，过滤，备用。银耳与核桃仁用纱布袋另装，与余药一起加 8~10 倍量清水，浸泡 5h 后煎煮 2h，过滤取汁；药渣加入 5~6 倍量清水煎煮 1.5h，过滤取汁；取出装有银耳与核桃仁的纱布袋，药渣再加适量清水煎煮 1h，过滤取汁；将煮过的银耳与核桃仁放破壁机中，加适量药液破壁成浆，过滤，滤液与 3 次煎煮的滤液合并，加热浓缩至清膏；将冬虫夏草、生晒参粉先用适量药汁搅拌成半流质状，放置 1h 左右，搅拌均匀后加入清膏中，调文火浓缩；加入炼蜜、阿胶粉搅拌均匀，保持加热 10min 左右，最后浓缩成膏，分装。

【用法用量】每次 15~20g，每日 2 次，上下午各 1 次，温水融化后服。

【制膏分析】本膏将煮过两遍的银耳与核桃仁破壁成浆入膏，达到以膏收膏的目的，同时可提高口感和风味。

冬虫夏草粉、生晒参粉加入清膏前应加药汁润湿后放置 1h 左右，一可防止细粉结团，二是使膏体较为润滑；药粉加入后要加热 15min 以上，以保证粉剂中的细菌灭活，以防膏方发霉变质。

蜂蜜加水，炼制成嫩蜜，除去其中的杂质，蒸发部分水分，破坏酵素，杀死微生物，增强黏合力。

阿胶没有单独烊化，是为了避免胶体粘在器具上造成浪费。将阿胶粉直接加入稠膏中，操作时注意加快搅拌，直至成膏；加热时间 10min 左右，以保证阿胶充分烊化且收膏时间不会太长。

2. 脾气虚弱型

【临床表现】面色欠华，咳嗽痰多，食少脘痞，大便不实，肌肉消瘦，倦怠乏力，舌淡苔白，脉缓无力。

【参考处方】生晒参 100g，白术 120g，茯苓 129g，甘草 45g，清半夏 90g，陈皮 90g，生姜 50g，细辛 30g，紫苏子 60g，白芥子 60g，炒玉竹 100g，桑白皮 120g，蜜款冬花 90g，竹茹 150g，白果 100g，枳实 150g，制远志 150g，葶苈子 150g，川贝母 50g，大枣 120g，龟甲胶 100g，蜂蜜 100g。

【加减参考】形寒肢冷便溏者，可加干姜 30g、桂枝 60g 以温脾化饮，甚者加附片 50g 以振奋脾阳；脾肺两虚者，可与玉屏风散配合应用。

【处方分析】本膏方以六君子汤为基础方加减，取用六君子汤健脾燥湿之效，再佐以细辛、白芥子温化痰湿；白果、制远志燥湿化痰；紫苏子、桑白皮、蜜款冬花、葶苈子降气平喘；竹茹、川贝母清肺平喘；枳实化痰除痞；玉竹、龟甲胶滋阴润燥；大枣健脾养胃。全方共奏益气健脾、化痰平喘之功。

【调理原则】益气健脾，化痰止喘。

【应用范围】脾气虚弱型支气管哮喘。

【膏方制作】将生晒参、川贝母打细粉，龟甲胶打粉，蜂蜜炼嫩蜜，过滤，备用。

余药加8~10倍量清水,浸泡5h后煎煮2h,过滤取汁;药渣加入5~6倍量清水煎煮1.5h,过滤取汁;药渣加适量清水煎煮1h,过滤取汁;将3次煎煮的滤液合并,加热浓缩至清膏;将生晒参、川贝母细粉先用适量药汁搅拌成半流质状,放置1h左右,搅拌均匀后加入清膏中,调文火浓缩;加入炼蜜、阿胶粉,搅拌均匀,保持加热10min左右,最后浓缩成膏,分装。

【用法用量】每次15~20g,每日2次,上下午各1次,温水融化后服。

【制膏分析】本膏中生晒参、川贝母细粉加入清膏前应加药汁润湿后放置1h左右,一可防止细粉结团,二可使膏体较为润滑;药粉加入后要加热15min以上,保证粉剂中的细菌灭活,以防膏方发霉变质。

蜂蜜加水,炼制成嫩蜜,除去其中的杂质,蒸发部分水分,破坏酵素,杀死微生物,增强黏合力。

龟甲胶没有单独烊化,是为了避免胶体粘在器具上造成浪费。将龟甲胶粉直接加入稠膏中,操作时注意加快搅拌,直至成膏;加热时间10min左右,以保证龟甲胶充分烊化且收膏时间不会太长。

3. 肾虚不纳型

【临床表现】面色㿠白,形寒怯冷,四肢不温,腰膝酸软,动则心悸气短,大便溏,或夜间遗尿,小便澄清,舌淡苔薄白,脉沉细无力。

【参考处方】熟地黄300g,山药300g,山萸肉150g,茯苓150g,牡丹皮150g,泽泻150g,桂枝50g,附片100g,牛膝100g,盐车前子150g,枸杞子100g,淫羊藿100g,补骨脂150g,炙黄芪150g,白术150g,蜜款冬花150g,蜜紫菀150g,沉香30g,炙甘草60g,紫河车1具,鹿角胶150g,蜂蜜100g。

【加减参考】肾虚不能纳气者,加核桃仁50g、冬虫夏草30g、紫石英150g等补肾纳气之品;喘甚时,予人参蛤蚧散;有痰者,酌加紫苏子150g、法半夏100g、橘红150g、川贝母50g等化痰止咳。

【处方分析】本膏方以金匮肾气方为基础方加减,补肾中之阳气,再佐以牛膝引火下行、温煦四肢;车前子渗湿利尿;枸杞子、补骨脂、紫河车、鹿角胶、黄芪、白术、淫羊藿、炙甘草补肾健脾;蜜款冬花、蜜紫菀化痰止咳、降气平喘;沉香纳气平喘,共奏补肾固本、纳气平喘之功。

【调理原则】补肾固本,纳气平喘。

【应用范围】肾虚不纳型支气管哮喘。

【膏方制作】将沉香、紫河车打细粉,鹿角胶打粉,蜂蜜炼嫩蜜,过滤,备用。余药加8~10倍量清水,浸泡5h后煎煮2h,过滤取汁;药渣加入5~6倍量清水煎煮1.5h,过滤取汁;药渣再加3~4倍量清水煎煮1h,过滤取汁;3次煎煮的滤液合并,加热浓缩至清膏;将沉香、紫河车细粉先用适量药汁搅拌成半流质状,放置1h左右,搅拌均匀后加入清膏中，调文火浓缩；加入炼蜜、鹿角胶粉，搅拌均匀，保持加热 10min 左右，最后浓缩成膏，分装。

【用法用量】每次 15~20g，每日 2 次，上下午各 1 次，温水融化后服。

【制膏分析】本膏中沉香是贵细药材，挥发油为主要有效成分之一，不宜久煎，采取研粉、后入的方法可避开久煎和长时间浓缩导致的挥发性成分损失。沉香也可采用配方颗粒，因为配方颗粒已采用包合技术，可以有效地保护挥发性成分。

沉香、紫河车细粉加入前宜用预留的药汁润湿后放置 1h 左右，一可防止细粉结团，二可使膏体较为润滑；药粉加入后加热 15min 左右，保证粉剂中的细菌灭活，以防膏方发霉变质。

沉香、紫河车打粉入膏，可提高利用率，因此临床用量也可以相应减少些，节约资源，减轻患者经济开支。紫河车也可采取另煎入药，使膏体更细腻，口感更好，可征求患者意见后选择打粉或另煎。

蜂蜜加水炼制成嫩蜜，除去其中的杂质，蒸发部分水分，破坏酵素，杀死微生物，增强黏合力。

鹿角胶没有单独烊化，是为了避免胶体粘在器具上造成浪费。将鹿角胶粉直接加入稠膏中，操作时注意加快搅拌，直至成膏；加热时间 10min 左右，以保证鹿角胶充分烊化且收膏时间不会太长。

三、肺结核

中医将肺结核称之为"肺痨"，是由于痨虫侵袭肺脏，具有传染性的慢性虚弱疾患，以咳嗽、咯血、潮热、盗汗及身体逐渐消瘦为特征，腐蚀肺叶，肺脏受损，肺阴被耗，失其滋润，导致肺阴不足。阴虚火旺，气阴两虚。本病当辨病变脏器及病理性质，其病变脏器主要在肺，以肺阴虚为主，久则损及脾肾两脏，肺损及脾，以气阴两伤为主，肺肾两伤，元阴受损，则表现阴虚火旺之象，甚则气虚而致阳虚，表现阴阳两虚之候。膏滋方治疗以扶正抗痨、补肺养阴为原则，抓住"主乎阴虚"的病例特点，根据临床表现的不同，分别辨肺、脾、肾三脏的见症，掌握阴虚、气虚的主次进行处理。根据体质强弱分别主次，尤需要重视补虚培元、增强正气，以提高抗病能力，对改善症状、控制感染有一定疗效。

1. 肺阴不足型

【临床表现】干咳，咳声短促，或咳少量黏痰，或痰中带血丝或血点，血色鲜红，胸部隐隐闷痛，午后手足心热，皮肤干灼，口干咽燥，或有轻微盗汗，舌尖红，苔薄，脉细或细数。

【参考处方】北沙参 150g，天、麦冬各 150g，生、熟地黄各 300g，玉竹 100g，

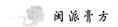

蜜百部 150g，石斛 150g，百合 300g，茯苓 150g，山药 300，川贝母 50g，三七 30g，桑叶 100g，菊花 100g，白茅根 100g，仙鹤草 300g，地骨皮 100g，青蒿 100g，炙甘草 50g，阿胶 200g。

【加减参考】低热、潮热骨蒸，酌加银柴胡、白薇等以清虚热；盗汗严重者，加糯稻根须、浮小麦等以敛汗。

【处方分析】本膏方具有补虚抗痨、滋阴镇咳、化痰止血之功。方中北沙参、麦冬、天冬、生地黄、熟地黄、玉竹滋阴润肺；百部、川贝母润肺止嗽，兼能杀虫；桑叶、菊花清肺止咳；阿胶、三七止血和营；茯苓、山药健脾补气，以资生化之源；百合润肺化痰止咳；仙鹤草、白茅根和络止血；地骨皮、青蒿清虚热。

【调理原则】滋阴润肺，杀虫止咳。

【应用范围】肺阴不足型肺结核。

【膏方制作】将川贝母、三七打细粉，阿胶打粉，青蒿另放备用。余药加 8~10 倍量清水，浸泡 5h 后煎煮 2h，过滤取汁；药渣加入 5~6 倍量清水煎煮 1.5h，过滤取汁；青蒿文火煎煮 2 次，取滤液将川贝母粉、三七粉润湿搅拌成半流质状，放置 1h 左右。药渣加 3~4 倍量清水煎煮 1h，过滤取汁；将 3 次煎煮的滤液合并，加热浓缩至清膏；调文火，加入润湿的川贝母粉、三七粉，搅拌均匀；调文火，加入阿胶粉搅拌均匀，保持加热 10min 左右，最后浓缩成膏，分装。

【用法用量】每次 15~20g，每日 2 次，上下午各 1 次，温水融化后服。

【制膏分析】本膏中三七的作用是止血，宜用生品，加热时间不宜太长，以防影响疗效，一般控制在 10min 左右，以保证细菌灭活。川贝母粉、三七粉加入清膏前先用适量药汁湿润调成半流质状，并放置 1h 左右，一可防止细粉结团，二可使膏体较为润滑。

青蒿文火另煎以避免浓缩加热时间太长，破坏有效成分，影响疗效。

阿胶没有单独烊化，是为了避免胶体粘在器具上造成浪费。将阿胶粉直接加入稠膏中，操作时注意加快搅拌，直至成膏；加热时间 10min 左右，以保证阿胶充分烊化且收膏时间不会太长。

煎煮过程中注意检查石斛是否煎煮透。若是鲜品，建议加适量药液破壁成浆，过滤，滤渣并入他药煎煮，滤液直接合并到药液中浓缩。

2. 阴虚火旺型

【临床表现】呛咳气急，痰少质黏，或吐稠黄痰，量多，时时咯血，血色鲜红，午后潮热，骨蒸，五心烦热，颧红，盗汗量多，口渴，心烦，失眠，性情急躁易怒，或胸胁掣痛，男子可见遗精，女子月经不调，形体日渐消瘦，舌红而干，苔薄黄或剥，脉细数。

【参考处方】麦冬 150g，百合 300g，冬虫夏草 30g，蜜百部 150g，白及 100g，生、熟地黄各 300g，玄参 150g，黄芩 100g，知母 100g，地骨皮 100g，银柴胡 100g，当归 100g，白芍 150g，牡丹皮 100g，桑白皮 100g，鱼腥草 300g，桔梗 90g，苦杏仁 60g，五味子 90g，炙甘草 40g，龟甲胶 50g，鳖甲胶 50g，阿胶 100g，蜂蜜 100g。

【加减参考】骨蒸劳热日久不退者，可加用清骨散或秦艽鳖甲散；火旺较甚、热势明显升高，酌加胡黄连、黄芩、黄柏等苦寒泻火坚阴；痰热蕴肺、咳嗽痰黄稠浊者，酌加桑白皮、知母、金荞麦根、鱼腥草等清化痰热；咯血较著者，可加黑山栀、紫珠草、大黄炭、地榆炭等凉血止血；血出紫暗成块、伴胸胁掣痛者，可酌加三七、茜草炭、花蕊石、蒲黄、郁金等化瘀和络止血；盗汗甚者，可选加乌梅、煅牡蛎、麻黄根、浮小麦等敛营止汗；声音嘶哑或失音者，可加诃子、木蝴蝶、凤凰衣、核桃仁等润肺肾而通声音。

【处方分析】本膏方用百合、麦冬、玄参、生地黄、熟地黄滋阴润肺生津；当归、白芍柔润养血；桔梗、甘草清热止咳；鳖甲胶、知母滋阴清热；百部、白及补肺止血、抗痨杀虫；龟甲胶、阿胶、五味子、冬虫夏草滋养肺肾之阴，培其本元。

【调理原则】滋阴降火。

【应用范围】阴虚火旺型肺结核。

【膏方制作】将冬虫夏草打细粉，龟甲胶、鳖甲胶、阿胶打粉，蜂蜜炼成嫩蜜，备用。余药加 8~10 倍量清水，浸泡 5h 后煎煮 2h，过滤取汁；药渣加入 5~6 倍量清水煎煮 1.5h，过滤取汁；药渣再加 3~4 倍量清水煎煮 1h，过滤取汁；3 次煎煮的滤液合并，加热浓缩至清膏；将冬虫夏草细粉先用适量药汁搅拌成半流质状，放置 1h 左右，搅拌均匀后加入清膏中，调文火浓缩；加入炼蜜、龟甲胶、鳖甲胶、阿胶粉，搅拌均匀，保持加热 10min 左右，最后浓缩成膏，分装。

【用法用量】每次 15~20g，每日 2 次，上下午各 1 次，温水融化后服。

【制膏分析】本膏中冬虫夏草粉加入清膏前应加适量药汁润湿后放置 1h 左右，一可防止细粉结团，二是使膏体较为润滑；药粉加入后要加热 15min 以上，保证粉剂中的细菌灭活，以防膏方发霉变质。

蜂蜜加水，炼制成嫩蜜，除去其中的杂质，蒸发部分水分，破坏酵素，杀死微生物，增强黏合力。

龟甲胶、鳖甲胶、阿胶没有单独烊化，是为了避免胶体粘在器具上造成浪费。将龟甲胶粉、鳖甲胶粉、阿胶粉直接加入稠膏中，操作时注意加快搅拌，直至成膏；加热时间 10min 左右，以保证胶体充分烊化且收膏时间不会太长。

3. 气阴耗伤型

【临床表现】咳嗽无力，气短声低，咳痰清稀色白，偶或痰中夹血，或咯血，血色淡红，午后潮热，伴有畏风，怕冷，自汗与盗汗并见，面色㿠白，颧红，纳少神疲，便溏，舌质嫩红或舌淡有齿印、苔薄，脉细弱而数。

【参考处方】西洋参 100g，炙黄芪 150g，党参 150g，白术 100g，茯苓 100g，山药 300g，厚朴 150g，陈皮 100g，白及 100g，蜜紫菀 150g，蜜款冬花 150g，紫苏子 100g，清半夏 100g，白扁豆 150g，薏苡仁 300g，莲子 150g，麦芽 150g，百部 200g，冬虫夏草 30g，苦杏仁 100g，当归 100g，白芍 150g，银柴胡 100g，地骨皮 100g，知母 100g，柴胡 100g，炙甘草 60g，阿胶 100g。

【加减参考】若纳少腹胀、大便溏薄等脾虚症状明显者，酌加白扁豆、薏苡仁、莲子、山药等甘淡健脾；必要时可佐陈皮、麦芽等以助脾运；咳嗽痰稀者，可加紫菀、款冬花、紫苏子温润止嗽；夹有湿痰症状者，可加法半夏、陈皮以燥湿化痰；咯血量多者，可酌加花蕊石、蒲黄、仙鹤草、三七，配合补气药以止血摄血。

【处方分析】本膏方中西洋参、党参、黄芪、山药、莲子肉、甘草补肺益脾；茯苓、白术、白扁豆、薏苡仁健脾祛湿，共达培土生金；当归、白芍育阴养营、填补精血；地骨皮、知母、柴胡以滋阴清热；厚朴、陈皮、麦芽理气运脾；白及、百部补肺杀虫；咳嗽痰稀加蜜紫菀、蜜款冬花、紫苏子温润止嗽；清半夏、陈皮以燥湿化痰。全方共奏益气健脾、滋阴清热之功。

【调理原则】益气养阴。

【应用范围】气阴耗伤型肺结核。

【膏方制作】将西洋参、冬虫夏草打细粉，阿胶打粉，备用。余药加 8~10 倍量清水，浸泡 5h 后煎煮 2h，过滤取汁；药渣加入 5~6 倍量清水煎煮 1.5h，过滤取汁；药渣再加 3~4 倍量清水煎煮 1h，过滤取汁；3 次煎煮的滤液合并，加热浓缩至清膏；将冬虫夏草、西洋参细粉先用适量药汁搅拌成半流质状，放置 1h 左右，搅拌均匀后加入清膏中，调文火浓缩；加入阿胶粉，搅拌均匀，保持加热 10min 左右，最后浓缩成膏，分装。

【用法用量】每次 15~20g，每日 2 次，上下午各 1 次，温水融化后服。

【制膏分析】本膏中西洋参粉、冬虫夏草粉加入清膏前应加适量药汁润湿后放置 1h 左右，一可防止细粉结团，二是使膏体较为润滑；药粉加入后要加热 15min 以上，保证粉剂中的细菌灭活，以防膏方发霉变质。

阿胶没有单独烊化，是为了避免胶体粘在器具上造成浪费。将阿胶粉直接加入稠膏中，操作时注意加快搅拌，直至成膏；加热时间 10min 左右，以保证阿胶充分烊化且收膏时间不会太长。

4. 阴阳两虚型

【临床表现】咳逆喘息少气，咳痰色白，或夹血丝，血色暗淡，潮热，自汗，盗汗，声嘶或失音，面浮肢肿，心慌，唇紫，肢冷，形寒，或见五更泄泻，口舌生糜，大肉尽脱，男子滑精、阳痿，女子经少、经闭，舌质淡或光嫩少津，脉微细而数，或虚大无力。

【参考处方】生晒参 150g，黄芪 150g，白术 100g，山药 300g，茯苓 150g，白芍 150g，枸杞子 200g，酸枣仁 150g，远志 200g，核桃仁 150g，冬虫夏草 30g，蛤蚧 50g，五味子 100g，白术 100g，生姜 30g，泽兰 100g，附片 100g，泽泻 300g，猪苓 180g，红花 50g，北五加皮 100g，补骨脂 100g，紫河车 150g，阿胶 100g，龟甲胶 50g，鹿角胶 50g。

【加减参考】五更泄泻严重者，酌加煨肉豆蔻、山萸肉。

【处方分析】全方肺脾肾兼顾，阴阳双补。方中生晒参、黄芪、白术、山药、茯苓以补肺脾之气；白芍、枸杞子、龟甲胶、阿胶培补阴精以滋养阴血；鹿角胶、紫河车助真阳而填精髓；酸枣仁、远志敛阴止汗、宁心止悸；冬虫夏草、蛤蚧、五味子等摄纳肾气以定喘；猪苓、泽兰、红花、北五加皮温阳化瘀行水；补骨脂补火暖土。

【调理原则】滋阴补阳。

【应用范围】阴阳两虚型肺结核。

【膏方制作】将紫河车、冬虫夏草打细粉，龟甲胶、鹿角胶、阿胶打粉备用。余药加 8~10 倍量清水，浸泡 5h 后煎煮 2h，过滤取汁；药渣加入 5~6 倍量清水煎煮 1.5h，过滤取汁；药渣再加 3~4 倍量清水煎煮 1h，过滤取汁；3 次煎煮的滤液合并，加热浓缩至清膏；将冬虫夏草、紫河车细粉先用适量药汁搅拌成半流质状，放置 1h 左右，搅拌均匀后加入清膏中，调文火浓缩；加入龟甲胶、鹿角胶、阿胶粉，搅拌均匀，保持加热 10min 左右，最后浓缩成膏，分装。

【用法用量】每次 15~20g，每日 2 次，上下午各 1 次，温水融化后服。

【制膏分析】本膏中紫河车粉、冬虫夏草粉加入清膏前应加适量药汁润湿后放置 1h 左右，一可防止细粉结团，二是使膏体较为润滑；药粉加入后要加热 15min 以上，保证粉剂中的细菌灭活，以防膏方发霉变质。紫河车也可采取另煎入药，使膏体更细腻，口感更好，可征求患者意见后选择打粉或另煎。

龟甲胶、鹿角胶、阿胶没有单独烊化，是为了避免胶体粘在器具上造成浪费。将龟甲胶粉、鹿角胶粉、阿胶粉直接加入稠膏中，操作时注意加快搅拌，直至成膏；加热时间 10min 左右，以保证胶体充分烊化且收膏时间不会太长。

四、慢性鼻炎

慢性鼻炎属中医学"鼻鼽""鼽嚏""鼻窒"范畴。鼽即鼻出清涕，嚏乃鼻中因痒而气喷作声，窒是以鼻塞时轻时重，或双侧鼻窍交替堵塞。《灵枢·脉度》云："肺气通于鼻，肺和则鼻能知香臭矣。"肺开窍于鼻，鼻病责之于肺。当肺气不足、清肃功能失常时，无力祛除邪气，淫邪日久化火、灼津，诱发痰浊阻塞鼻窍，反复发作，经久不愈，使肺气愈虚，邪恋缠绵不去，脏腑功能失调，日久变症百出，渐成难治痼疾。

肺主气，若肺气虚则易感受外邪，肺气无法宣肃，则肺气郁闭，即出现鼻塞等；肺主通调水道，为水之上源，肺气失宣，则水液代谢失常，故鼻流清涕等；肺之病变还表现在气血运行上，亦可出现气滞血瘀等表现，肺之病变，关乎五脏，关乎全身气血阴阳。通过临床调查，我们把慢性鼻炎分成以下几类，并通过调节五脏功能，达到鼻通肺肃之功效。

1. 肺脾气虚型

【临床表现】交替性鼻塞，流清涕，食欲不佳，体倦乏力，舌质淡、苔白或稍厚，脉缓弱。

【参考处方】生晒参150g，黄芪300g，茯苓250g，怀山药150g，薏苡仁150g，党参150g，苍术100g，白术100g，防风90g，升麻90g，川芎90g，炒白扁豆90g，莲子90g，石菖蒲90g，苍耳子90g，藿香90g，陈皮60g，砂仁45g，桔梗45g，炙甘草45g，鳖甲胶90g，阿胶100g，鹿角胶90g。

【加减参考】易于感冒者，可常服玉屏风散，增强固表卫外功能，以防鼻炎发作。

【处方分析】本膏方中生晒参、黄芪、防风、升麻、党参、苍术、白术、茯苓、薏苡仁、莲子、陈皮、川芎、炒白扁豆、砂仁、山药健脾补肺、益气固表；石菖蒲、苍耳子、藿香宣通鼻窍。诸药合用，共成健脾补肺益气、宣通鼻窍之剂。

【调理原则】补肺健脾，开肺通窍。

【应用范围】脾气虚型慢性鼻炎。

【膏方制作】将生晒参打成细粉；鳖甲胶、阿胶、鹿角胶打粉；砂仁打粉过100目筛，粗粉另放，备用。余药加8~10倍量清水，浸泡5h后煎煮2h，过滤取汁；药渣加入5~6倍量清水煎煮1.5h，过滤取汁；砂仁粗粉另煎（煮沸约10min），取滤液将生晒参、砂仁细粉搅拌成半流质状，放置1h左右；砂仁滤渣加入到二煎药渣中，再加3~4倍量清水煎煮1h，过滤取汁；3次煎煮的滤液合并，加热浓缩至清膏；调文火，加入经润湿的生晒参、砂仁糊，搅拌均匀；加入龟甲胶、鹿角胶、阿胶粉，搅拌均匀，保持加热10min左右，最后浓缩成膏，分装。

【用法用量】每次15~20g，每日2次，上下午各1次，温水融化后服。

【制膏分析】本膏中生晒参粉、砂仁粉入膏前先用适量药汁润湿并搅拌成半流质状，放置1h左右，一可防止细粉结团，二是使膏体较为润滑；加入膏后保持微沸15min左右，保证粉剂中的细菌灭活，以防膏方发霉变质。生晒参也可以另煎，药渣与其余药物共煎，药汁与其他药汁合并浓缩。

砂仁的有效成分主要为挥发油，不宜久煎，采取研粉、后入的方法可避开久煎和长时间浓缩导致的挥发性成分损失。砂仁打粉入膏，可提高利用率，因此临床用量也可以相应减少些，以节约资源，减少患者经济开支。砂仁除了含挥发油以外还含有其他成分，因此粗粉另煎2次后，滤渣可并入其他药中继续提取。砂仁也可采用配方颗粒，因为配方颗粒已采用包合技术，可有效保护挥发性有效成分。

龟甲胶、鹿角胶、阿胶没有单独烊化，是为了避免阿胶粘在器具上造成浪费。将龟甲胶粉、鹿角胶粉、阿胶粉直接加入稠膏中，操作时注意加快搅拌，直至成膏；加热时间 10min 左右，以保证胶体充分烊化且收膏时间不会太长。

2. 肺气虚寒型

【临床表现】鼻塞，鼻涕色清白，量多，不闻香臭，遇风寒则鼻塞加重，气短，自汗，面色苍白，舌淡，舌薄白，脉虚无力。

【参考处方】生晒参 100g，黄芪 300g，党参 120g，五味子 90g，荆芥 90g，细辛 30g，苍耳子 90g，辛夷 90g，白芷 90g，陈皮 60g，姜半夏 90g，干姜 100g，甘草 30g，桔梗 45g，白术 90g，防风 90g，鳖甲胶、鹿角胶各 90g。

【加减参考】食少便溏、腹中气坠，为肺脾同病，可酌加补中益气汤配合治疗；若伴咳呛痰少质黏、烦热口干、面色潮红、舌红苔剥、脉细数，为气阴两虚，可用生脉散加北沙参、玉竹、百合等益气养阴；若痰黏难出，加川贝母、瓜蒌润肺化痰；若寒痰内盛，加钟乳石、紫苏子、款冬花温肺化痰定喘。

【处方分析】方中生晒参、黄芪、党参、白术、桔梗温肺解表；防风助黄芪益气固表；五味子敛肺止涕；荆芥、细辛、苍耳子、辛夷、白芷解表散寒、宣通鼻窍。

【调理原则】补肺益气，祛风散寒。

【应用范围】肺气虚寒型慢性鼻炎。

【膏方制作】将生晒参打成细粉，鳖甲胶、鹿角胶打粉，备用。余药加 8~10 倍量清水，浸泡 5h 后煎煮 2h，过滤取汁；药渣加入 5~6 倍量清水煎煮 1.5h，过滤取汁；药渣再加 3~4 倍量清水煎煮 1h，过滤取汁；3 次煎煮的滤液合并，加热浓缩至清膏；将生晒参粉先用适量药汁搅拌成半流质状，放置 1h 左右，搅拌均匀后加入清膏中，调文火浓缩；加入龟甲胶、鹿角胶粉搅拌均匀，保持加热 10min 左右，最后浓缩成膏，分装。

【用法用量】每次 15~20g，每日 2 次，上下午各 1 次，温水融化后服。

【制膏分析】本膏中生晒参细粉加入清膏前应加加药汁润湿后放置 1h 左右，一可防止细粉结团，二是使膏体较为润滑；药粉加入后要加热 15min 以上，保证粉剂中的细菌灭活，以防膏方发霉变质。

龟甲胶、鹿角胶没有单独烊化，是为了避免胶体粘在器具上造成浪费。将龟甲胶粉、鹿角胶粉直接加入稠膏中，操作时注意加快搅拌，直至成膏；加热时间 10min 左右，以保证胶体充分烊化且收膏时间不会太长。

3. 气滞血瘀型

【临床表现】持续性鼻塞，涕多黄稠或白黏，嗅觉迟钝，语音不畅，耳鸣不聪，

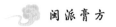

舌质红或有瘀点，脉弦细。

【参考处方】金银花 90g，蒲公英 90g，当归 120g，白术 90g，赤、白芍各 90g，红花 60g，白芷 90g，桔梗 60g，茯苓 120g，泽泻 90g，黄芩 90g，辛夷 90g，菊花 90g，川芎 90g，地龙 90g，牡蛎 300g，苍耳子 90g，甘草 30g，鹿角胶 60g。

【加减参考】若瘀血症状较为严重者，可加桃仁、三七等药物。

【处方分析】本膏方以当归芍药汤为底，调和气血、行滞化瘀。酌加白芍养血敛阴；当归养血和血活血；川芎活血行气；辅以白术、茯苓健运脾气，使气血生化有源，气血盛则易流通，不生壅滞；再予赤芍、红花活血化瘀；白芷、辛夷宣通鼻窍；金银花、蒲公英、菊花疏风清热解毒；鹿角胶益精养血。

【调理原则】化瘀通窍，调活气血。

【应用范围】气滞血瘀型慢性鼻炎。

【膏方制作】将鹿角胶打粉，备用。牡蛎用布包后与其余药一起加 8~10 倍总量清水，浸泡 5h 后煎煮 2h，过滤取汁；药渣加入 5~6 倍量清水煎煮 1.5h，过滤取汁；药渣再加 3~4 倍量清水煎煮 1h，过滤取汁；3 次煎煮的滤液合并，加热浓缩至清膏；调文火，加入鹿角胶粉搅拌均匀，保持加热 10min 左右，最后浓缩成膏，分装。

【用法用量】每次 15~20g，每日 2 次，上下午各 1 次，温水融化后服。

【制膏分析】本膏中牡蛎需另包先煎，避免粉末沉底焦锅。鹿角胶没有单独烊化，是为了避免胶体粘在器具上造成浪费。将鹿角胶粉直接加入稠膏中，操作时注意加快搅拌，直至成膏；加热时间 10min 左右，以保证胶体充分烊化且收膏时间不会太长。此方收膏量较少，可适当调整服用剂量。

4. 髓海不足型

【临床表现】鼻塞，鼻涕脓黏，涓涓不止，眩晕，耳鸣，健忘，腰膝酸软，舌淡胖，脉沉细。

【参考处方】党参 120g，生晒参 100g，核桃仁 200g，黑芝麻 150g，白芷 150g，熟地黄 150g，山萸肉 100g，枸杞子 150g，杜仲 300g，肉苁蓉 100g，菟丝子 100g，五味子 100g，辛夷 60g，苍耳子 100g，麦冬 100g，制黄精 100g，鸡内金 100g，茯苓 200g，白术 150g，甘草 100g，大枣 500g，阿胶 100g。

【加减参考】若填补脑髓之力尚嫌不足，可选加鹿角胶、龟甲胶、紫河车等血肉有情之品，以填精补髓。

【处方分析】本膏方中党参、生晒参健脾生津；核桃仁、黑芝麻、山萸肉、熟地黄、杜仲、枸杞子、肉苁蓉、菟丝子补肾填精；麦冬、五味子、黄精、阿胶滋阴生精；鸡内金、白术、甘草、大枣益气健脾；茯苓健脾化湿；白芷、辛夷、苍耳子宣通鼻窍，以缓解髓海不足证型的临床症状。

【调理原则】补肾填精。

【应用范围】髓海不足型慢性鼻炎。

【膏方制作】将生晒参打细粉，阿胶打粉，备用。核桃仁、黑芝麻炒香用纱布袋另包，与余药一起加 8~10 倍总量清水，浸泡 5h 后煎煮 2h，过滤取汁；药渣加入 5~6 倍量清水煎煮 1.5h，过滤取汁；取出核桃仁、黑芝麻加适量药汁，破壁成浆过滤，滤渣另包并入其他药渣再加 3~4 倍量清水煎煮 1h，过滤取汁；3 次煎煮的药汁与核桃仁、黑芝麻滤液合并，加热浓缩至清膏；将生晒参粉先用适量药汁搅拌成半流质状，放置 1h 左右，搅拌均匀后加入清膏中，调文火浓缩；加入阿胶粉搅拌均匀，保持加热 10min 左右，最后浓缩成膏，分装。

【用法用量】每次 15~20g，每日 2 次，上下午各 1 次，温水融化后服。

【制膏分析】本膏中生晒参粉、砂仁粉入膏前先用适量药汁润湿并搅拌成半流质状，放置 1h 左右，一可防止细粉结团，二是使膏体较为润滑；加入膏后保持微沸 15min 左右，保证粉剂中的细菌灭活，以防膏方发霉变质。生晒参也可以另煎，药渣与其余药物共煎，药汁与其他药汁合并浓缩。

本膏对核桃仁、黑芝麻炒香煎煮破壁，取滤液入膏，可提高膏的口感，核桃仁、黑芝麻的滤渣宜另包加入他药同煎，避免滤渣沉底焦锅。

阿胶没有单独烊化，是为了避免胶体粘在器具上造成浪费。将阿胶粉直接加入稠膏中，操作时注意加快搅拌，直至成膏；加热时间 10min 左右，以保证胶体充分烊化且收膏时间不会太长。

本膏也适合做成块状膏，建议做法如下：将生晒参打细粉，阿胶打粉备用；核桃仁、黑芝麻炒香；大枣去核剪成粒状，与山萸肉、枸杞子密闭蒸 15min，晾干，余药煎煮浓缩至清膏，调文火，加入润湿的生晒参细粉搅拌均匀；再加入阿胶粉搅拌均匀；最后加入核桃仁、黑芝麻、大枣、山萸肉、枸杞子，搅拌均匀，起锅倒在方型盆中，冷却，计算平均服用量，切块。

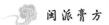

第二节　消化系统疾病膏方

消化系统的常见疾病有慢性胃炎、胃食管反流病、消化性溃疡、功能性消化不良、肠易激综合征、急性胃肠炎等。

中医学认为，脾胃在中焦，为后天之本，气血生化之源，五脏六腑、四肢百骸皆赖以所养。脾胃的生理主要表现为：脾主运化，主升清，主统血，主肌肉，主四肢；胃主受纳、腐熟水谷，主通降。脾为太阴湿土之脏，喜温燥而恶寒湿，得阳气温煦则运化健旺；胃为多气多血之腑，有喜润恶燥之特性，既需阳气蒸化，亦需津液濡润，以助腐熟水谷、通降胃气。脾胃互为表里，一纳一化，一升一降，燥湿相济，共同完成水谷的受纳、精微化生、输布及升降、统摄等功能。脾胃的病理主要表现为运化、受纳、升降、统摄等功能的异常。脾胃为病，还可影响其他脏腑；他脏异常，亦可影响脾胃功能，其中尤与肝肾关系最为密切。此外，脾胃亦与气血津液代谢有关。脾胃之为病，还需辨寒热虚实，但各证往往可相互转化或兼杂。综合以上特点，临证辨治脾胃病应注意各脏腑病机间的关联，组方遣药需兼顾脾胃生理特点，灵活辨治。因此，对于平素脾胃不健者，注意一定要先调理好脾胃功能，再开调理性的膏方。书中各病证所列病因病机、证候表现、治疗方药或有所不同，但其证治均可互相参照，不必拘执。在确定治疗原则、选方用药以及确定药物剂量等方面均需斟酌推敲。

本系统适合用膏方的常见病种有慢性胃炎、反流性食管炎、消化性溃疡、胃下垂、便秘、腹泻等。

一、慢性胃炎

慢性胃炎系指不同病因引起的各种慢性胃黏膜炎性病变。症状多表现为胃脘疼痛、胃胀或胃有烧灼感、嗳气、反酸等。

中医学认为，慢性胃炎属"胃脘痛""痞满""吞酸""嘈杂""纳呆"等病范畴。多因长期情志不遂、饮食不节、劳逸失常，导致肝气郁结、脾失健运、胃脘失和，日久中气亏虚，从而引发种种症状。本病病位在胃，与肝、脾密切相关，基本病机为胃气郁滞、胃失和降、不通则痛。早期由外邪、饮食、情志所伤者，多为实证；后期常为脾胃虚弱，但往往虚实夹杂，如脾胃虚弱夹湿、夹瘀等。本病的病理因素主要有气滞、寒凝、热郁、湿阻、血瘀。病理变化比较复杂，慢性胃炎日久不愈，脾胃受损，可由实证转为虚证。

慢性胃炎可分为慢性浅表性胃炎和慢性萎缩性胃炎。慢性浅表性胃炎是指胃黏膜呈慢性浅表性炎症，占慢性胃炎的80%左右，属于比较轻的胃病，坚持治疗，治愈率高。慢性萎缩性胃炎病因病机错综复杂，证属本虚标实，病变以正虚为本，其病变呈现较为复杂，病情缠绵反复，易于癌变。临床膏方调理一般在根除幽门螺杆菌感染基础上治疗。临床根据辨证分型治疗，慢性萎缩性胃炎在辨证论治基础上可以结合久病多瘀、多有郁热的特点加活血化瘀和清热解毒之药。本节对慢性胃炎的不同证型进行膏方介绍。

1. 肝胃不和型

【临床表现】胃脘胀痛，饱闷不适，食后尤盛，胸胁窜痛，嗳气频作或呕逆泛酸，寐欠，口干口苦，大便不畅，得矢气较舒，多因情志因素而作痛，苔薄白，脉弦。

【参考处方】逍遥散或柴芍六君子汤加味。

柴胡150g，炒白芍100g，生晒参100g，当归80g，白术100g，茯苓200g，莲子200g，芡实150g，蒲公英200g，海螵蛸200g、合欢皮200g，牡蛎250g，炒酸枣仁150g，梅花50g，川楝子100g，醋延胡索100g，佛手100g，陈皮150g，砂仁30g，麦芽150g，山楂150g，甘草60g，薄荷60g，生姜50g，黄明胶100g，鳖甲胶30g。

【加减参考】若嗳气频作者，可加姜半夏100g、旋覆花90g降气解郁。

【处方分析】方中柴胡、佛手、梅花、薄荷等疏肝解郁；生晒参、炒白芍、当归、白术、茯苓、莲子、芡实等健脾养肝血，以治疗肝木克脾的症状；陈皮、砂仁等理气和中；川楝子、醋延胡索、海螵蛸理气制酸止痛；蒲公英清热舒肝养胃；山楂、麦芽等健脾助运；黄明胶、鳖甲胶滋阴润肠、养血柔肝；甘草调和诸药。

【调理原则】疏肝理气，调和脾胃。

【应用范围】肝胃不和型慢性胃炎。

【膏方制作】将黄明胶、鳖甲胶打粉；薄荷另放；砂仁打粉过100目筛，粗粉另放备用。余药加8~10倍量清水，浸泡5h后煮沸2h，过滤取汁；药渣加入5~6倍量清水煮沸1.5h，再次过滤取汁；砂仁粗粉加薄荷另煎（煮沸约10min），取滤液将砂仁细粉搅拌成半流质状，放置1h左右；砂仁、薄荷滤渣加入到二煎药渣中，再加3~4倍量清水煮沸1h，过滤取汁；将3次煎煮的滤液合并，加热浓缩至清膏时加入润湿的砂仁细粉搅拌均匀，调文火，加入黄明胶、鳖甲胶粉搅拌均匀，保持加热10min左右，最后浓缩成膏，分装。

【用法用量】每次15~20g，每日2次，上下午各1次，温水融化后服。

【制膏分析】本膏中薄荷、砂仁的有效成分主要为挥发油，不宜久煎，宜采取研粉、后入的方法，可避开久煎和长时间浓缩导致的挥发性成分损失。砂仁打粉入膏，可提高利用率，因此临床用量也可以相应减少些，节约资源，减少患者经济开支。砂仁细粉加入薄荷、砂仁的煎煮液润湿后密闭放置1h左右，一可防止细粉结团，二是使细粉较为润滑。砂仁糊入膏前要判断膏的浓度，目的是砂仁入膏后要减少加热时间，

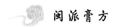

以免有效成分损失，同时砂仁加入细粉比例不可太大，否则味太浊。砂仁除了含挥发油以外还含有其他成分，因此粗粉另煎2遍后，滤渣可并入其他药中继续提取。薄荷、砂仁也可采用中药配方颗粒，因为中药配方颗粒已采用包合技术，可有效保护挥发性有效成分。

黄明胶、鳖甲胶没有单独烊化，是为了避免黄明胶、鳖甲胶粘在器具上造成浪费。将黄明胶粉、鳖甲胶粉直接加入稠膏中，操作时注意掌握火候并充分搅拌，直至成膏；加热时间10min以上，以保证黄明胶粉、鳖甲胶粉充分烊化且收膏时间不会太长。

2. 脾胃虚寒型

【临床表现】胃部隐隐作痛，绵绵不休，喜温喜按，空腹痛甚，得食则缓，劳累或受凉后加重，泛吐清水，神疲纳呆，大便溏薄，舌质淡，苔薄白，脉虚弱。

【参考处方】理中汤加味。

生晒参150g，干姜90g，炙甘草100g，炒白术150g，大枣200g，黄芪200g，肉桂100g，赤芍100g，益智仁150g，淫羊藿150g，吴茱萸50g，补骨脂100g、茯苓250g，山药250g，薏苡仁250g，木香60g，砂仁60g，青、陈皮各100g，姜半夏100g，莪术100g，龙眼肉150g，神曲150g，山楂200g，灵芝150g，阿胶100g，鹿角胶60g。

【加减参考】兼见失眠加合欢皮200g、炒酸枣仁200g、牡蛎300g；气血不足明显面色无华、口唇淡白加当归100g；月经失调、月经量少加益母草200g；脾胃虚寒明显，生晒参可以改为红参100g；腹痛隐隐加当归100g，赤芍加量到200g。

【处方分析】方中生晒参、干姜、白术、黄芪等补中益气、温脾散寒、缓急止痛；吴茱萸、肉桂、益智仁、淫羊藿、吴茱萸、补骨脂等温肾助胃；青陈皮、木香、砂仁等理气和胃；灵芝、大枣、龙眼肉等补益阴血、以资生气；阿胶、鹿角胶养血温肾助脾；甘草调和诸药。

【调理原则】温阳散寒，益气健脾。

【应用范围】脾胃虚寒型慢性胃炎。

【膏方制作】将阿胶、鹿角胶打粉；砂仁打粉过100目筛，粗粉另放，备用。余药加8~10倍量清水，浸泡5h后煮沸2h，过滤取汁；药渣加入5~6倍量清水煮沸1.5h，过滤取汁；砂仁粗粉另煎2次，合并滤液把砂仁细粉搅成半流质状，密闭放置1h左右；砂仁滤渣并入二煎药渣中，再加3~4倍量清水煮沸1h，过滤取汁；3次煎煮的滤液合并，加热浓缩将近清膏时加入润湿的砂仁糊，搅拌均匀，继续浓缩至稠厚；调文火，加入阿胶、鹿角胶粉搅拌均匀，保持加热10min左右，最后浓缩成膏，分装。

【用法用量】每次15~20g，每日2次，上下午各1次，温水融化后服。

【制膏分析】本膏中砂仁的有效成分主要为挥发油，不宜久煎，采取研粉、后入的方法可避开久煎和长时间浓缩导致的挥发性成分损失。砂仁打粉入膏，可提高利用率，因此临床用量也可以相应减少些，节约资源，减轻患者经济负担。砂仁细粉加入砂仁的煎煮液密闭放置1h左右，一可防止细粉结团，二是使细粉较为润滑。砂仁入膏前要判断膏的浓度，目的是砂仁入膏后要减少加热时间，以免有效成分损失，同时砂仁加入细粉比例不可太大，否则味太浊。砂仁除了含挥发油以外还含有其他成分，因此粗粉另煎2遍后，滤渣可并入其他药中继续提取。砂仁也可采用中药配方颗粒，因为配方颗粒已采用包合技术，可有效保护挥发性有效成分。

阿胶、鹿角胶没有单独烊化，是为了避免阿胶、鹿角胶粘在器具上造成浪费。将阿胶粉、鹿角胶粉直接加入稠膏中，操作时注意掌握火候并充分搅拌，直至成膏；加热时间10min以上，以保证阿胶粉、鹿角胶粉充分烊化且收膏时间不会太长。

3.胃阴亏虚型

【临床表现】胃脘隐隐灼痛，口燥咽干，五心烦热，消瘦乏力，大便干结，舌红少津，脉细数。

【参考处方】一贯煎加味。

生地黄300g，北沙参300g，天冬300g，麦冬300g，当归100g，枸杞子100g，石斛200g，知母200g，牡丹皮100g，山萸肉150g，白芍100g，玉竹100g，乌梅100g，陈皮150g，山药200g，百合100g，蒲公英150g，芦根150g，神曲150g，山楂150g，炙甘草50g，阿胶100g。

【加减参考】胃痛甚者可加香橼60g、佛手100g；若脘腹灼痛、嘈杂反酸，可加海螵蛸200g。

【处方分析】方中生地黄、北沙参、麦冬、石斛、玉竹等养阴益胃；白芍、百合、甘草等和中缓急止痛；山药、当归健脾益胃；蒲公英、牡丹皮、知母、芦根等清胃泄热；山萸肉、枸杞子滋补肝肾；神曲、山楂等消食和胃；乌梅、白芍、炙甘草酸甘化阴；阿胶滋阴养血；炙甘草调和诸药。

【调理原则】滋阴益胃，和中止痛。

【应用范围】胃阴亏虚型慢性胃炎。

【膏方制作】将阿胶打粉备用。神曲布包后加入余药中，加8~10倍量清水，浸泡5h后煮沸2h，过滤取汁；药渣加入5~6倍量清水煮沸1.5h，过滤取汁；药渣再加3~4倍量清水煮沸1h，过滤取汁；3次煎煮的滤液合并，加热浓缩至清膏；调文火，加入阿胶粉搅拌均匀，保持加热10min左右，最后浓缩成膏，分装。

【用法用量】每次15~20g，每日2次，上下午各1次，温水融化后服。

【制膏分析】本膏中神曲布包，一则防沉锅底焦糊，二则有利于过滤。

阿胶没有单独烊化，是为了避免阿胶粘在器具上造成浪费，将阿胶粉直接加入稠膏中，操作时注意掌握火候并充分搅拌，直至成膏；加热时间10min以上，以保证阿胶充分烊化且收膏时间不会太长。

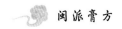

石斛煎煮过程中应注意检查是否煎煮透；若是鲜品，建议加适量药液破壁成浆，过滤，滤渣并入他药煎煮，滤液直接合并到药液中浓缩。

4. 湿热中阻型

【临床表现】胃脘痞满，嘈杂灼痛，恶心呕吐，口干苦而腻，小便短赤，大便或秘或泄，舌质红，苔黄腻，脉濡数。

【参考处方】清化饮加味。

茵陈150g，黄连20g，豆蔻100g，蒲公英250g，栀子100g，黄芩100g，大黄30g，竹茹150g，白扁豆150g，薏苡仁250g，赤芍120g，姜半夏120g，茯苓200g，苍术150g，藿香150g，陈皮150g，枳实150g，生晒参100g，生姜100g，大枣100g，通草100g，竹叶100g，滑石150g，甘草60g，黄明胶100g。

【加减参考】气滞腹胀者，加厚朴100g、大腹皮100g；食欲不振、舌苔厚腻，加神曲150g、麦芽150g、鸡内金150g。

【处方分析】方中茵陈、黄连、栀子、黄芩、竹茹等清热化湿；白扁豆、茯苓、薏苡仁等健脾祛湿；苍术燥湿健脾；豆蔻、藿香芳香化湿；陈皮、枳实、厚朴、甘草等理气和胃；生姜、竹茹、姜半夏和中止呕；杏仁、大黄助清利湿热从肠道排出，滑石、竹叶、通草利湿通淋；生晒参、大枣补脾生津；黄明胶滋阴养血。

【调理原则】清热除湿，辛开苦降，顺气和中。

【应用范围】湿热中阻型慢性胃炎。

【膏方制作】将生晒参打细粉，黄明胶打粉，备用。余药加8~10倍量清水，浸泡5h后煮沸2h，过滤取汁；药渣加入5~6倍量清水煮沸1.5h，过滤取汁；药渣再加3~4倍量清水煮沸1h，过滤取汁；3次煎煮的滤液合并，加热浓缩至清膏；生晒参细粉在加入膏前，先用适量药汁搅拌成半流质状，放置1h左右，搅拌均匀后加入清膏中，继续浓缩至稠厚；调文火，加入黄明胶粉搅拌均匀，保持加热10min左右，最后浓缩成膏，分装。

【用法用量】每次15~20g，每日2次，上下午各1次，温水融化后服。

【制膏分析】本膏中生晒参细粉入膏前用适量放凉的药汁搅拌成半流质状，并放置1h左右，一可防止细粉结团，二是使膏体较为润滑；加入清膏后保持微沸15min以上，保证粉剂中的细菌灭活，以防膏方发霉变质。

黄明胶没有单独烊化，是为了避免黄明胶粘在器具上造成浪费。将黄明胶粉直接加入稠膏中，操作时注意掌握火候并充分搅拌，直至成膏；加热时间10min以上，以保证黄明胶粉充分烊化且收膏时间不会太长。

5. 胃络瘀阻型

【临床表现】胃脘疼痛如针刺，痛有定处，拒按，食后加剧，入夜尤甚，舌紫暗或有瘀斑，脉涩。

【参考处方】丹参饮加味。

丹参 250g，降真香 90g，砂仁 60g，三七 30g，蒲黄 200g，五灵脂 200g，当归 150g，赤芍 150g，川芎 200g，茯苓 200g，陈皮 150g，木香 60g，生姜 150g，大枣 200g，石斛 200g，玉竹 150g，乌梅 150g，山药 200g，百合 200g，枸杞子 150g，五味子 150g，酸枣仁 200g，白及 100g，炙甘草 60g，龟甲胶 100g，阿胶 100g。

【加减参考】痛甚可加三棱 100g、莪术 100g；胃胀者加理气之品，如枳壳 100g，陈皮加到 200g。

【处方分析】方中丹参、当归、川芎、蒲黄、五灵脂等活血化瘀止痛；降真香、砂仁、木香等行气和胃；三七活血养血；山药、茯苓、陈皮、生姜、大枣健脾和胃；生姜温胃散寒；石斛、百合、玉竹补益胃阴；白芍、乌梅、酸枣仁、五味子、炙甘草等酸甘化阴；白及收敛止血、消肿生肌；枸杞子、龟甲胶滋补肝肾；阿胶滋阴养血；炙甘草调和诸药。

【调理原则】活血化瘀，通络止痛。

【应用范围】胃络瘀阻型慢性胃炎。

【膏方制作】将龟甲胶、阿胶打粉；三七研细粉；砂仁打粉过 100 目筛，粗粉另放，备用。蒲黄、五灵脂用布包后与其余药加 8~10 倍量清水，浸泡 5h 后煮沸 2h，过滤取汁；药渣加入 5~6 倍量清水煮沸 1.5h，过滤取汁；砂仁粗粉另煮 2 次，合并滤液将三七粉、砂仁细粉搅拌成半流质状，放置 1h 左右；砂仁滤渣加入二煎药渣中，加 3~4 倍量清水煮沸 1h，过滤取汁；合并 3 次煎煮的滤液，加热浓缩至清膏；调文火，加入润湿的三七粉、砂仁粉，搅拌均匀；再加龟甲胶、阿胶粉搅拌均匀，保持加热 10min 左右，最后浓缩成膏，分装。

【用法用量】每次 15~20g，每日 2 次，上下午各 1 次，温水融化后服。

【制膏分析】本膏中砂仁的有效成分主要为挥发油，不宜久煎，宜采取研粉、后入的方法，可避开久煎和长时间浓缩导致的挥发性成分损失。砂仁打粉入膏，可提高利用率，因此临床用量也可以相应减少些。砂仁细粉、三七粉加砂仁的煎煮液润湿后放置 1h 左右，一可防止细粉结团，二是使细粉较为润滑。注意掌握三七、砂仁糊加入前膏的浓缩程度，以缩短加入后的加热时间，因为方中三七主要用于活血化瘀，不宜多煮，加入后加热时间应控制在 10min 以内，主要是为了细菌灭活；砂仁有效成分多为挥发性，也要避免久煎和长时间加热浓缩，以免有效成分损失。砂仁除了含挥发油以外还含有其他有效成分，因此粗粉另煎 2 遍后，滤渣可并入其他药中继续提取。砂仁也可采用中药配方颗粒，因为中药配方颗粒已采用包合技术，可有效保护挥发性有效成分。

蒲黄布包以防漂浮水面不利于煎煮；五灵脂布包以防遇水散成泥。

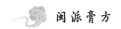

龟甲胶、阿胶没有单独烊化，是为了避免龟甲胶、阿胶粘在器具上造成浪费。将龟甲胶粉、阿胶粉直接加入稠膏中，操作时注意掌握火候并充分搅拌，直至成膏；加热时间10min以上，以保证龟甲胶粉、阿胶粉充分烊化且收膏时间不会太长。

石斛煎煮过程中应注意检查是否煎煮透；若是鲜品，建议加适量药液破壁成浆，过滤，滤渣并入他药煎煮，滤液直接合并到药液中浓缩。

二、反流性食管炎

反流性食管炎是由胃、十二指肠内容物反流入食管引起的食管炎症性病变，可发生于任何年龄的人群，成人发病率随年龄增长而升高。病因可能与年龄、肥胖、吸烟、饮酒及精神压力大有关。

本病属中医"喉痹""胸痹""吐酸""胃痛""反胃"等范畴。临床常表现为咽部堵塞感，胸部烧灼感，胃脘不适，反酸、嗳气等。喉痹类似中医梅核气，这种患者常常感觉咽喉有物堵塞，吞之不下，吐之不出。吐酸指胃中酸水上泛，又称泛酸。若随即咽下称为吞酸，若随即吐出者称为吐酸，可单独出现，但常与胃痛兼见，与肝气及痰气郁阻有关。本证有寒热之分，以热证多见。吐酸属热者，多由肝郁化热、热犯肺胃、肺胃气逆所致；因寒者，多因脾胃虚弱、肝气以强凌弱犯胃而成，但总以肝气横逆、邪犯肺胃、气机失和为基本病机。吐酸的病因、病机与胃痛相同，且常为胃痛的伴随症状，故临床辨证论治可参照胃痛进行。本病多为忧思郁怒、酒食所伤而引起，病位在食管，属胃气所主，与肝、脾有密切关系。凡症见咽喉有物堵塞，吞之不入、吐之不出者都可在以下辨证论治中加入半夏厚朴汤即紫苏叶200g、厚朴200g、茯苓300g、姜半夏150g、生姜150g。本节对反流性食管炎不同证型进行膏方介绍。

1. 肝胃郁热型

【临床表现】咽部堵塞感，胸骨后及胃脘部烧灼不适，疼痛，痛势急迫，烦躁易怒，泛酸嘈杂，口干口苦，舌红苔黄，脉弦或数。

【参考处方】左金丸改汤、化肝煎、栀子厚朴汤、四七汤加味。

黄连60g，吴茱萸20g，栀子150g，厚朴150g，枳实150g，紫苏叶200g，厚朴200g，茯苓300g，姜半夏150g，生姜150g，黄芩100g，青皮100g，陈皮100g，白芍100g，牡丹皮150g，泽泻100g，浙贝母100g，北柴胡150g，郁金100g，川楝子150g，海螵蛸200g，煅瓦楞子200g，太子参150g，白术100g，茯苓200g，陈皮100g，炙甘草60g，炒竹茹150g，麦冬150g，知母100g，黄明胶100g。

【加减参考】若火邪已伤胃阴，可加天冬150g、石斛150g。肝体阴而用阳，阴常不足，阳常有余，郁久化热，易伤肝阴，此时选药应远刚用柔，慎用过分香燥之品，宜选用香橼50g、佛手100g等理气而不伤阴的解郁止痛药。

【处方分析】方中黄连、黄芩、吴茱萸合用清泄肝火、和胃降逆；青皮、陈皮疏肝理气、缓急止痛；芍药养血柔肝；牡丹皮、栀子清肝泻热；浙贝母清热散结；泽泻利湿清热；紫苏、茯苓、姜半夏厚朴汤行气化痰；柴胡、白芍、郁金、川楝子行气解郁，柔肝止痛；太子参、白术、茯苓、陈皮、甘草等理气和中健胃；竹茹、麦冬、知母清热养阴生津、除烦止呕；煅瓦楞子、海螵蛸制酸止痛；黄明胶滋阴养血。

【调理原则】泄热和胃，行气止痛。

【应用范围】肝胃郁热型反流性食管炎。

【膏方制作】将黄明胶打粉备用，煅瓦楞子另包加入余药中，加 8~10 倍量清水，浸泡 5h 后煮沸 2h，过滤取汁；药渣加入 5~6 倍量清水煮沸 1.5h，过滤取汁；药渣加 3~4 倍量清水煮沸 1h，过滤取汁；3 次煎煮的滤液合并，加热浓缩至清膏；调文火，加黄明胶粉搅拌均匀，保持加热 10min 左右，最后浓缩成膏，分装。

【用法用量】每次 15~20g，每日 2 次，上下午各 1 次，温水融化后服。

【制膏分析】本膏中煅瓦楞子宜另包，以避免粉末沉底焦锅。黄明胶没有单独烊化，是为了避免黄明胶粘在器具上造成浪费，将黄明胶粉直接加入稠膏中，操作时注意掌握火候并充分搅拌，直至成膏；加热时间 10min 以上，以保证黄明胶粉充分烊化且收膏时间不会太长。

2. 脾胃阴虚型

【临床表现】咽部堵塞感，胸骨后及胃脘部烧灼不适，疼痛隐隐，呕吐泛酸，口干咽燥，或口渴，大便干燥，舌红少津，脉多弦细。

【参考处方】一贯煎、芍药甘草汤加味。

生地黄 250g，北沙参 300g，天冬 200g，麦冬 200g，当归 150g，枸杞子 250g，川楝子 100g，天花粉 250g，玉竹 250g，石斛 250g，淮山药 300g，白芍 100g，炙甘草 100g，太子参 200g，紫苏叶 200g，厚朴 150g，茯苓 200g，姜半夏 150g，生姜 100g，黄明胶 100g。

【加减参考】兼饮食停滞，可加神曲 200g、山楂 200g 等消食和胃；脘腹痛甚者可加香橼 50g、佛手 100g；若脘腹灼痛、嘈杂反酸明显，可加黄连 30g、吴茱萸 10g；若胃热偏盛，可加生石膏 200g、知母 100g、芦根 200g 清胃泄热；若日久肝肾阴虚，可加山萸肉 100g、玄参 150g 滋补肝肾；若日久胃阴虚难复，可加乌梅 150g、山楂肉 150g、木瓜 100g 等酸甘化阴。

【处方分析】方中北沙参、麦冬、天冬、天花粉、石斛、玉竹、山药清热养阴、益胃生津；生地黄、枸杞子、当归滋阴养血；白芍、甘草酸甘化阴；川楝子苦寒清热、疏肝理气；紫苏、茯苓、半夏厚朴汤行气化痰；黄明胶滋阴养血。

【调理原则】养阴益胃，和胃降逆。

【应用范围】脾胃阴虚型反流性食管炎。

【膏方制作】将黄明胶打粉备用。余药加 8~10 倍量清水，浸泡 5h 后煮沸 2h，过滤取汁；药渣加入 5~6 倍量清水煮沸 1.5h，再次过滤取汁；药渣加 3~4 倍量清水煮沸 1h，过滤取汁；3 次煎煮的滤液合并，加热浓缩至清膏；调文火，加黄明胶粉搅拌均匀，保持加热 10min 左右，最后浓缩成膏，分装。

【用法用量】每次 15~20g，每日 2 次，上下午各 1 次，温水融化后服。

【制膏分析】本膏中黄明胶没有单独烊化，是为了避免黄明胶粘在器具上造成浪费，将黄明胶粉直接加入清膏中，操作时注意掌握火候并充分搅拌，直至成膏；加热时间 10min 以上，以保证黄明胶粉充分烊化且收膏时间不会太长。

石斛煎煮过程中应注意检查是否煎煮透；若是鲜品，建议加适量药液破壁成浆，过滤，滤渣并入他药煎煮，滤液直接合并到药液中浓缩。

3. 脾胃虚寒型

【临床表现】咽部堵塞感，疼痛隐隐，泛吐清水，喜暖喜按，纳食减少，神疲乏力，甚者手足不温，大便溏薄，舌质淡，脉软弱。

【参考处方】理中汤、二陈汤加味。

生晒参 150g，白术 150g，干姜 100g，炙甘草 80g，陈皮 150g，茯苓 250g，法半夏 150g，黄芪 300g，小茴香 100g，丁香 150g，吴茱萸 60g，山药 250g，莲子 250g，大枣肉 250g，龙眼肉 250g，砂仁 60g，豆蔻 100g，薏苡仁 250g，海螵蛸 150g，煅瓦楞子 250g，阿胶 100g，鹿角胶 60g。

【加减参考】若兼见腰膝酸软、头晕目眩、形寒肢冷等肾阳虚证者，可加附片 50g，巴戟天 150g，仙茅 150g，温肾助脾胃。

【处方分析】方中生晒参、白术、黄芪、山药、莲子等健脾补气；陈皮、砂仁、半夏、茯苓、豆蔻、薏苡仁等理气调中、燥湿利湿；干姜、小茴香、丁香温中降逆、散寒止痛；大枣肉、龙眼肉温补心脾、增益气血；吴茱萸、海螵蛸、煅瓦楞子制酸止痛；阿胶、鹿角胶养血温肾助脾；甘草调和诸药。

【调理原则】温中健脾。

【应用范围】脾胃虚寒型反流性食管炎。

【膏方制作】将阿胶、鹿角胶打粉；砂仁打粉过 100 目筛，粗粉另放，备用。煅瓦楞子和大枣肉、龙眼肉用纱布袋分别另包，放入余药中加 8~10 倍量清水，浸泡 5h 后煮沸 2h，过滤取汁；取出大枣肉、龙眼肉加适量煎煮液放破壁机中搅拌成浆，过滤，滤液并入一煎滤液中，滤渣加入一煎药渣中，加 5~6 倍量清水煮沸 1.5h，再次过滤取汁；砂仁粗粉合并豆蔻另煎 2 次，合并滤液把砂仁细粉搅拌成半流质状，放置 1h 左右；砂仁、豆蔻滤渣并入二煎药渣中，加 3~4 倍量清水煮沸 1h，过滤取汁；合并 3 次煎煮滤液，加热浓缩至清膏；加入润湿的砂仁糊，调文火浓缩；加阿胶、鹿角胶粉搅拌均匀，保持加热 10min 左右，最后浓缩成膏，分装。

【用法用量】每次 15~20g，每日 2 次，上下午各 1 次，温水融化后服。

【制膏分析】本膏中煅瓦楞子宜另包避免粉末沉底焦锅。本膏中辛味药多种，影响膏的口感，可把大枣肉、龙眼肉搅拌成浆，一定程度上可提高膏的口感。

砂仁、豆蔻的有效成分主要为挥发油，不宜久煎，采取研粉、后入的方法可避开久煎和长时间浓缩导致的挥发性成分损失。砂仁、豆蔻打粉入膏，可提高利用率，因此临床用量也可以相应减少些，节约资源，减轻患者经济开支。砂仁细粉加砂仁、豆蔻的煎煮液润湿后放置 1h 左右，一可防止细粉结团，二是使细粉较为润滑。砂仁、豆蔻除了含挥发油以外还含有其他成分，因此粗粉另煎 2 遍后，滤渣可并入其他药中继续提取。砂仁、豆蔻也可采用中药配方颗粒，因为配方颗粒已采用包合技术，可有效保护挥发性有效成分。

阿胶、鹿角胶没有单独烊化，是为了避免阿胶、鹿角胶粘在器具上造成浪费。将阿胶粉、鹿角胶粉直接加入清膏中，操作时注意掌握火候并充分搅拌，直至成膏；加热时间 10min 以上，以保证阿胶、鹿角胶充分烊化且收膏时间不会太长。

4. 肝气犯胃型

【临床表现】咽部堵塞感，泛酸，胸骨后及胃脘部烧灼不适，胀满作痛，脘痛连胁，嗳气频繁，吞咽不利，大便不畅，每因情志因素而疼痛发作，舌苔薄白，脉弦。

【参考处方】柴胡疏肝散加减。

柴胡 250g，炒白芍 100g，枳壳 120g，川芎 150g，香附 150g，枳实 150g，梅花 100g，月季花 100g，沉香 30g，姜半夏 150g，旋覆花 150g，海螵蛸 250g，煅瓦楞子 250g，川楝子 100g，陈皮 150g，火麻仁 200g，炙甘草 80g，紫苏叶 200g，厚朴 150g，茯苓 200g，生姜 60g，黄明胶 100g。

【加减参考】胀重，可加木香 60g 增强理气解郁之功；痛甚者，可加延胡索 100g 理气止痛；嗳气频作者，可加丁香 60g、柿蒂 150g 降气解郁。

【处方分析】方中柴胡、香附、梅花、月季花疏肝解郁；枳壳、枳实行气消胀；陈皮、炒白芍、川楝子、川芎行气健脾、柔肝止痛；沉香、姜半夏、旋覆花降气和胃；煅瓦楞子、海螵蛸制酸止痛；火麻仁润肠通便；紫苏、茯苓、半夏厚朴汤行气化痰；黄明胶滋阴养血；炙甘草调和诸药、缓急止痛。

【调理原则】疏肝健脾，养血理气。

【应用范围】肝气犯胃型反流性食管炎。

【膏方制作】将沉香研细粉过 100 目筛，粗粉另放；黄明胶打粉，备用。煅瓦楞子宜另包加入余药中加 8~10 倍量清水，浸泡 5h 后煮沸 2h，过滤取汁；滤渣加 5~6 倍量清水煮沸 1.5h，过滤取汁；沉香粗粉另煎 2 次，合并滤液把沉香细粉搅拌成半流质状，放置 1h 左右；沉香滤渣并入二煎药渣中，加 3~4 倍量清水煮沸 1h，过滤取汁；3 次煎煮滤液合并，加热浓缩至清膏；加入润湿的沉香粉；调文火，加黄明胶粉搅拌均匀，保持加热 10min 左右，最后浓缩成膏，分装。

【用法用量】每次 15~20g，每日 2 次，上下午各 1 次，温水融化后服。

【制膏分析】本膏中沉香的有效成分主要为挥发油，不宜久煎，宜采取研粉、后入的方法，可避开久煎和长时间浓缩导致的挥发性成分损失。沉香打粉入膏，可提高利用率，因此临床用量也可以相应减少些，节约资源，减少患者经济开支。沉香细粉加沉香的煎煮液润湿后放置 1h 左右，一可防止细粉结团，二是使细粉较为润滑。沉香除了含挥发油以外还含有其他成分，因此粗粉另煎 2 遍后，滤渣可并入其他药中继续提取。沉香也可采用中药配方颗粒，因为中药配方颗粒已采用包合技术，可有效保护挥发性有效成分。

煅瓦楞子宜另包，以避免粉末沉底焦锅。

黄明胶没有单独烊化，是为了避免黄明胶粘在器具上造成浪费，将黄明胶粉直接加入稠膏中，操作时注意掌握火候并充分搅拌，直至成膏；加热时间 10min 以上，以保证黄明胶粉充分烊化且收膏时间不会太长。

5. 瘀血停滞型

【临床表现】咽部堵塞感，胃脘部烧灼不适、疼痛，痛有定处而拒按，痛为针刺或刀割样，舌质紫暗，脉涩。

【参考处方】丹参饮合失笑散加减。

丹参 250g，砂仁 60g，降真香 90g，蒲黄 100g，五灵脂 100g，桃仁 250g，当归 100g，川芎 100g，三七 50g，红花 60g，川楝子 100g，醋延胡索 150g，枳壳 120g，枳实 150g，郁金 100g，生地黄 250g，白术 150g，茯苓 200g，赤芍 150g，青皮 100g，陈皮 150g，姜半夏 150g，牡丹皮 150g，栀子 100g，白花蛇舌草 200g，海螵蛸 200g，煅瓦楞子 250g，炙甘草 90g，黑木耳 150g，阿胶 100g，鹿角胶 60g。

【加减参考】痛甚，可加三棱 100g、莪术 100g；疲乏、气血不足者，加生晒参 100g、灵芝 150g、黄芪 200g。

【处方分析】方中蒲黄、五灵脂、川芎、延胡索、丹参活血行瘀止痛；三七粉、当归活血行血，补而不滞；降真香、砂仁、陈皮、枳壳、郁金、白术、茯苓、川楝子理气行气止痛；桃仁、红花、赤芍、生地黄、牡丹皮、栀子、黑木耳等养血活血化瘀；青皮、枳壳、枳实疏肝破气、祛瘀散结；海螵蛸、煅瓦楞子制酸止痛；白花蛇舌草清瘀热散结气；阿胶、鹿角胶养血温肾助脾；炙甘草调和诸药、缓急止痛。

【调理原则】活血化瘀，理气止痛。

【应用范围】瘀血停滞型反流性食管炎。

【膏方制作】将三七研细粉；阿胶、鹿角胶打粉；砂仁打粉过 100 目筛，粗粉另放，备用。蒲黄、五灵脂、煅瓦楞子和黑木耳分别用纱布袋另包，与余药加 8~10 倍量清水，浸泡 5h 后煮沸 2h，过滤取汁；取出黑木耳加适量药汁放破壁机中搅拌成浆，过滤，取滤液，滤渣加入其他药渣中加 5~6 倍量清水煮沸 1.5h，过滤取汁；砂仁粗粉另煎 2 次，合并滤液把砂仁细粉、三七粉搅拌成半流质状，放置 1h 左右；滤渣并入二煎药渣中，加 3~4 倍量清水煮沸 1h，过滤取汁；合并以上滤液，加热浓缩至清膏，将润湿的砂仁、三七糊加入膏中，调文火浓缩；加阿胶、鹿角胶粉搅拌均匀，保持加热 10min 左右，最后浓缩成膏，分装。

【用法用量】每次 15~20g，每日 2 次，上下午各 1 次，温水融化后服。

【制膏分析】本膏中砂仁的有效成分主要为挥发油，不宜久煎，宜采取研粉、后入的方法，可避开久煎和长时间浓缩导致的挥发性成分损失。砂仁打粉入膏，可提高利用率，因此临床用量也可以相应减少些，节约资源，减少患者经济开支。三七细粉、砂仁细粉加砂仁的煎煮液润湿后放置 1h 左右，一可防止细粉结团，二是使细粉较为润滑。砂仁除了含挥发油以外还含有其他成分，因此粗粉另煎 2 遍后，滤渣可并入其他药中继续提取。砂仁也可采用中药配方颗粒，因为配方颗粒已采用包合技术，可有效保护挥发性有效成分。

本膏中三七主要用于活血祛瘀，宜用生品，注意掌握加入三七前膏的浓缩程度，以缩短加入三七粉后的加热时间，以防影响疗效，加热时间宜控制在 10min 左右，主要是为了细菌灭活。

将黑木耳搅拌成浆，可助其充分释放植物胶，协助全方加强养血活血化瘀作用，且提高收膏率。

煅瓦楞子宜另包，避免粉末沉底焦锅；蒲黄布包，以防漂浮水面不利于煎煮；五灵脂布包以防遇水散成泥。

阿胶、鹿角胶没有单独烊化，是为了避免阿胶、鹿角胶粘在器具上造成浪费，将阿胶粉、鹿角胶粉直接加入清膏中，操作时注意掌握火候并充分搅拌，直至成膏，加热 10min 以上，以保证阿胶、鹿角胶充分烊化且收膏时间不会太长。

三、消化性溃疡

消化性溃疡主要指发生于胃及十二指肠的慢性溃疡，是消化内科的多发病、常见病。溃疡的形成有各种因素，其中酸性胃液对黏膜的消化作用是溃疡形成的基本因素。胃酸分泌过多、幽门螺杆菌感染和胃黏膜保护作用减弱等因素是引起消化性溃疡的主要病因。胃排空延缓和胆汁反流、胃肠肽的作用、遗传因素、药物因素、环境因素和精神因素等，都和消化性溃疡的发生有关。临床胃痛表现为长期性、周期性、节律性等特征，疼痛性质多呈钝痛、灼痛或饥饿样痛。

消化性溃疡主要表现为胃痛，中医把消化性溃疡归于"胃脘痛"范畴，基本病机为胃气阻滞、胃络瘀阻、胃失所养、不通则痛。清代医家虞抟《医学正传·胃脘痛》指出，要从辨证去理解和运用"通则不痛"之法:"夫通者不痛,理也。但通之之法,各有不同。调气以和血,调血以和气,通也;下逆者使之上行,中结者使之旁达,亦通也;虚者助之使通,寒者温之使通,无非通之之法也。"此为后世辨治胃痛奠定了基础。当代医家对胃痛有着更全面的认识,中医宏观辨证结合消化内镜下微观辨病,在诊断、治疗方面更加成熟与完善,疗效大幅提高。消化性溃疡临床一般在中药调理好体质后给予西药四联疗法,根除幽门螺杆菌后配合膏方调理。

1. 肝胃不和型

【临床表现】胃脘胀满疼痛,两胁作胀,情志不舒则加重,胸闷,喜太息,急躁易怒,大便不爽,纳食减少,舌质紫暗,舌苔薄白,脉弦。

【参考处方】柴胡疏肝散改汤加味。

北柴胡 200g,香附 150g,枳壳 150g,枳实 150g,青皮 150g,陈皮 200g,川芎 150g,炒白芍 150g,紫苏梗 150g,蒲公英 300g,郁金 150g,木香 60g,玫瑰花 50g,合欢皮 200g,砂仁 60g,海螵蛸 200g,煅瓦楞子 200g,白及 100g,炙甘草 60g,黄明胶 100g。

【加减参考】痛甚者,可加醋延胡索 100g 理气止痛;嗳气频作者,可加姜半夏、旋覆花和胃降气。

【处方分析】方中北柴胡、香附疏肝解郁;枳壳、枳实、青皮破气消积;陈皮、紫苏梗、炒白芍、砂仁、木香、川芎等行气健脾止痛;煅瓦楞子、海螵蛸制酸止痛;玫瑰花、合欢皮疏肝安神;白及消肿生肌;黄明胶滋阴养血;炙甘草调和诸药,缓急止痛。

【调理原则】疏肝理气,和胃止痛。

【应用范围】肝胃不和型消化性溃疡。

【膏方制作】将黄明胶打粉;砂仁打粉过 100 目筛,粗粉另放,备用。煅瓦楞子另包后加入余药中,加 8~10 倍量清水,浸泡 5h 后煮沸 2h,过滤取汁;滤渣加入其他药渣中加 5~6 倍量清水煮沸 1.5h,过滤取汁;砂仁粗粉另煎煮 2 次合并滤液,把砂仁细粉搅拌成半流质状,放置 1h 左右;滤渣并入二煎药渣中,加 3~4 倍量清水煮沸 1h,过滤取汁;将 3 次煎煮的滤液合并,加热浓缩至清膏,将润湿的砂仁糊加入膏中,调文火浓缩;加黄明胶粉搅拌均匀,保持加热 10min 左右,最后浓缩成膏,分装。

【用法用量】每次 15~20g,每日 2 次,上下午各 1 次,温水融化后服。

【制膏分析】本膏中砂仁的有效成分主要为挥发油,不宜久煎,采取研粉、后入的方法可避开久煎和长时间浓缩导致的挥发性成分损失。砂仁打粉入膏,可提高利用率,因此临床用量也可以相应减少些,节约资源,减少患者经济开支。砂仁细粉加砂仁的煎煮液润湿后放置 1h 左右,一可防止细粉结团,二是使细粉较为润滑。砂仁除了含挥发油以外还有其他成分,因此粗粉另煎 2 遍后,滤渣可并入其他药中继续提取。

砂仁也可采用中药配方颗粒，因为配方颗粒已采用包合技术，可有效保护挥发性有效成分。

煅瓦楞子宜另包，以避免粉末沉底焦锅。

黄明胶没有单独烊化，是为了避免黄明胶粘在器具上造成浪费，将黄明胶粉直接加入清膏中，操作时注意掌握火候并充分搅拌，直至成膏；加热时间10min以上，以保证黄明胶粉充分烊化且收膏时间不会太长。

2. 肝胃郁热型

【临床表现】胃脘灼热疼痛，进食后疼痛不缓解或加重，胸胁不畅，烦躁易怒，口干口苦，喜冷饮，吐酸嘈杂，大便秘结，小便色黄，舌红苔黄少津，脉弦数。

【参考处方】左金丸改汤和化肝煎加味。

黄连50g，吴茱萸20g，海螵蛸200g，栀子150g，牡丹皮150g，青皮100g，陈皮200g，浙贝母150g，山药300g，白及150g，川楝子150g，醋延胡索150g，蒲公英300g，木瓜150g，芦根200g，生地黄200g，炙甘草90g，黄明胶100g。

【加减参考】食欲不佳，加麦芽150g、谷芽150g、鸡内金100g健脾助运；失眠加首乌藤200g、合欢皮200g、龙骨300g、牡蛎300g安神助眠。

【处方分析】方中黄连、吴茱萸、海螵蛸制酸止痛；白及、生地黄、牡丹皮凉血生肌；栀子、芦根、蒲公英清热生津；陈皮、青皮、山药、木瓜等健脾化湿、理气和胃；浙贝母化痰散结；川楝子、醋延胡索行气止痛；黄明胶滋阴养血；炙甘草调和诸药、缓急止痛。

【调理原则】清泄郁热，行气止痛。

【应用范围】肝胃郁热型消化性溃疡。

【膏方制作】将黄明胶打粉备用。山药用纱布袋另装并入余药加8~10倍量清水，浸泡5h后煮沸2h，过滤取汁；滤渣加入其他药渣中加5~6倍量清水煮沸1.5h，过滤取汁；取出山药放搅拌机中搅拌成浆，过滤，取滤液；滤渣加入二煎药渣中，加3~4倍量清水煮沸1h，过滤取汁；合并以上滤液，加热浓缩至清膏；加黄明胶粉搅拌均匀，保持加热10min左右，最后浓缩成膏，分装。

【用法用量】每次15~20g，每日2次，上下午各1次，温水融化后服。

【制膏分析】本膏把山药搅拌成浆，可提高收膏率，但浓缩时要注意火候（此法收膏建议2周内服用）。

黄明胶没有单独烊化，是为了避免黄明胶粘在器具上造成浪费，将黄明胶粉直接加入清膏中，操作时注意掌握火候并充分搅拌，直至成膏；加热时间10min以上，以保证黄明胶粉充分烊化且收膏时间不会太长。

3. 肝胃阴虚型

【临床表现】胃脘隐痛或灼痛，午后尤甚，吞酸泛酸，嘈杂，五心烦热，口干，

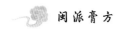

消瘦，或口舌生疮，大便干结，舌红少苔，脉弦细。

【参考处方】一贯煎加味。

生地黄 150g，北沙参 200g，当归 60g，枸杞子 150g，麦冬 200g，炒白芍 150g，甘草 100g，玉竹 150g，石斛 150g，香橼 100g，柴胡 150g，山楂 200g，黄精 150g，青皮 100g，陈皮 150g，姜半夏 150g，海螵蛸 200g，煅瓦楞子 250g，枳实 150g，莲子 250g，炙甘草 50g，龟甲胶 100g，阿胶 100g。

【加减参考】若胃热偏盛，可加石膏 200g、知母 100g、芦根 200g 清胃泄热；若日久肝肾阴虚，可加山萸肉 120g、玄参 150g 滋补肝肾；若日久胃阴虚难复，可加乌梅 150g、山楂肉 200g、木瓜 150g 等酸甘化阴。

【处方分析】方中生地黄、北沙参、麦冬、玉竹、石斛、黄精等养阴益胃；白芍、甘草酸甘化阴，缓急止痛；柴胡、香橼疏肝理气止痛；陈皮、姜半夏理气和胃止呕；煅瓦楞子、海螵蛸制酸止痛；山楂消食和胃；青皮、枳实破气消积；莲子补脾养心安神；龟甲胶、阿胶滋阴养血；炙甘草调和诸药。

【调理原则】疏肝益胃，滋阴生津。

【应用范围】肝胃阴虚型消化性溃疡。

【膏方制作】将龟甲胶、阿胶打粉备用；煅瓦楞子宜另包加入余药中，加 8~10 倍量清水煮沸 2h，过滤取汁；药渣加入 5~6 倍量清水煮沸 1.5h，再次过滤取汁；滤渣再加 3~4 倍量清水煮沸 1h，过滤取汁；将 3 次煎煮的滤液合并；加热浓缩至清膏，加龟甲胶、阿胶粉搅拌均匀，保持加热 10min 左右，最后浓缩成膏，分装。

【用法用量】每次 15~20g，每日 2 次，上下午各 1 次，温水融化后服。

【制膏分析】本膏中煅瓦楞子宜另包避免粉末沉底焦锅。龟甲胶、阿胶没有单独烊化，是为了避免龟甲胶、阿胶粘在器具上造成浪费，将龟甲胶粉、阿胶粉直接加入清膏中，操作时注意掌握火候并充分搅拌，直至成膏；加热时间 10min 以上，以保证龟甲胶粉、阿胶粉充分烊化且收膏时间不会太长。

石斛煎煮过程注意检查是否煎煮透；若是鲜品，建议加适量药液破壁成浆，过滤，滤渣并入他药煎煮，滤液直接合并到药液中浓缩。

4. 脾胃虚寒型

【临床表现】胃部隐隐作痛，痛时喜按，喜热怕冷，遇凉痛甚，劳累容易诱发，面色萎黄，四肢欠温，倦怠无力，呕吐清涎，大便溏薄，舌质淡，苔薄白，脉沉细。

【参考处方】理中汤、黄芪建中汤加味。

生晒参 150g，白术 150g，干姜 100g，大枣 150g，黄芪 200g，肉桂 100g，炒白芍 120g，香附 100g，木香 60g，山药 250g，茯苓 250g，姜半夏 100g，青皮 100g，陈皮 150g，砂仁 60g，吴茱萸 50g，海螵蛸 250g，白及 100g，仙鹤草 200g，龙眼肉 150g，炙甘草 90g，阿胶 100g，鹿角胶 100g。

【加减参考】若兼见腰膝酸软、头晕目眩、形寒肢冷等肾阳虚证者，可加附片60g、巴戟天150g、仙茅200g助肾阳以温脾和胃。

【处方分析】方中生晒参、黄芪、白术、大枣、龙眼肉等补中益气；干姜、肉桂、吴茱萸温中散寒止痛；白芍、炙甘草缓急止痛；白术、山药、茯苓健脾燥湿止泻；青皮、陈皮、香附、木香、砂仁等行气止痛；白及、仙鹤草等消肿生肌；吴茱萸、姜半夏降逆止呕；海螵蛸制酸止痛；阿胶、鹿角胶养血温肾助脾；炙甘草调和诸药。

【调理原则】温中散寒，健脾和胃。

【应用范围】脾胃虚寒型消化性溃疡。

【膏方制作】将阿胶、鹿角胶打粉；生晒参研细粉；砂仁打粉过100目筛，粗粉另放，备用。大枣、龙眼肉用纱布袋另装与余药加8~10倍量清水煮沸2h，过滤取汁；取出大枣与龙眼肉加适量药液放破壁机中搅拌成浆，过滤去滤液，滤渣并入药渣中加入5~6倍量清水煮沸1.5h，过滤取汁。砂仁粗粉煎煮2次取滤液，把生晒参细粉、砂仁细粉调成半流质状，放置1h左右，滤渣并入二煎药渣中，加3~4倍量清水煮沸1h，过滤取汁；合并以上滤液，加热浓缩至清膏，将润湿的生晒参、砂仁糊加入膏中，调文火浓缩；加阿胶、鹿角胶粉搅拌均匀，保持加热10min左右，最后浓缩成膏，分装。

【用法用量】每次15~20g，每日2次，上下午各1次，温水融化后服。

【制膏分析】本膏中砂仁的有效成分主要为挥发油，不宜久煎，采取研粉、后入的方法可避开久煎和长时间浓缩导致的挥发性成分损失。砂仁打粉入膏，可提高利用率，因此临床用量也可以相应减少些，节约资源，减少患者经济开支。生晒参细粉、砂仁细粉加砂仁的煎煮液润湿后放置1h，一可防止细粉结团，二是使细粉较为润滑；加入清膏后保持微沸15min以上，保证粉剂中的细菌灭活，以防膏方发霉变质。砂仁除了含挥发油以外还含有其他成分，因此粗粉另煎2遍后，滤渣可并入其他药中继续提取。砂仁也可采用中药配方颗粒，因为配方颗粒已采用包合技术，可有效保护挥发性有效成分。

生晒参打粉加入使药材利用充分，也可采取另煎入药，使膏体更细腻。

阿胶、鹿角胶没有单独烊化，是为了避免阿胶、鹿角胶粘在器具上造成浪费，将阿胶粉、鹿角胶粉直接加入清膏中，操作时注意掌握火候并充分搅拌，直至成膏；加热时间10min以上，以保证阿胶、鹿角胶充分烊化且收膏时间不会太长。

5. 瘀血阻络型

【临床表现】胃部刺痛或痛如刀割，固定不移而拒按，大便色黑或潜血阳性，唇色青紫，舌质紫暗或有瘀点，苔薄白，脉弦。

【参考处方】丹参饮、失笑散加味。

丹参150g，砂仁60g，五灵脂150g，蒲黄150g，当归100g，红花50g，桃仁150g，郁金150g，枳壳120g，川楝子100g，醋延胡索100g，槐花150g，地榆炭

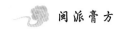

240g，海螵蛸 250g，浙贝母 150g，黄芪 200g，生晒参 100g，香附 150g，三七 50g，酒大黄 30g，炙甘草 50g，阿胶 100g，鹿角胶 100g。

【加减参考】痛甚可加三棱 100g、莪术 100g；食欲不佳，加麦芽 150g、谷芽 150g 健脾助运；若失眠加首乌藤 200g，合欢皮 200g，牡蛎 300g 安神助眠。

【处方分析】方中五灵脂、蒲黄、丹参、桃仁、红花、酒大黄活血化瘀止痛；香附、砂仁、枳壳、木香理气和胃止痛；川楝子、醋延胡索、郁金理气活血止痛；当归、三七粉养血活血；槐花、地榆炭凉血止血；海螵蛸制酸；浙贝母化痰散结；黄芪、生晒参补中益气；阿胶、鹿角胶养血温肾助脾；炙甘草调和诸药、缓急止痛。

【调理原则】活血化瘀，通络止痛。

【应用范围】瘀血阻络型消化性溃疡。

【膏方制作】将阿胶、鹿角胶打粉；三七研细粉；砂仁打粉过 100 目筛，粗粉另放，备用。蒲黄、五灵脂用布包后与余药加 8~10 倍量清水煮沸 2h，过滤取汁；药渣中加入 5~6 倍量清水煮沸 1.5h，过滤取汁；砂仁粗粉另煎煮 2 次取滤液，把三七细粉、砂仁细粉调成半流质状，放置 1h 左右；滤渣并入二煎滤渣中，加 3~4 倍量清水煮沸 1h，过滤取汁；将 3 次煎煮的滤液合并，加热浓缩至清膏；调文火加入润湿的三七、砂仁细粉糊，搅拌均匀；加阿胶、鹿角胶粉搅拌均匀，保持加热 10min 左右，最后浓缩成膏，分装。

【用法用量】每次 15~20g，每日 2 次，上下午各 1 次，温水融化后服。

【制膏分析】本膏中砂仁的有效成分主要为挥发油，不宜久煎，采取研粉、后入的方法可避开久煎和长时间浓缩导致的挥发性成分损失。砂仁打粉入膏，可提高利用率，因此临床用量也可以相应减少些，节约资源，减少患者经济开支。三七细粉、砂仁细粉加砂仁的煎煮液润湿后放置 1h，一可防止细粉结团，二是使细粉较为润滑。砂仁除了含挥发油以外还含有其他成分，因此粗粉另煎 2 遍后，滤渣可并入其他药中继续提取。砂仁也可采用中药配方颗粒，因为配方颗粒已采用包合技术，可有效保护挥发性有效成分。

本膏中三七主要是用于活血行血，要注意掌握加入三七前膏的浓缩程度，以控制并缩短加入三七粉后的加热时间，以防影响疗效；入膏后加热时间宜控制在 10min 左右，主要是为了细菌灭活。

蒲黄布包以防漂浮水面不利于煎煮；五灵脂布包以防遇水散成泥。

阿胶、鹿角胶没有单独烊化，是为了避免阿胶、鹿角胶粘在器具上造成浪费，将阿胶粉、鹿角胶粉直接加入清膏中，操作时注意掌握火候并充分搅拌，直至成膏；加热时间 10min 以上，以保证阿胶、鹿角胶充分烊化且收膏时间不会太长。

四、胃下垂

胃下垂是由于膈肌悬力不足，支撑内脏器官的韧带松弛，或腹内压降低，腹肌松弛，导致站立时胃大弯抵达盆腔，胃小弯弧线最低点降到髂嵴连线以下。常伴十二指肠球部位置的改变。临床症状及 X 线造影检查是确诊本病的最主要依据。轻度胃下垂者多无症状，下垂明显者可伴有与胃肠动力及分泌功能较低等相关症状，多数临床可见：①腹胀及上腹不适；②腹痛，多为持续性隐痛，常于餐后发生，与食量有关；③恶心、呕吐，常于饭后活动时发作，尤其进食过多时更易出现；④便秘，多为顽固性；⑤神经精神症状等。

胃下垂属于中医"胃缓"范畴，这一名称首见于《黄帝内经·灵枢》"本藏"篇中云："脾应肉，……肉䐃不称身者胃下，胃下者，下管约不利。肉䐃不坚者，胃缓。"明确指出肌肉瘦弱与身形不相称的胃的位置偏下，肌肉不够坚实的则胃缓。历代医籍中有不少有关脾胃脏腑功能失调的病证载述，多涉及胃下垂的症状，如腹胀、痞满、嗳气等。本病多因饮食不节、七情内伤、劳倦过度导致形体消瘦、脾胃失和、食量减少、腹壁肌肉无力而造成。其病理以虚证为主，女性较为多见。

本节对胃下垂不同证型进行膏方介绍。

1. 中气下陷型

【临床表现】身体羸弱，胃脘部坠胀不适，头昏眼花，少气倦怠，面色无华，舌淡，苔白，脉濡弱。

【参考处方】补中益气汤加味。

黄芪 200g，生晒参 150g，白术 150g，当归 100g，升麻 60g，北柴胡 60g，葛根 150g，黄精 150g，枳实 100g，刺五加 100g，龙眼肉 250g，大枣（去核）150g，桔梗 100g，山药 300g，莲子 200g，茯苓 250g，陈皮 150g，炙甘草 90g，阿胶 100g，鹿角胶 100g。

【加减参考】若脾阳虚弱，畏寒怕冷者，可加肉桂 100g、附片 50g、吴茱萸 50g 以温阳散寒；若湿浊内盛，苔厚纳呆者可加苍术 200g、薏苡仁 200g、豆蔻 150g 以淡渗利湿；若水饮停胃、泛吐清水痰涎，可加吴茱萸 50g、生姜 150g、姜半夏 150g 以温胃化饮。

【处方分析】方中生晒参、黄芪、白术、山药、莲子、甘草、刺五加等补中益气；升麻、柴胡升举阳气；陈皮、枳实理气化滞，使脾气得复、清阳得升、胃浊得降、气机得顺；龙眼肉、大枣健脾养心；黄精、阿胶、鹿角胶滋阴温肾养血。

【调理原则】补中益气，升提固脱。

【应用范围】中气下陷型胃下垂。

【膏方制作】将阿胶、鹿角胶打粉，生晒参研细粉，备用。龙眼肉、大枣用纱布袋另包，并入余药中加 8~10 倍量清水煮沸 2h，过滤取汁；取出龙眼肉、大枣用适量药汁移到破壁机中搅拌成浆，过滤，取滤液；滤渣并入其他药渣中加入 5~6 倍量清水煮沸 1.5h，过滤取汁；滤渣再加 3~4 倍量清水煮沸 1h，过滤取汁；将 3 次煎煮的滤液合并，加热浓缩至清膏；生晒参细粉加入膏前，先用适量药汁搅拌成半流质状，放置 1h 左右，搅拌均匀后加入清膏中，调文火浓缩；加鹿角胶粉搅拌均匀，保持加热 10min 左右，最后浓缩成膏，分装。

【用法用量】每次 15~20g，每日 2 次，上下午各 1 次，温水融化后服。

【制膏分析】本膏在生晒参细粉加入前，加适量药汁润湿调成糊状，并放置 1h 左右，一可防止细粉结团，二是使膏体较为润滑；加入生晒参细粉后要保持加热微沸 15min 以上，保证粉剂中的细菌灭活，以防膏方发霉变质，并使生晒细粉较为润滑。

龙眼肉、大枣用破壁机搅拌成浆，可提高膏方的口感和成膏率（此法收膏建议 2 周内服用）。

阿胶、鹿角胶没有单独烊化，是为了避免阿胶、鹿角胶粘在器具上造成浪费，将阿胶粉、鹿角胶粉直接加入清膏中，操作时注意掌握火候并充分搅拌，直至成膏；加热时间 10min 以上，以保证阿胶、鹿角胶充分烊化且收膏时间不会太长。

2. 脾胃虚寒型

【临床表现】脾气素弱，中阳不振，运化无力，胃部坠胀作寒，泛吐清涎，四肢不温，倦怠乏力，喜暖怕冷，喜温热饮食，待温食后能稍缓解，舌质淡，苔薄白，脉细软无力。

【参考处方】附子理中丸改汤合黄芪建中汤加味。

附片 60g，红参 100g，白术 150g，炙甘草 100g，干姜 100g，炙黄芪 250g，肉桂 100g，小茴香 100g，黄精 150g，茯苓 200g，莲子 250g，吴茱萸 50g，枳实 100g，北柴胡 150g，升麻 50g，陈皮 150g，木香 60g，阿胶 100g。

【加减参考】若水饮停胃、泛吐清水痰涎，可加生姜 100g、姜半夏 150g 以温胃化饮。

【处方分析】方中附片、肉桂、干姜、吴茱萸、小茴香以温阳散寒、健脾和胃；红参、黄芪、白术等补中益气；升麻、柴胡升举阳气；陈皮、枳实、木香理气化滞；黄精、阿胶滋阴养血。

【调理原则】益气温中，健脾和胃。

【应用范围】脾胃虚寒型胃下垂。

【膏方制作】将阿胶打粉，红参研细粉，备用。余药加 8~10 倍量清水煮沸 2h，过滤取汁；药渣中加入 5~6 倍量清水煮沸 1.5h，再次过滤取汁；滤渣再加 3~4 倍清水煮沸 1h，过滤取汁；将 3 次煎煮的滤液合并，加热浓缩至清膏；红参细粉加入膏前，先用适量药汁搅拌成半流质状，放置 1h 左右，搅拌均匀后加入清膏中，调文火浓缩；加阿胶粉搅拌均匀，保持加热 10min 左右，最后浓缩成膏，分装。

【用法用量】每次 15~20g，每日 2 次，上下午各 1 次，温水融化后服。

【制膏分析】本膏在加入红参细粉前要先用适量药汁湿润调成半流质状，并放置 1h 左右，一可防止细粉结团，二是使膏体较为润滑；加入红参细粉加热后要保持微沸 15min 以上，保证粉剂中的细菌灭活，以防膏方发霉变质，并使红参细粉较为润滑。

阿胶没有单独烊化，是为了避免阿胶粘在器具上造成浪费，将阿胶粉直接加入清膏中，操作时注意掌握火候并充分搅拌，直至成膏；加热时间 10min 以上，以保证阿胶充分烊化且收膏时间不会太长。

3. 气阴两虚型

【临床表现】形体偏瘦，纳食少，稍食则胃坠胀不适，时或嗳气泛恶，乏力倦怠，口干咽燥，舌淡红、舌面干而少津，脉细略数。

【参考处方】西洋参 100g，炙黄芪 300g，太子参 200g，北沙参 200g，黄精 150g，玉竹 150g，白术 150g，茯苓 250g，山药 250g，葛根 150g，枳实 150g，百合 200g，大枣 150g，陈皮 150g，生地黄 200g，枸杞子 200g，炙甘草 90g，冬虫夏草 30g，阿胶 100g，龟甲胶 100g。

【加减参考】若日久及肾，腰膝酸软、五心烦热、肝肾阴虚、相火挟冲气上逆者，可以加黄柏 100g、知母 100g、菊花 150g；失眠可以加炒酸枣仁 150g、合欢皮 200g、牡蛎 250g；食欲差可以加麦芽 150g、谷芽 150g、鸡内金 100g。

【处方分析】方中西洋参、太子参、炙黄芪、茯苓、陈皮、白术等健脾益气、促脾运化；生地黄、北沙参、麦冬、玉竹、百合等滋阴生津；山药、黄精益气养阴；葛根升提中气；枳实破气消积；阿胶、龟甲胶等滋阴养血；枸杞子、冬虫夏草补肾益精。

【调理原则】益气养阴。

【应用范围】气阴两虚型胃下垂。

【膏方制作】将阿胶、龟甲胶打粉，西洋参、冬虫夏草研细粉，备用。大枣、枸杞子用纱布袋另装并入余药中加 8~10 倍量清水煮沸 2h，过滤取汁；取出大枣、枸杞子用适量药汁移到破壁机中搅拌成浆，过滤，取滤液，滤渣并入其他药渣中加入 5~6 倍量清水煮沸 1.5h，过滤取汁；滤渣再加 3~4 倍量清水煮沸 1h，过滤取汁；将以上滤液合并，加热浓缩至清膏；西洋参细粉、冬虫夏草细粉加入膏前，先用适量药汁搅拌成半流质状，放置 1h 左右，搅拌均匀后加入清膏中，调文火浓缩；加阿胶、龟甲胶粉搅拌均匀，保持加热 10min 左右，最后浓缩成膏，分装。

【用法用量】每次 15~20g，每日 2 次，上下午各 1 次，温水融化后服。

【制膏分析】本膏中西洋参、冬虫夏草细粉的比例比较大，加入膏前用适量药汁润湿后搅拌成半流质状，放置 1h 左右，一可防止细粉结团，二是使膏体较为润滑；

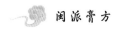

加入膏后要保持微沸 15min 以上，保证粉剂中的细菌灭活，以防膏方发霉变质，并使生晒细粉较为润滑。

大枣、枸杞子搅拌成浆过滤加入，在一定程度上可提高膏方的口感，且会提高膏方的成膏率（此法收膏建议 2 周内服用）。

阿胶、龟甲胶没有单独烊化，是为了避免阿胶、龟甲胶粘在器具上造成浪费，将阿胶粉、龟甲胶粉直接加入清膏中，操作时注意掌握火候并充分搅拌，直至成膏；加热时间 10min 以上，以保证阿胶、龟甲胶充分烊化且收膏时间不会太长。

五、便秘

功能性便秘是指无明显器质性病变或非继发于代谢病、系统性疾病或药物因素而以功能性排便困难为特征的便秘。主要由于肠功能紊乱引起，表现为排便次数减少，粪便量减少，粪便干结，排便费力，或排便不尽感。

功能性便秘属中医"便秘"范畴，病因有饮食不节、情志失调、年老体弱、感受外邪等。病机是热结、气滞、寒凝、气血阴阳虚衰致大肠传导失常，病位在大肠，与肺、脾、胃、肝、肾脏腑的功能失调有关而诱发本病。便秘有实秘和虚秘之分，膏方治疗虚秘有独到之处，虚证以扶正为先，依阴阳气血亏虚的不同，主用滋阴养血、益气温阳之法，酌用甘温润肠之药，标本兼治，正胜便通。

本节主要介绍治疗虚证便秘的膏方。

1. 气虚型

【临床表现】排便困难，需努挣方出，挣得汗出短气，便后乏力，体质虚弱，面白神疲，肢倦懒言，舌淡苔白，脉弱。

【参考处方】黄芪汤加味。

黄芪 300g，火麻仁 250g，陈皮 150g，白术 300g，生晒参 200g，绞股蓝 200g，刺五加 150g，黄精 150g，茯苓 150g，山药 150g，槟榔 100g，大枣 200g，炙甘草 60g，黄明胶 100g，蜂蜜 100g。

【加减参考】若肺气不足、咳嗽疲乏者，可加用麦冬 150g、五味子 150g、蜜紫菀 150g；若日久肾气不足，可加大黄芪 500g、加肉苁蓉 150g、熟地黄 200g。

【处方分析】方中生晒参、黄芪、白术大补脾肺之气，为方中主药；绞股蓝、刺五加助益气之效；陈皮、槟榔行气消积；火麻仁、蜂蜜润肠通便；茯苓、黄精、山药、大枣健脾补虚；黄明胶滋阴养血；炙甘草调和诸药。

【调理原则】补气润肠，健脾升阳。

【应用范围】气虚型便秘。

【膏方制作】将黄明胶打粉，生晒参研细粉，备用。余药加 8~10 倍量清水煮沸

2h，过滤取汁；药渣中加入 5~6 倍量清水煮沸 1.5h，过滤取汁；滤渣再加 3~4 倍量清水煮沸 1h，过滤取汁；将 3 次煎煮的滤液合并，加热浓缩至清膏；生晒参细粉加入膏前，先用适量药汁搅拌成半流质状，放置 1h 左右，搅拌均匀后加入清膏中，调文火浓缩；加黄明胶粉搅拌均匀，保持加热 10min 左右，最后浓缩成膏，分装。

【用法用量】每次 15~20g，每日 2 次，上下午各 1 次，温水融化后服。

【制膏分析】本膏中生晒参细粉入膏前用适量药汁搅拌成半流质状，放置 1h 左右，一可防止细粉结团，二是使膏体较为润滑；加入膏后要保持微沸 15min 以上，保证粉剂中的细菌灭活，以防膏方发霉变质，并使生晒细粉较为润滑。

黄明胶没有单独烊化，是为了避免黄明胶粘在器具上造成浪费，将黄明胶粉直接加入清膏中，操作时注意掌握火候并充分搅拌，直至成膏；加热时间 10min 以上，以保证黄明胶充分烊化且收膏时间不会太长。

2. 血虚型

【临床表现】大便干结，排出困难，面色无华，心悸气短，健忘，口唇色淡，舌质淡，脉细。

【参考处方】当归补血汤、四物汤、五仁丸改汤加味。

当归 150g，黄芪 200g，白芍 200g，生、熟地黄各 150g，苦杏仁 100g，火麻仁 200g，制何首乌 150g，桃仁 150g，玄参 200g，枸杞子 150g，枳壳 120g，枳实 150g，石斛 200g，陈皮 100g，厚朴 100g，谷芽 150g，阿胶 100g，炙甘草 90g。

【加减参考】若兼气虚，可加白术、生晒参益气生血。

【处方分析】方中当归、黄芪、白芍、生熟地滋阴养血；火麻仁、桃仁、苦杏仁、桃仁润肠通便；枳壳、枳实、厚朴、陈皮引气下行、下气通便；石斛、谷芽益阴和胃；玄参、制何首乌、枸杞子、阿胶等养血润肠。

【调理原则】养血润燥通便。

【应用范围】血虚型便秘。

【膏方制作】将阿胶打粉备用。余药加 8~10 倍量清水煮沸 2h，过滤取汁；药渣中加入 5~6 倍量清水煮沸 1.5h，过滤取汁；滤渣再加 3~4 倍量清水煮沸 1h，过滤取汁；将 3 次煎煮的滤液合并，加热浓缩至清膏；调文火，加阿胶粉搅拌均匀，保持加热 10min 左右，最后浓缩成膏，分装。

【用法用量】每次 15~20g，每日 2 次，上下午各 1 次，温水融化后服。

【制膏分析】本膏中阿胶没有单独烊化，是为了避免阿胶粘在器具上造成浪费，将阿胶粉直接加入清膏中，操作时注意掌握火候并充分搅拌，直至成膏；加热时间 10min 以上，以保证阿胶充分烊化且收膏时间不会太长。

石斛煎煮过程注意检查是否煎煮透；若是鲜品，建议加适量药液破壁成浆，过滤，滤渣并入他药煎煮，滤液直接合并到药液中浓缩。

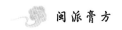

3. 阴虚型

【临床表现】大便干结，如羊屎状，形体消瘦，头晕耳鸣，心烦失眠，潮热盗汗，腰酸膝软，舌红少苔，脉细数。

【参考处方】增液汤、五仁汤加味。

玄参300g，麦冬300g，生、熟地黄各200g，太子参200g，玉竹200g，石斛200g，火麻仁200g、柏子仁200g，瓜蒌仁200g，桃仁200g，山萸肉120g，山药200g，牡丹皮150g，茯苓150g，白芍200g，赤芍100g，枳实150g，厚朴500g，木香60g，黄明胶100g，龟甲胶100g，蜂蜜100g。

【加减参考】若胃阴不足、口干口渴甚者，酌情加淡竹叶、北沙参；不寐者加牡蛎、天冬、炒酸枣仁。

【处方分析】方中玄参、麦冬、生地黄滋阴润肠，生津通便；加白芍、玉竹、石斛以助养阴之力；加火麻仁、柏子仁、桃仁、瓜蒌仁以增润肠之效；山萸肉、山药、牡丹皮、茯苓、太子参益肾健脾助气化；枳实、厚朴、木香等行气以通便；黄明胶、龟甲胶、蜂蜜养阴润肠通便。

【调理原则】滋阴润肠通便。

【应用范围】阴虚型便秘。

【膏方制作】将阿胶、龟甲胶打粉，蜂蜜炼成嫩蜜，备用。余药加8~10倍量清水煮沸2h，过滤取汁；药渣中加入5~6倍量清水煮沸1.5h，过滤取汁；滤渣再加3~4倍量清水煮沸1h，过滤取汁；将3次煎煮的滤液合并，加热浓缩至清膏；调文火，加嫩蜜，继续浓缩；加阿胶、龟甲胶粉搅拌均匀，保持加热10min左右，最后浓缩成膏，分装。

【用法用量】每次15~20g，每日2次，上下午各1次，温水融化后服。

【制膏分析】本膏中阿胶、龟甲胶没有单独烊化，是为了避免阿胶、龟甲胶粘在器具上造成浪费，将阿胶粉、龟甲胶粉直接加入清膏中，操作时注意掌握火候并充分搅拌，直至成膏；加热时间10min以上，以保证阿胶、龟甲胶充分烊化且收膏时间不会太长。

石斛煎煮过程中，应注意检查是否煎煮透；若是鲜品，建议加适量药液破壁成浆，过滤，滤渣并入他药煎煮，滤液直接合并到药液中浓缩。

4. 阳虚型

【临床表现】大便或干或不干，皆排出困难，小便清长，面色㿠白，四肢不温，腹中冷痛，得热痛减，腰膝冷痛，舌淡苔白，脉沉迟。

【参考处方】济川煎加味。

肉苁蓉200g，怀牛膝150g，当归100g，升麻60g，泽泻60g，枳壳150g，锁阳

150g，菟丝子 150g，干姜 90g，淡附片 60g，肉桂 90g，熟地黄 200g，火麻仁 200g，柏子仁 200g，酒大黄 60g，厚朴 150g，神曲 200g，甘草 90g，红参 100g，阿胶 200g。

【加减参考】若兼疲乏无力加黄芪、白术；腹痛加肉挂、赤芍、白芍、桃仁、牡丹皮。

【处方分析】方中肉苁蓉、牛膝、锁阳、肉桂、附片、红参、干姜、菟丝子等温补肾阳、润肠通便；升麻、泽泻有升清降浊的作用；火麻仁、柏子仁、当归助润肠之效；枳壳、大黄、厚朴下气通便；神曲化积；甘草调和诸药；阿胶、蜂蜜养血润肠通便。

【调理原则】温阳润肠。

【应用范围】阳虚型便秘。

【膏方制作】将阿胶打粉，红参研细粉，蜂蜜炼成嫩蜜，备用。余药加 8~10 倍量清水煮沸 2h，过滤取汁；药渣中加入 5~6 倍量清水煮沸 1.5h，过滤取汁；滤渣再加 3~4 倍量清水煮沸 1h，过滤取汁；将 3 次煎煮的滤液合并，加热浓缩至清膏；红参细粉加入膏前，先用适量药汁搅拌成半流质状，放置 1h 左右，搅拌均匀后加入清膏中，调文火浓缩；加嫩蜜，继续浓缩；加入阿胶粉，快速沿一个方向搅拌使溶化，浓缩至成膏状态再加黄酒，此时会产生暴沸现象，快速搅拌片刻，即可分装。

【用法用量】每次 15~20g，每日 2 次，上下午各 1 次，温水融化后服。

【制膏分析】本膏在加入红参细粉前要先用适量药汁湿润调成半流质状，并放置 1h 左右，一可防止细粉结团，二是使膏体较为润滑；加入红参细粉加热后要保持微沸 15min 以上，保证粉剂中的细菌灭活，以防膏方发霉变质，并使红参细粉较为润滑。

阿胶打粉直接加入清膏中，不采用传统的"黄酒烊化"方法，是为了避免阿胶粘在器具上造成浪费。最后加入黄酒时，注意会产生暴沸现象，要加快搅拌，同时要防溢。

六、泄泻

泄泻，又称腹泻，是指排便次数增多、粪便稀薄，甚至泻出如水样的病症。本病常见病因以感受寒热暑湿之邪常见，尤以湿邪为多见。脾喜燥而恶湿，外来湿邪，最易困脾，脾失建运，清浊不分，水谷混杂而下，故有"无湿不成泻""湿多成五泄"之说。寒邪与暑热之邪，多与湿相兼，从表及里或直犯脾胃，造成脾胃运化功能失常而致泄泻。饮食不节或不洁也是引起泄泻的常见病因。由于暴饮暴食，内伤脾胃，宿食停滞；或嗜食肥甘厚味，使脾胃呆滞；或过食生冷寒凉，误食不洁腐败之物，损伤脾胃，湿浊内生，均能导致脾胃运化功能失常、清浊不分而致泄泻。另外由于先天禀赋不强，素体脾胃虚弱，或长期嗜食生冷寒凉损伤脾阳、中阳失运，或年老肾亏、火不生土、脾土失于温养，以致脾肾虚寒、运化无力导致脾胃虚弱，或脾肾虚寒之人，一旦感受外邪或饮食不节，内外合邪，就更易使脾胃运化功能失常而发生泄泻。

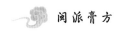

在辨证时，首先应区别寒热、虚实。膏方调治慢性泄泻常见如下。

1. 肝气乘脾型

【临床表现】平时多有胸胁胀闷，嗳气食少，每因抑郁恼怒或情绪紧张之时，发生腹痛泄泻，舌淡红，脉弦。

【参考处方】痛泻要方加味。

炒白术 150g，白芍 100g，陈皮 150g，防风 100g，木香 60g，枳壳 100g，白扁豆 150g，泽泻 100g，茯苓 200g，山药 200g，仙鹤草 300g，薏苡仁 200g，莲子 200g，蒲公英 150g，合欢皮 200g，浮小麦 200g，炙甘草 100g，大枣 150g，佛手 100g，北沙参 200g，生晒参 100g，阿胶 100g。

【加减参考】食欲不振加麦芽 150g、谷芽 150g、山楂 200g；睡眠不佳加炒酸枣仁 200g、牡蛎 200g、首乌藤 150g；大便不畅，赤芍改用白芍 100g、加火麻仁 200g。

【处方分析】方中炒白术、生晒参健脾益气补虚；白芍养血柔肝；陈皮、木香、枳壳、佛手理气醒脾；防风升清止泻；白扁豆、茯苓、泽泻、莲子、薏苡仁等增强健脾利湿止泻之功；仙鹤草、蒲公英佐以清热增强肠道免疫力；合欢皮、浮小麦、炙甘草、大枣、北沙参等加强舒肝健脾、安神和胃功能；阿胶滋阴养血。

【调理原则】疏肝扶脾。

【应用范围】肝气乘脾型腹泻。

【膏方制作】将阿胶打粉，生晒参研细粉，备用。余药加 8~10 倍量清水煮沸 2h，过滤取汁；药渣中加入 5~6 倍量清水煮沸 1.5h，过滤取汁；滤渣再加 3~4 倍量清水煮沸 1h，过滤取汁；将 3 次煎煮的滤液合并，加热浓缩至清膏；生晒参细粉加入膏前，先用适量药汁搅拌成半流质状，放置 1h 左右，搅拌均匀后加入清膏中，调文火浓缩；加阿胶粉搅拌均匀，保持加热 10min 左右，最后浓缩成膏，分装。

【用法用量】每次 15~20g，每日 2 次，上下午各 1 次，温水融化后服。

【制膏分析】本膏中生晒参细粉入膏前先用适量药汁润湿并搅拌成半流质状，放置 1h 左右，一可防止细粉结团，二是使膏体较为润滑；加入膏后要保持微沸 15min 以上，保证粉剂中的细菌灭活，以防膏方发霉变质，并使生晒参细粉较为润滑。

阿胶没有单独烊化，是为了避免阿胶粘在器具上造成浪费，将阿胶粉直接加入清膏中，操作时注意掌握火候并充分搅拌，直至成膏；加热时间 10min 以上，以保证阿胶充分烊化且收膏时间不会太长。

2. 脾胃虚弱型

【临床表现】大便时溏时泻，每食生冷油腻或较难消化食物，则腹泻加重，甚则完谷不化或如鸭粪，腹部隐痛，喜热喜按，食欲不振，食后作胀，面色萎黄，体倦神疲，舌质淡胖、苔白，脉沉细或细弱。

【参考处方】参苓白术散加味。

生晒参 100g，炒白术 150g，茯苓 250g，炙甘草 100g，大枣 150g，白扁豆 150g，山药 200g，砂仁 60g，薏苡仁 250g，莲子 250g，桔梗 60g，炮姜 100g，仙鹤草 300g，补骨脂 150g，益智仁 150g，赤石脂 200g，黄芪 200g，核桃仁 150g，黑芝麻 50g，阿胶 100g，鹿角胶 60g。

【加减参考】若脾阳虚衰、阴寒内盛，腹中冷痛、手足不温，加附片 50g、吴茱萸 30g、肉桂 100g 以温中散寒；若久泻不止、中气下陷而致脱肛者，可大黄芪 300g、升麻 60g、柴胡 50g 以益气升清、健脾止泻。

【处方分析】方中用四君子、黄芪以补气健脾为主，加入砂仁理气和胃；白扁豆、山药、薏苡仁、莲子健脾利湿止泻；桔梗、炮姜、仙鹤草、补骨脂、益智仁、赤石脂、核桃仁、黑芝麻等健脾温肾；阿胶、鹿角胶阴阳双补，阴中求阳。

【调理原则】健脾益胃，利湿止泻。

【应用范围】脾胃虚弱型腹泻。

【膏方制作】将阿胶、鹿角胶打粉；生晒参研细粉；砂仁打粉过 100 目筛，粗粉另放，备用。赤石脂另包后加入余药中加 8~10 倍量清水煮沸 2h，过滤取汁；药渣中加入 5~6 倍量清水煮沸 1.5h，过滤取汁；砂仁粗粉另煎 2 次，合并滤液把生晒参、砂仁细粉搅拌成半流质状，放置 1h 左右；滤渣并入二煎药渣中，加 3~4 倍量清水煮沸 1h，过滤取汁；将 3 次煎煮的滤液合并，加热浓缩至清膏；加入润湿的生晒参、砂仁糊，搅拌均匀；调文火，加阿胶、鹿角胶粉搅拌均匀，保持加热 10min 左右，最后浓缩成膏，分装。

【用法用量】每次 15~20g，每日 2 次，上下午各 1 次，温水融化后服。

【制膏分析】本膏中砂仁的有效成分主要为挥发油，不宜久煎，采取研粉、后入的方法可避开久煎和长时间浓缩导致的挥发性成分损失。砂仁打粉入膏，可提高利用率，因此临床用量也可以相应减少些，节约资源，减少患者经济开支。生晒参细粉、砂仁细粉加砂仁的煎煮液润湿后放置 1h 左右，一可防止细粉结团，二是使细粉较为润滑；加入清膏后保持微沸 15min 以上，保证粉剂中的细菌灭活，以防膏方发霉变质。砂仁除了含挥发油以外还含有其他成分，因此粗粉另煎 2 遍后，滤渣可并入其他药中继续提取。砂仁也可采用中药配方颗粒，因为配方颗粒已采用包合技术，可有效保护挥发性有效成分。

赤石脂宜另包避免粉末沉底焦锅。

阿胶、鹿角胶没有单独烊化，是为了避免阿胶、鹿角胶粘在器具上造成浪费，将阿胶粉、鹿角胶粉直接加入清膏中，操作时注意掌握火候并充分搅拌，直至成膏；加热时间 10min 左右，以保证阿胶、鹿角胶充分烊化且收膏时间不会太长。

3. 肾阳虚衰型

【临床表现】泄泻多在黎明之前，腹部作痛，肠鸣即泻，泻后则安，形寒肢冷，

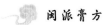

腰膝酸软，小便清长，或夜尿增多，舌质淡胖、多有齿痕，脉沉细无力。

【参考处方】四神丸、五苓散改汤加味。

补骨脂 150g，吴茱萸 60g，肉豆蔻 150g，五味子 150g，炮附片 60g，炮姜 100g，黄芪 200g，生晒参 100g，炒白术 150g，煨诃子 150g，赤石脂 200g，茯苓 250g，猪苓 150g，莲子 300g，肉桂 100g，阿胶 100g，鹿角胶 60g。

【加减参考】伴血瘀腹痛者，加当归 100g、川芎 150g、赤芍 100g、醋延胡索 100g 等以养血和血；食欲不振者，加神曲 200g、鸡内金 150g、焦麦芽 200g、焦山楂 200g 健脾助运；疲乏、畏冷明显者，改生晒参为红参 100g，炮附片加量至 100g。

【处方分析】方中补骨脂补肾阳；吴茱萸、肉豆蔻温中散寒；五味子涩肠止泻；附片、炮姜温肾暖脾；黄芪、党参、白术等益气健脾；赤石脂、诃子等固涩止泻；茯苓、猪苓、莲子健脾利湿止泻；阿胶、鹿角胶阴阳双补，阴中求阳。

【调理原则】温肾健脾，固涩止泻。

【应用范围】肾阳虚衰型腹泻。

【膏方制作】将阿胶、鹿角胶打粉，生晒参研细粉，备用；赤石脂另包，加入余药中加 8~10 倍量清水煮沸 2h，过滤取汁；药渣中加入 5~6 倍量清水煮沸 1.5h，过滤取汁；滤渣再加 3~4 倍量清水煮沸 1h，过滤取汁；将 3 次煎煮的滤液合并，加热浓缩至清膏；生晒参细粉加入膏前，先用适量药汁搅拌成半流质状，放置 1h 左右，搅拌均匀后加入清膏中，调文火浓缩；加阿胶、鹿角胶粉搅拌均匀，保持加热 10min 左右，最后浓缩成膏，分装。

【用法用量】每次 15~20g，每日 2 次，上下午各 1 次，温水融化后服。

【制膏分析】本膏中生晒参细粉入膏前先用适量药汁搅拌成半流质状，放置 1h 左右，一可防止细粉结团，二是使膏体较为润滑；加入膏后要保持微沸 15min 以上，保证粉剂中的细菌灭活，以防膏方发霉变质，并使生晒参细粉较为润滑。

赤石脂宜另包避免粉末沉底焦锅。

阿胶没有单独烊化，是为了避免阿胶粘在器具上造成浪费，将阿胶粉直接加入清膏中，操作时注意掌握火候并充分搅拌，直至成膏；加热时间 10min 以上，以保证阿胶充分烊化且收膏时间不会太长。

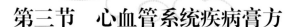

第三节　心血管系统疾病膏方

心血管系统又称"循环系统"，由心脏、动脉、毛细血管和静脉等组成。心血管系统的常见疾病有冠状动脉粥样硬化性心脏病（冠心病）、高血压、高脂血症、动脉硬化等。

心血管疾病的病位在心，与肝、脾、肾等诸脏病变关系密切。心主血脉与神明，心血运行主要依赖心气的推动。当心气不足时，则影响血液运行，进而导致心脉瘀阻，从而引发心血管疾病。肝主藏血与疏泄，心与肝在血液循环、血液储藏、调节血量的生理活动中有着互通互用的关系。火非木不生，心欲不枯，必得肝血之滋养，若心血充沛，肝藏泄有权，则脉道充盈。心肌筋膜乃肝所主，血液充沛则筋得血养，心脏搏动有序、有力，反之七情不调、郁怒暴躁，易化火伤阴，久之肝火引动心火、蒸炼血液，发为瘀阻。脾主统血与运行，心与脾在血液生成、血液运行的生理活动中有着互根互用的关系。土非火不生，五脏六腑之气，咸仰于心君，心火无为，比借包络有为，往来宣布，胃气能入，脾气能出，各脏腑之气始能变化矣。火非土不旺，心火必由脾胃之土相生，脾土既亏，则气血生化乏源，心之气阴亏虚，脉道失充，心失所养，则症见胸闷、心悸、气短。心火也，肾水也，肾上系心，心下连肾，肾水上济于心，则心火不亢，心火下降于肾，则肾水不寒，往来心肾，水火既济。朱震亨曰："人之有生，心为之火居上，肾为之水居下，水能生而火能降，一升一降，无有穷已，故生意存焉。"肾为脏腑阴阳之本，五脏之阴气，非此不能滋，肾阴充足则心阴亦充足，若肾阴不足，无力资助心阴，心阴亏虚，阴虚则热，久之灼伤津液，发为瘀阻。

心血管疾病与年龄、性别有关。《黄帝内经》云男子"五八，肾气衰，发堕齿槁"，女子"七七，任脉虚，太冲脉衰少，天癸竭"。因而其发病高峰多在男子五八、女子七七以后，此多为肝肾精气由盛转衰的转折阶段。《黄帝内经》又云："虚虚实实，补不足，损有余，是其义也。"心血管病多由年老体衰，或劳思过度，或久病体虚而致，多见本虚标实、虚实夹杂之证，故其病机总属"本虚标实"。"本虚"是指心之气、血、阴、阳之虚，"标实"是指血瘀、气滞、寒凝、痰浊共同作用引发的。气血阴阳易相兼为病，临床实践中主张权衡阴阳偏盛偏衰，辨清标本虚实，强调顾护本虚基础，注重痰瘀热邪标实之变。治疗时应把握"急则治其标，缓则治其本"的原则，明确本虚与标实的侧重，分清缓急，辨识轻重，谨守病机，虚则补之，实则泻之，扶正祛邪，补泻适度，调和阴阳，以平为期。

秋冬是心血管疾病的高发季节。自古中医即有"春生夏长，秋收冬藏"的理论，因此，秋冬季节正适合应用膏方进行调补。制订心血管膏方的主要原则就是利用药物的偏胜之性，来纠正人体阴阳气血的不平衡，以求"阴平阳秘，精神乃治"，这也是中医养生和治病的基本思想。心血管病病程一般较长，病机甚为复杂，其发病多与先天禀赋不足、年老体衰、饮食失节、情志不遂、劳逸失度等导致脏腑气机失调、气血阴阳失衡有关。因此，在用膏方调补前，先要明确两点：一是心血管病在病机上具有久病多虚、久病及肾、久病入络、久病致郁、久郁生痰的特点；二是传统的膏滋药一般多以补益为主，味厚质重，并多以阿胶、龟板胶、鹿角胶等胶质收膏，其性黏腻难化，对夹有痰瘀者多不适宜。有鉴于此，用膏方调补心血管病务必要掌握通补兼施的原则，应针对不同的体质与病症，把握好通与补的尺度，使补而不腻、通而不损。所以膏方用药，既要考虑"形不足者，温之以气""精不足者，补之以味"，又应根据病者的症状，针对瘀血等病理产物，适当加以行气、活血之品，疏其血气，令其条达，而致阴阳平衡。膏方用药需注意温凉适度，不能一味温补，以免导致膏方作用适得其反。老年人脾胃功能较弱，在制订膏方时，常佐以轻灵流通、健脾通利之品，如绿萼梅、川楝子、延胡索、旋覆梗、谷麦芽、鸡内金等，这些药或疏肝理气，或和胃通降，相辅相成，相得益彰，能消除补药黏腻之性，以助脾运吸收之功。由于这些理气药凉而不寒、温而不燥，适宜在膏方中调配以久服。当然也要注意用药中的纠偏问题，如养阴药偏滋腻，往往具有润肠作用，活血药多易刺激肠胃，而健脾通利之品也易致腹泻，故对于慢性泄泻或肠胃功能不好容易腹泻的患者，可用炒谷芽、炒麦芽、炙鸡内金、煨木香等。如用药后易出现大便干燥，或平素便秘者，则多用理气药促进肠蠕动，如佛手、香橼等。

本节主要对冠心病、高血压、高脂血症、动脉硬化介绍辨证选用膏方。

一、冠心病

冠心病是冠状动脉粥样硬化性心脏病的简称，多由冠状动脉发生粥样硬化引起，是以胸部闷痛，甚则胸痛彻背、喘息不得卧为主症的一种疾病。在心血管疾病中，冠心病排名第一。中医学认为冠心病属"胸痹""胸痛""真心痛""心悸"等范畴。胸痹的发生多与寒邪内侵、七情失调、饮食不节、年老体虚等因素有关。

本病病位在心，与肝、脾、肾密切相关，其病因病机较为复杂，多以本虚标实、虚实夹杂为患。本虚有气虚、气阴两虚及阳气虚衰，标实有血瘀、寒凝、痰浊、气滞，且可相兼为病。在本病的形成和发展过程中，大多先实而后虚，亦有先虚而后实者。但临床表现多虚实夹杂，或以实证为主，或以虚证为主。若素体阳衰、胸阳不足，阴寒之邪乘虚侵袭，寒凝气滞，痹阻胸阳，可成胸痹。饮食不节，过食肥甘生冷，或嗜酒成癖，以致脾胃损伤，运化失健，聚湿成痰，痰阻脉络，胸阳失展，而成胸痹。另外，忧思伤脾，脾虚气结，津液不布，聚而为痰，郁怒伤肝，肝失疏泄，肝郁气滞，气郁化火，灼津成痰，气滞痰阻，血行不畅，气血郁滞，或痰瘀交阻，心脉不通，可发为胸痹。年老体衰，肾阳虚衰，肾阴亏虚，心阳不振，心阴亏虚，气血运行不畅，也可导致胸痹。

针对冠心病患者不同的体质与病症，采用通补兼施的原则，以达到保持机体气血通畅与阴阳平衡的作用。冠心病患者服用膏方，临床可减少胸闷胸痛的发作频率和疾病突变的可能，增加患者的活动耐量，提高生活质量。

1. 气虚血瘀型

【临床表现】胸部刺痛，固定不移，时轻时重，劳累后易发，胸闷，时或心悸不宁，气短，乏力，自汗，舌淡红、紫暗或瘀点瘀斑，脉细。

【参考处方】参芪汤合桂枝茯苓丸加减。

人参片 100g，党参 150g，黄芪 300g，红景天 100g，桂枝 100g，炙甘草 100g，当归 100g，川芎 150g，赤芍 150g，焯桃仁 150g，三七粉 30g，丹参 200g，柴胡 200g，炒枳壳 150g，茯苓 200g，泽泻 100g，浙贝母 100g，清半夏 100g，瓜蒌 150g，阿胶 100g，麦冬 150g，蜂蜜 100g，黄酒适量。

【加减参考】脘腹胀满者，可加山楂 150g、麦芽 200g 消食和胃。

【处方分析】方中人参、党参、黄芪、红景天补气以助血运行、助气血生化之源；当归、川芎、赤芍、桃仁、三七、丹参活血化瘀通脉；桂枝温通经脉；清半夏、浙贝母、瓜蒌宽胸化痰散结；柴胡、枳壳调理气机，以利气血通畅；茯苓、泽泻利水渗湿以祛湿邪；阿胶、麦冬滋阴养血；炙甘草调和诸药。

【调理原则】益气养血，活血通脉，化痰祛瘀。

【应用范围】气虚血瘀型冠心病。

【膏方制作】将阿胶研粉，蜂蜜加水炼蜜，三七粉另放，备用。余药加 8~10 倍量清水，浸泡 5h 后煎煮 2h，过滤取汁；药渣加入 5~6 倍量清水煎煮 1.5h，过滤取汁；药渣再加 3~4 倍量清水煎煮 1h，过滤取汁；3 次煎煮的滤液合并，加热浓缩至清膏；三七粉加入膏前，先用适量药汁搅拌成半流质状，放置 1h 左右，搅拌均匀后加入清膏中，调文火浓缩；加炼蜜，继续浓缩；加阿胶粉，快速沿一个方向搅拌使溶化，浓缩至成膏状态再加黄酒，此时会产生暴沸现象，快速搅拌片刻，即可分装。

【用法用量】每次 15~20g，每日 2 次，上下午各 1 次，温水融化后服。

【制膏分析】本膏三七粉主要是用于活血祛瘀，加热时间不宜太长，以防影响疗效，加热时间宜控制在 10min 左右，主要是为了细菌灭活。三七粉加入前先用适量药汁湿润调成半流质状，并放置 1h 左右，一可防止细粉结团，二是使膏体较为润滑。

蜂蜜加水炼制后可除去其中的杂质，蒸发部分水分，破坏酵素，杀死微生物，增强黏合力。

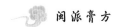

阿胶打粉直接加入清膏中，不采用传统的"黄酒烊化"方法，是为了避免阿胶粘在器具上造成浪费。最后加入黄酒时，注意会产生暴沸现象，要加快搅拌，同时要防溢。

2. 心肾阳虚型

【临床表现】胸闷，气短，心慌，头晕，自汗，畏寒肢冷，耳鸣，失眠，二便调，舌淡苔薄白、有齿痕，脉沉弱。

【参考处方】四逆汤合右归丸加减。

黑顺片 100g，干姜 100g，肉桂 100g，淫羊藿 150g，制巴戟天 150g，菟丝子 150g，枸杞子 200g，盐杜仲 200g，炙黄芪 300g，党参 200g，酒萸肉 200g，山药 300g，茯苓 300g，泽泻 100g，炒谷芽 150g，炒麦芽 150g，炒芡实 200g，炒枳壳 100g，陈皮 150g，黄酒 300g，蜂蜜 200g，冰糖 100g。

【加减参考】可配伍小柴胡汤，调节升降枢机，调理阴阳气血。

【处方分析】方中用淫羊藿、制巴戟天、菟丝子、盐杜仲，配以温里药附片、干姜、肉桂补肾助阳；枸杞子、山药滋补肝肾；芡实、酒萸肉益肾固精；党参、黄芪补气以助血行；配以陈皮、枳壳理气健脾；炒谷芽、炒麦芽运脾和胃，调理中焦，谨防大量温补药滋腻太过妨碍中焦脾胃运化；茯苓、泽泻利水渗湿；蜂蜜、冰糖矫味补虚；黄酒通血脉、行药势。

【调理原则】温阳补肾，振奋心阳。

【应用范围】心肾阳虚型冠心病。

【膏方制作】将蜂蜜加水炼蜜，冰糖加入黄酒烊化，备用。余药材加 8~10 倍量清水，浸泡 5h 后煎煮 2h，过滤取汁；药渣加入 5~6 倍量清水煎煮 1.5h，过滤取汁；药渣再加 3~4 倍量清水煎煮 1h，过滤取汁；3 次煎煮的滤液合并，加热浓缩至清膏时加入炼蜜和冰糖黄酒，搅拌均匀，加热浓缩至成膏，分装。

【用法用量】每次 15~20g，每日 2 次，上下午各 1 次，温水融化后服。

【制膏分析】本膏中蜂蜜加水经炼制后可除去其中的杂质，蒸发部分水分，破坏酶素，杀死微生物，增强黏合力。冰糖放入黄酒中烊化后，收膏时加入。

3. 气阴两虚型

【临床表现】活动后胸闷胸痛偶作，时作时休，伴心悸气短，平素自觉咽干、乏力、易汗出，腰膝酸软，舌淡红、苔薄白，脉虚细缓或结代。

【参考处方】生脉散合龟鹿二仙汤加减。

炙黄芪 300g，人参片 200g，酒黄精 200g，麦冬 200g，五味子 100g，白术 200g，怀山药 300g，炒枳壳 200g，陈皮 200g，葛根 300g，瓜蒌 200g，郁金 200g，红景天 30g，灵芝 200g，丹参 200g，刺五加 150g，赤芍 150g，川芎 200g，红花 150g，绞股蓝 300g，薏苡仁 200g，龟甲胶 60g，鹿角胶 100g，阿胶 200g，蜂蜜 500g。

【加减参考】若兼饮食停滞，可加神曲 150g、山楂 150g 等消食和胃；若痛甚者可加香橼 60g、佛手 90g；若脘腹灼痛，嘈杂反酸，可加左金丸。

【处方分析】方中黄芪、人参片、刺五加益气；麦冬、五味子、黄精、灵芝、阿胶滋补阴津；鹿角胶、龟甲胶补肾填精；丹参、红花、赤芍、红景天、郁金、川芎、葛根活血祛瘀、疏通脉络；瓜蒌豁痰宽胸；绞股蓝清热解毒；山药、白术、薏苡仁益气健脾；陈皮、枳壳行气助运，防止膏方过于滋补，碍气伤胃；酒黄精、红花、绞股蓝等药具有明确的降脂、降糖、抗动脉硬化的功效。诸药相合，共奏益气养阴、清热活血、化痰泄浊之功。

【调理原则】宜滋阴益气，活血祛瘀。

【应用范围】气阴两虚型冠心病。

【膏方制作】将龟甲胶、鹿角胶和阿胶研粉，蜂蜜炼制，备用。余药材加 8~10 倍量清水，浸泡 5h 后煎煮 2h，过滤取汁；药渣加入 5~6 倍量清水煎煮 1.5h，过滤取汁；药渣再加 3~4 倍量清水煎煮 1h，过滤取汁；3 次煎煮的滤液合并，加热浓缩至清膏时，调文火加入龟甲胶粉、鹿角胶粉、阿胶粉和炼蜜，搅拌均匀，加热浓缩至成膏，分装。

【用法用量】每次 15~20g，每日 2 次，上下午各 1 次，温水融化后服。

【制膏分析】本膏中蜂蜜加水炼制后可除去其中的杂质，蒸发部分水分，破坏酵素，杀死微生物，增强黏合力。

龟甲胶、鹿角胶和阿胶没有单独烊化，是为了避免龟甲胶、鹿角胶和阿胶粘在器具上造成浪费，打粉直接加入清膏中，操作时注意掌握火候并充分搅拌，直至成膏；加热时间 10min 以上，以保证龟甲胶、鹿角胶和阿胶充分烊化且收膏时间不会太长。

4. 痰瘀互结型

【临床表现】胸闷，胸痛，心悸，气短，肢体困重，痰多，体胖，舌紫暗、有瘀点和瘀斑、苔厚腻，脉涩或濡滑。

【参考处方】四君子汤、温胆汤合丹参饮加减。

人参片 120g，炒白术 150g，姜竹茹 150g，炒枳壳 150g，法半夏 150g，陈皮 150g，瓜蒌 150g，丹参 200g，砂仁 60g，三七粉 60g，甘草 60g，山楂 200g，茯苓 250g，五指毛桃 200g，木糖醇 100g。

【加减参考】若瘀重者，加桃仁 120g、红花 120g。

【处方分析】方中人参片补脾益肺、生津养血；白术益气健脾，助脾气运行而痰无所生；法半夏化痰燥湿；竹茹化痰除烦；陈皮理气燥湿，使气顺痰消；茯苓渗湿健脾，湿无所聚，则痰无所生；瓜蒌清热涤痰、宽胸散结；丹参入血分，降而行血，能通血脉、化瘀滞、消癥积；砂仁醒脾助运；三七为阳明、厥阴血分之药，散瘀、定痛；枳壳宽中行气、消痰降痞而不破气伤正；山楂善散消滞，气轻而不耗真气。四药皆为佐使，可使血行以助祛邪而不耗气；五指毛桃益气不作火，补气而不提气，扶正而不碍

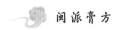

邪；甘草益气和中、调和诸药。全方"治实不忘顾虚，补虚不忘顾实"，共奏益气健脾、化痰逐瘀之功。

【调理原则】益气健脾，祛痰逐瘀。

【应用范围】痰瘀互结证冠心病。

【膏方制作】将砂仁打粉过 100 目筛，粗粉另放；三七粉、木糖醇另放，备用。砂仁打粉加水润湿，调成糊状备用，木糖醇加水烊化备用，三七粉加水调成糊状备用，余药加 8~10 倍量清水，浸泡 5h 后煎煮 2h，过滤取汁；药渣加入 5~6 倍量清水煎煮 1.5h，过滤取汁；砂仁粗粉另煎 2 次，合并滤液把三七粉、砂仁细粉搅拌成半流质状，放置 1h 左右；滤渣并入二煎药渣中，加 3~4 倍量清水煎煮 1h，过滤取汁；3 次煎煮的滤液合并，加热浓缩至清膏；加入润湿的三七粉、砂仁糊，搅拌均匀，调文火浓缩至清膏；木糖醇提前加少量预留的药汁烊化，加入清膏中，继续搅拌浓缩成膏，分装。

【用法用量】每次 15~20g，每日 2 次，上下午各 1 次，温水融化后服。

【制膏分析】本膏中砂仁的有效成分主要为挥发油，不宜久煎，采取研粉、后入的方法可避开久煎和长时间浓缩导致的挥发性成分损失。砂仁打粉入膏，可提高利用率，因此临床用量也可以相应减少些，节约资源，减少患者经济开支。三七粉、砂仁细粉加砂仁的煎煮液润湿后放置 1h 左右，一可防止细粉结团，二是使细粉较为润滑。砂仁除了含挥发油以外还含有其他成分，因此粗粉另煎 2 遍后，滤渣可并入其他药中继续提取。砂仁也可采用中药配方颗粒，因为配方颗粒已采用包合技术，可有效保护挥发性有效成分。

本膏中三七粉主要是用于活血祛瘀，加热时间不宜太长，以防影响疗效，加热时间宜控制在 10min 左右，主要是为了细菌灭活。

木糖醇直接加药汁烊化，缩短浓缩时间。

5. 寒凝心脉型

【临床表现】卒然心痛如绞，或心痛彻背、背痛彻心，或感寒痛甚，心悸气短，形寒，手足不温，面色苍白，冷汗自出，苔薄白，脉沉紧或沉细。多因气候骤冷或感寒而发病或加重。

【参考处方】四逆汤合枳实薤白桂枝汤。

炮附片 200g，红参 100g，肉桂 100g，红花 100g，三七粉 150g，川芎 150g，枳实 200g，厚朴 200g，薤白 200g，桂枝 150g，细辛 50g，炙甘草 200g，大枣 200g，通草 150g，巴戟天 200g，淫羊藿 200g，鹿角胶 200g，蜂蜜 200g。

【加减参考】若疼痛剧烈、心痛彻背、背痛彻心、痛无休止，伴有身寒肢冷、气短喘息、脉沉紧或沉微者，为阴寒极盛、胸痹心痛重证，治宜温阳逐寒止痛，方用乌头赤石脂丸加荜茇 50g、高良姜 150g 等。

【处方分析】方中炮附子、肉桂温经散寒、通脉止痛；红参益气温阳；川芎、红花、三七活血化瘀、通脉止痛；桂枝、细辛通阳散寒止痛；枳实、厚朴、薤白行气消滞、通阳散结；炙甘草、大枣补气助阳；通草通脉，以通为用；巴戟天、淫羊藿、鹿角胶补肾阳而助心阳；蜂蜜矫味并能解毒。诸药合用，共奏温经助阳、祛瘀通脉、散寒止痛之功。

【调理原则】温经散寒，通脉止痛。

【应用范围】寒凝心脉型冠心病。

【膏方制作】将鹿角胶打粉，蜂蜜加水炼制，红参打细粉，三七粉另放，备用。余药加8~10倍量清水，浸泡5h后煎煮2h，过滤取汁；药渣加入5~6倍量清水煎煮1.5h，过滤取汁；药渣再加3~4倍量清水煎煮1h，过滤取汁；3次煎煮的滤液合并，加热浓缩至清膏；红参粉、三七粉加入膏前，先用适量药汁搅拌成半流质状，放置1h左右，搅拌均匀后加入清膏中，调文火浓缩；加炼蜜、鹿角胶粉搅拌均匀，浓缩至成膏，分装。

【用法用量】每次15~20g，每日2次，上下午各1次，温水融化后服。

【制膏分析】本膏中三七粉主要是用于活血祛瘀，加热时间不宜太长，以防影响疗效，加热时间宜控制在10min左右，主要是为了细菌灭活。红参粉、三七粉加入前先用适量药汁湿润调成半流质状，并放置1h左右，一可防止细粉结团，二是使膏体较为润滑。

蜂蜜加水炼制后可除去其中的杂质，蒸发部分水分，破坏酵素，杀死微生物，增强黏合力。

鹿角胶没有单独烊化，是为了避免鹿角胶粘在器具上造成浪费，将鹿角胶粉直接加入清膏中，操作时注意掌握火候并充分搅拌，直至成膏；加热时间10min左右，以保证鹿角胶充分烊化且收膏时间不会太长。

二、高脂血症

高脂血症是指血浆脂质浓度明显超过正常范围的一种慢性病症。血脂增高是脂质代谢紊乱的结果，可由遗传、环境以及饮食失调等引发。其临床表现主要为头痛、四肢麻木、头晕目眩、胸部闷痛、气促心悸等。高脂血症可分为原发性和继发性两种，前者较罕见，属遗传性脂质代谢紊乱疾病；后者多伴发于未控制的糖尿病、动脉粥样硬化、肾脏综合征、黏液性水肿、甲状腺功能减退症等疾病。

中医学认为，高脂血症是由于肝肾脾三脏虚损、痰瘀内积所致，针对不同证型，辨证采用调理三脏功能、行瘀化痰等方法以达到降低血脂的目的。

1. 脾虚湿盛型

【临床表现】高血脂，腹胀，大便溏稀，黏腻不爽，带下量多，色白或淡黄，质稠无味，绵绵不断，面色萎黄，四肢不温，神倦乏力，足跗时肿，舌淡，苔白或腻，

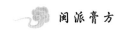

脉缓而弱。

【参考处方】参苓白术散合四苓散加减。

法半夏 150g, 陈皮 200g, 茯苓 250g, 炒白术 200g, 苍术 200g, 郁金 150g, 香附 150g, 猪苓 150g, 泽泻 100g, 姜厚朴 250g, 炒白扁豆 300g, 砂仁 100g, 大腹皮 150g, 制何首乌 200g, 炒薏苡仁 300g, 党参 200g, 草豆蔻 150g, 炙甘草 100g。

【加减参考】若脾虚无以运化水湿、大便溏薄者，可加干姜 100g、黄芪 200g 以温中健脾益气；胸膈满闷较甚者，可加薤白 100g、石菖蒲 60g、枳实 100g、瓜蒌 180g 以理气宽中。

【处方分析】方中党参、白术、白扁豆益气健脾；茯苓、薏苡仁健脾利湿；苍术燥湿健脾；法半夏燥湿化痰；香附、郁金行气活血；猪苓、泽泻、大腹皮利水渗湿；厚朴、陈皮、砂仁、草豆蔻行气化湿；制何首乌化浊降脂；炙甘草调和诸药。

【调理原则】健脾利湿，理气和中。

【应用范围】脾虚湿盛型高脂血症。

【膏方制作】将砂仁打粉过 100 目筛，粗粉另放，备用。砂仁打成细粉加水调成糊状备用，余药加 8~10 倍量清水，浸泡 5h 后煎煮 2h，过滤取汁；药渣加入 5~6 倍量清水煎煮 1.5h，过滤取汁；砂仁粗粉另煎 2 次，合并滤液把砂仁细粉搅拌成半流质状，放置 1h 左右；滤渣并入二煎药渣中，加 3~4 倍量清水煎煮 1h，过滤取汁；3 次煎煮的滤液合并，加热浓缩至清膏时加入润湿的砂仁粉糊，搅拌均匀，调文火继续浓缩成膏，分装。

【用法用量】每次 15~20g，每日 2 次，上下午各 1 次，温水融化后服。

【制膏分析】本膏中砂仁的有效成分主要为挥发油，不宜久煎，采取研粉、后入的方法可避开久煎和长时间浓缩导致的挥发性成分损失。砂仁打粉入膏，可提高利用率，因此临床用量也可以相应减少些，节约资源，减少患者经济开支。砂仁细粉加砂仁的煎煮液润湿后放置 1h 左右，一可防止细粉结团，二是使细粉较为润滑。砂仁除了含挥发油以外还含有其他成分，因此粗粉另煎 2 遍后，滤渣可并入其他药中继续提取。砂仁也可采用中药配方颗粒，因为配方颗粒已采用包合技术，可有效保护挥发性有效成分。

2. 肝郁化火型

【临床表现】高血脂，伴有烦躁易怒，头晕头痛，口苦咽燥、小便黄赤、大便干结，舌红苔黄，脉弦数。

【参考处方】丹栀逍遥散加减。

柴胡 200g, 当归 100g, 火麻仁 200g, 茵陈 180g, 郁金 150g, 炒黄芩 150g, 栀子 150g, 车前子（包煎）200g, 泽泻 150g, 生地黄 250g, 赤芍 200g, 丹参 150g, 益母草 200g, 芦根 300g, 甘草 60g。

【加减参考】肝火亢盛、烦躁易怒、脉弦数者，可加龙胆草 100g、夏枯草 100g 清肝泻火；若兼见胃热内盛而见多食易饥者，加生石膏 300g、知母 100g 清泄胃热。

【处方分析】方中柴胡疏肝解郁、升举阳气；当归补血活血；火麻仁润肠通便；茵陈清热利湿；郁金行气活血；黄芩、栀子、芦根清热泻火解毒；车前子清肝；泽泻利水渗湿泻热；生地黄清热凉血；赤芍凉肝泻火；丹参凉血活血；益母草活血调经；生甘草调和诸药。

【调理原则】疏肝泻火，升清降浊。

【应用范围】肝郁化火型高脂血症。

【膏方制作】将火麻仁用布包好，放入其余药中，加 8~10 倍量清水，浸泡 5h 后煎煮 2h，过滤取汁；取出火麻仁加适量煎煮液放破壁机中搅拌成浆，过滤，滤液并入一煎滤液中，滤渣加入一煎药渣中，加入 5~6 倍量清水煎煮 1.5h，过滤取汁；药渣再加 3~4 倍量清水煎煮 1h，过滤取汁；3 次煎煮的滤液合并，加热浓缩至清膏，微火浓缩成膏，分装。

【用法用量】每次 15~20g，每日 2 次，上下午各 1 次，温水融化后服。

【制膏分析】本膏为清膏，不易达到"挂旗"的状态，故将火麻仁打浆加入，一方面达到一定以膏收膏的目的，另一方面提高口感。由于收膏率低，建议可适当调整每次服用量或酌加适量胶类收膏。车前子煎煮时要纱布包煎，以防煳锅底。

3. 胃热炽盛型

【临床表现】形体丰腴，口干喜饮，口苦，喜食肥甘厚味，食欲旺盛，大便干燥，舌红苔黄，脉数。

【参考处方】白虎汤合增液承气汤加减。

石膏 300g，知母 150g，大黄 150g，枳实 150g，厚朴 100g，生地黄 200g，北沙参 200g，麦冬 150g，石斛 150g，玉竹 150g，炒升麻 60g，蒲公英 250g，牡丹皮 150g，泽泻 150g，茵陈 150g，决明子 200g，绞股蓝 100g，麦芽 200g，甘草 60g。

【加减参考】若腑气不通、痞满便秘者，可加芒硝 60g、瓜蒌 150g，使腑气通、胃气降。肝体阴而用阳，阴常不足，阳常有余，胃郁久化热，易伤肝阴，此时选药应远刚用柔，慎用过分香燥之品，宜选用白芍 100g、香橼 60g、佛手 100g 等理气而不伤阴的解郁止痛药，也可与川楝子 100g、郁金 100g 等偏凉性的理气药，或与白芍等柔肝之药配合应用。

【处方分析】方中石膏泻火除烦；知母清热泻火、生津润燥；生大黄清热泻火；枳实破气消积；厚朴下气除满；生地黄清热凉血、养阴生津；北沙参养阴清肺、益胃生津；麦冬、玉竹养阴生津；石斛益胃生津；牡丹皮凉血活血；升麻、蒲公英清热解毒；泽泻、茵陈清热利湿；决明子润肠通便；绞股蓝益气健脾；麦芽消食和胃；甘草调和诸药。

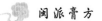

【调理原则】清热降火，生津润燥。

【应用范围】胃热炽盛型高脂血症。

【膏方制作】将上述药加 8~10 倍量清水，浸泡 5h 后煎煮 2h，过滤取汁；药渣加入 5~6 倍量清水煎煮 1.5h，过滤取汁；药渣再加 3~4 倍量清水煎煮 1h，过滤取汁；3 次煎煮的滤液合并，加热浓缩至清膏，微火浓缩成膏，分装。

【用法用量】每次 15~20g，每日 2 次，上下午各 1 次，温水融化后服。

【制膏分析】本膏在制作中，石膏煎煮时要纱布包煎；石斛煎煮过程中应注意检查是否煎煮透，若是鲜品，建议加适量药液破壁成浆，过滤，滤渣并入他药煎煮，滤液直接合并到药液中浓缩。

三、动脉硬化

动脉硬化是动脉的一种非炎症性、退行性和增生性的病变，以动脉管壁增厚、变硬、弹性减退、管腔缩小为特征，常见的动脉硬化有小动脉硬化、动脉中层硬化、动脉粥样硬化 3 种，小动脉硬化是小型动脉发生弥漫性和增生性病变，多见于高血压患者；动脉中层硬化主要影响中型动脉，常见于四肢动脉，尤其是下肢动脉，引起管壁中层变质和钙化，动脉顺应性下降，影响高血压的预后；动脉粥样硬化是纤维组织增生和钙质沉着，并有动脉中膜的逐渐退化和钙化，是动脉硬化中最常见且最重要的类型，所以人们往往把动脉粥样硬化称为动脉硬化。据统计，在中老年人群中，动脉粥样硬化的发病率很高，危害甚大，必须引起重视。

1. 瘀血阻滞型

【临床表现】腹痛腹胀，胃纳不佳，便秘，或大便发黑，舌紫暗，脉沉涩。

【参考处方】桃红四物汤加减。

桃仁 200g，红花 50g，当归 100g，川芎 50g，赤芍 150g，香附 150g，延胡索 100g，枳壳 100g，乌药 90g，白术 120g，茯苓 150g，陈皮 150g，蒲黄 100g，五灵脂 90g，瓜蒌 150g，丹参 150g，小茴香 45g，海藻 120g，昆布 120g，麦芽 100g，鳖甲胶 60g，鹿角胶 60g，甘草 60g。

【加减参考】兼寒者，可加细辛 30g、桂枝 100g 等温通散寒之品；兼气滞者，可加沉香 30g、檀香 30g 辛香理气止痛之品；兼气虚者，加黄芪 150g、党参 150g 等补中益气之品。

【处方分析】方中桃仁、红花活血通经、化瘀止痛；当归补血活血；川芎、延胡索活血行气；赤芍散瘀止痛；香附、枳壳调经止痛、理气宽中；乌药行气止痛；白术、茯苓健脾渗湿；陈皮理气健脾；蒲黄化瘀止痛；五灵脂活血止痛；瓜蒌清热化痰、宽胸散结；丹参活血散瘀；小茴香理气止痛；麦芽消食和胃；鳖甲胶偏于补阴，鹿角胶偏于补阳，取"阴中求阳"之义；甘草调和诸药。

【调理原则】活血化瘀，化痰行气。

【应用范围】瘀血痹阻型动脉硬化。

【膏方制作】将鳖甲胶、鹿角胶研粉，备用。蒲黄、五灵脂用布包后与余药加 8~10 倍量清水，浸泡 5h 后煎煮 2h，过滤取汁；药渣加入 5~6 倍量清水煎煮 1.5h，过滤取汁；药渣再加 3~4 倍量清水煎煮 1h，过滤取汁；3 次煎煮的滤液合并，加热浓缩至清膏，调文火加入鳖甲胶粉、鹿角胶粉，搅拌均匀，保持加热 10min 左右，最后浓缩成膏，分装。

【用法用量】每次 15~20g，每日 2 次，上下午各 1 次，温水融化后服。

【制膏分析】本膏中，蒲黄和五灵脂要包煎后与群药共煎，蒲黄布包以防漂浮水面不利于煎煮；五灵脂布包以防遇水散成泥。

鳖甲胶、鹿角胶没有单独烊化，是为了避免鳖甲胶、鹿角胶粘在器具上造成浪费，将鳖甲胶粉、鹿角胶粉直接加入清膏中，操作时注意掌握火候并充分搅拌，直至成膏；加热时间 10min 以上，以保证鳖甲胶、鹿角胶充分烊化且收膏时间不会太长。

2. 痰瘀互结型

【临床表现】胸闷胸痛，心悸，形体肥胖，乏力，舌暗或有瘀斑、苔厚腻或垢浊，脉滑实或弦。

【参考处方】二陈汤合补阳还五汤加减。

黄芪 300g，姜半夏 150g，陈皮 150g，枳壳 150g，茯苓 150g，苍术 150g，白术 150g，瓜蒌 150g，竹茹 150g，桃仁 150g，酸枣仁 150g，川芎 100g，赤芍 100g，白芍 100g，当归 150g，牛膝 150g，蒲黄 90g，葛根 200g，郁金 100g，延胡索 100g，决明子 200g，鳖甲胶 60g，鹿角胶 60g，甘草 80g。

【加减参考】胸痛剧烈者，可加乳香 100g、没药 100g、降香 30g、丹参 150g 等增强活血理气止痛之功。

【处方分析】方中黄芪健脾补中、养血生津；半夏消痞散结；陈皮理气健脾；枳壳理气宽中；茯苓、苍术、白术健脾渗湿；瓜蒌宽胸散结；竹茹清心凉血；桃仁活血祛瘀；酸枣仁补养心肝；川芎活血行气；赤芍散瘀止痛；白芍养血敛阴；当归补血活血；牛膝活血通经；生蒲黄化瘀止痛；葛根通筋活络；郁金、延胡索行气活血；海藻、昆布消痰软坚；决明子清肝明目、润肠通便；鳖甲胶偏于补阴，鹿角胶偏于补阳，阴阳双补；生甘草调和诸药。

【调理原则】理气止痛，活血化瘀。

【应用范围】瘀血痹阻型动脉硬化。

【膏方制作】将鳖甲胶、鹿角胶研粉，备用。蒲黄用布包后与余药加 8~10 倍量清水，浸泡 5h 后煎煮 2h，过滤取汁；药渣加入 5~6 倍量清水煎煮 1.5h，过滤取汁；

药渣再加 3~4 倍量清水煎煮 1h，过滤取汁；3 次煎煮的滤液合并，加热浓缩至清膏，调文火加入鳖甲胶粉、鹿角胶粉，搅拌均匀，保持加热 10min 左右，最后浓缩成膏，分装。

【用法用量】每次 15~20g，每日 2 次，上下午各 1 次，温水融化后服。

【制膏分析】本膏中蒲黄要包煎以防漂浮水面不利于煎煮。鳖甲胶、鹿角胶没有单独烊化，是为了避免鳖甲胶、鹿角胶粘在器具上造成浪费，将鳖甲胶粉、鹿角胶粉直接加入清膏中，操作时注意掌握火候并充分搅拌，直至成膏；加热时间 10min 以上，以保证鳖甲胶、鹿角胶充分烊化且收膏时间不会太长。

四、高血压病

高血压是一种以血压持续升高为主的全身性慢性疾病。长期高血压极易导致心、脑、肾等重要脏器产生严重的危及生命或导致残疾的并发症。高血压的病因至今尚未十分明确，但以患者长期精神紧张、缺少体力活动、遗传因素、肥胖、食盐过多者为多见。一般认为，高级神经中枢功能障碍在发病过程中占主导地位。此外，体液因素、内分泌、肾脏等也参与了发病过程。其临床症状，除患者血压上升超过 18.7/12kPa（140/90mmHg）以外，还可伴有头痛、眼花、心悸、失眠、脚步轻飘、注意力不集中、容易疲倦等症状。高血压晚期可并发心绞痛、肾功能减退、脑卒中等病症。本病多见于中老年人。

中医学认为，本病发生的原因，多为肝肾阴阳失调所致。肝脏主升主动，如忧郁恼怒、肝阴暗耗、郁结化热、热冲于上、而为风阳上扰；肝肾两脏相互滋生，肾水亏乏，不能养肝，而致阴虚阳亢；阴虚过极，可损及阳而致阴阳俱虚。

1. 肝火亢盛型

【临床表现】眩晕头痛，面红目赤，口苦烦躁，便秘尿赤，舌红苔黄，脉弦。

【参考处方】龙胆泻肝汤加减。

龙胆草 150g，栀子 200g，黄芩 100g，生地黄 250g，菊花 200g，钩藤 150g，白术 150g，白芍 150g，牡丹皮 150g，赤芍 150g，柴胡 150g，夏枯草 200g，沙苑子 150g，刺蒺藜 150g，山萸肉 120g，炒知母 100g，炒黄柏 100g，郁李仁 150g，石决明（包煎）250g，珍珠母（包煎）250g，鳖甲胶、龟甲胶各 60g。

【加减参考】若肝火扰动心神，失眠、烦躁者，加磁石 300g、龙齿 300g、珍珠母 300g、琥珀 90g，清肝热且安神；若肝火化风，肝风内动，肢体麻木、颤震，欲发中风病者，加全蝎 60g、蜈蚣 90g、地龙 150g、僵蚕 60g，平肝熄风，清热止痉。

【处方分析】方中龙胆草、栀子、黄芩清肝泻火；生地黄滋阴养血；菊花清肝明目；钩藤平肝熄风；白术健脾益气；白芍养血柔肝；牡丹皮清热凉血；赤芍凉血活血；

柴胡疏肝解郁；夏枯草清热泻火；沙苑子、山萸肉补益肝肾；刺蒺藜平肝熄风；知母、黄柏养阴清热；郁李仁润燥通便；石决明、珍珠母平肝潜阳；鳖甲胶、龟甲胶滋阴潜阳。

【调理原则】平肝潜阳，清肝泻火。

【应用范围】肝火亢盛型高血压。

【膏方制作】将鳖甲胶、龟甲胶打粉，钩藤打细粉过 100 目筛，粗粉另放，备用。将珍珠母、石决明布包后与其余药物一起加 8~10 倍量清水，浸泡 5h 后煎煮 2h，过滤取汁；药渣加入 5~6 倍量清水煎煮 1.5h，过滤取汁；钩藤粗粉另煎 2 次，合并滤液把钩藤细粉搅拌成半流质状，放置 1h 左右；滤渣并入二煎药渣中，加 3~4 倍量清水煎煮 1h，过滤取汁；3 次煎煮的滤液合并，加热浓缩至清膏；加入润湿的钩藤糊，搅拌均匀；调文火，加入鳖甲胶粉、龟甲胶粉，搅拌均匀，保持加热 10min 左右，最后浓缩成膏，分装。

【用法用量】每次 15~20g，每日 2 次，上下午各 1 次，温水融化后服。

【制膏分析】本膏中钩藤不宜长时间加热，否则其有效成分发生变化，降低疗效，因此采取打细粉、后入的方法可避开久煎和长时间浓缩导致的挥发性成分损失。钩藤打粉入膏，可提高利用率，因此临床用量也可以相应减少些，节约资源。钩藤细粉加钩藤的煎煮液润湿后放置 1h 左右，一可防止细粉结团，二是使细粉较为润滑。钩藤也可采用中药配方颗粒，因为配方颗粒已采用包合技术，可有效保护挥发性有效成分。

珍珠母、石决明质重，宜布包后与群药共煎，以防沉底糊锅。

鳖甲胶、龟甲胶没有单独烊化，是为了避免鳖甲胶、龟甲胶粘在器具上造成浪费，将鳖甲胶粉、龟甲胶粉直接加入清膏中，操作时注意掌握火候并充分搅拌，直至成膏；加热时间 10min 以上，以保证鳖甲胶、龟甲胶充分烊化且收膏时间不会太长。

2. 肝阳上亢型

【临床表现】眩晕，脑鸣，头痛，视物模糊，夜间兴奋不寐，急躁易怒，口干，肢麻震颤，大便干燥，舌红，苔黄，脉弦。

【参考处方】天麻钩藤饮加减。

天麻 100g，钩藤 200g，石决明 300g，栀子 150g，黄芩 150g，生地黄 250g，玄参 150g，夏枯草 250g，杭白菊 200g，龙骨 300g，酸枣仁 200g，珍珠母 300g，罗布麻 100g，蜂蜜 300g，龟甲胶 100g。

【加减参考】若阴虚较盛，舌红少苔、脉弦细数较为明显者，可加用或加量生地黄 300g、麦冬 200g、玄参 200g、制何首乌 200g、白芍 200g 等滋补肝肾之阴；若肝阳化火、肝火亢盛，表现为眩晕、头痛较甚，耳鸣、耳聋暴作，目赤，口苦，舌红苔黄燥，脉弦数，可选用龙胆草 150g、牡丹皮 150g、菊花 150g 等清肝泻火；便秘者可选加大黄 100g、芒硝 60g 或当归龙荟丸以通腑泄热；眩晕剧烈、呕恶、手足麻木或肌肉膶动者，有肝阳化风之势，尤其对中年以上者要注意是否有引发中风的可能，应及

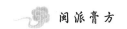

时治疗，可加生牡蛎 300g、代赭石 300g 等镇肝熄风，必要时可加水牛角 300g 以增强清热熄风之力。

【处方分析】方中天麻、钩藤、石决明平肝熄风；黄芩、栀子清肝泻火；生地黄、玄参滋阴清热；夏枯草、杭白菊清肝明目；生龙骨、珍珠母平肝潜阳；酸枣仁养心安神；龟甲胶滋阴潜阳；罗布麻平肝安神；蜂蜜益气补中。全方共奏平肝潜阳、滋补肝肾之功。

【调理原则】平肝潜阳，滋养肝肾。

【应用范围】肝阳上亢型高血压。

【膏方制作】将龟甲胶打粉，蜂蜜加水炼蜜，钩藤打细粉过 100 目筛，粗粉另放，备用。将珍珠母、石决明、龙骨用布包后与其余药物一起加 8~10 倍量清水，浸泡 5h 后煎煮 2h，过滤取汁；药渣加入 5~6 倍量清水煎煮 1.5h，过滤取汁；钩藤粗粉另煎 2 次，合并滤液把钩藤细粉搅拌成半流质状，放置 1h 左右；滤渣并入二煎药渣中，加 3~4 倍量清水煎煮 1h，过滤取汁；3 次煎煮的滤液合并，加热浓缩至清膏；加入润湿的钩藤糊，搅拌均匀；调文火，加炼蜜，搅拌均匀；加入鳖甲胶粉、龟甲胶粉，搅拌均匀，保持加热 10min 左右，最后浓缩成膏，分装。

【用法用量】每次 15~20g，每日 2 次，上下午各 1 次，温水融化后服。

【制膏分析】本膏中钩藤不宜长时间加热，否则其有效成分发生变化，降低疗效，因此采取打细粉、后入的方法可避开久煎和长时间浓缩导致的挥发性成分损失。钩藤打粉入膏，可提高利用率，因此临床用量也可以相应减少些，节约资源。钩藤细粉加钩藤的煎煮液润湿后放置 1h 左右，一可防止细粉结团，二是使细粉较为润滑。钩藤也可采用中药配方颗粒，因为配方颗粒已采用包合技术，可有效保护挥发性有效成分。

珍珠母、石决明、龙骨质重，宜布包后与群药共煎，以防沉底糊锅。

蜂蜜加水炼制后可除去其中的杂质，蒸发部分水分，破坏酵素，杀死微生物，增强黏合力。

鳖甲胶、龟甲胶没有单独烊化，是为了避免鳖甲胶、龟甲胶粘在器具上造成浪费，将鳖甲胶粉、龟甲胶粉直接加入清膏中，操作时注意掌握火候并充分搅拌，直至成膏；加热时间 10min 以上，以保证鳖甲胶、龟甲胶充分烊化且收膏时间不会太长。

3. 痰浊上蒙型

【临床表现】眩晕，头痛头重，胸闷心悸，食少，呕恶痰涎，舌淡，苔白腻，脉滑。

【参考处方】六君子汤加减。

苍术 150g、白术 150g、法半夏 150g、陈皮 90g、太子参 120g、茯苓 150g、天麻 100g、钩藤 150g、石菖蒲 100g、甘草 50g、浙贝母 150g、黄芩 90g、竹茹 150g、砂仁 45g、豆蔻 45g、郁金 90g、炒枳壳 90g、瓜蒌皮 150g、丹参 150g、檀香 60g、羌活 90g、山楂 150g、神曲 150g、鳖甲胶 60g、鹿角胶 60g。

【加减参考】若头晕头胀、多寐、苔腻者，加藿香 100g、佩兰 100g 等醒脾化湿；若呕吐频繁者，加代赭石 200g、旋覆花 60g 和胃降逆止呕；若脘闷、纳呆、腹胀者，加厚朴 100g、大腹皮 100g 等理气化湿健脾；若耳鸣、重听者，加葱白 100g、郁金 100g 等通阳开窍。

【处方分析】方中苍术、白术燥湿健脾；法半夏、陈皮二陈者理气调中、燥湿祛痰；太子参补脾益气；茯苓健脾利水；天麻、钩藤平肝熄风；枳壳理气宽中；竹茹清热生津；石菖蒲开窍豁痰；浙贝母润肺化痰；黄芩清热燥湿；砂仁、蔻仁化湿行气；郁金行气解郁；瓜蒌皮清热化痰；丹参活血化瘀；檀香行气温中；羌活祛风除湿；山楂、神曲健脾消食；鳖甲胶、鹿角胶滋阴潜阳；甘草调和诸药。

【调理原则】燥湿祛痰，健脾和胃。

【应用范围】痰浊上蒙型高血压。

【膏方制作】将鳖甲胶、鹿角胶打粉，钩藤、豆蔻和砂仁打细粉过 100 目筛，粗粉另放，备用。神曲用布包后与其余药物一起加 8~10 倍量清水，浸泡 5h 后煎煮 2h，过滤取汁；药渣加入 5~6 倍量清水煎煮 1.5h，过滤取汁；钩藤、豆蔻和砂仁粗粉另煎 2 次，合并滤液把钩藤、豆蔻和砂仁细粉搅拌成半流质状，放置 1h 左右；滤渣并入二煎药渣中，加 3~4 倍量清水煎煮 1h，过滤取汁；3 次煎煮的滤液合并，加热浓缩至清膏；加入润湿的钩藤、豆蔻和砂仁粉糊，搅拌均匀；调文火，加入鳖甲胶粉、鹿角胶粉，搅拌均匀，保持加热 10min 左右，最后浓缩成膏，分装。

【用法用量】每次 15~20g，每日 2 次，上下午各 1 次，温水融化后服。

【制膏分析】本膏中钩藤不宜久煎，砂仁、豆蔻有效成分主要为挥发油，也不宜久煎，采取研粉、后入的方法可避开久煎和长时间浓缩导致的挥发性成分损失。采取打细粉入膏，可提高利用率，因此临床用量也可以相应减少些，节约资源，减少患者经济开支。钩藤、砂仁、豆蔻细粉加药汁润湿后放置 1h 左右，一可防止细粉结团，二是使细粉较为润滑；加入清膏后保持微沸 15min 以上，保证粉剂中的细菌灭活，以防膏方发霉变质。钩藤、砂仁、豆蔻也可采用中药配方颗粒，因为配方颗粒已采用包合技术，可有效保护挥发性有效成分。

神曲宜布包后与群药共煎，一则防沉锅底焦煳，二则有利于过滤。

鳖甲胶、鹿角胶没有单独烊化，是为了避免鳖甲胶、鹿角胶粘在器具上造成浪费，将鳖甲胶粉、鹿角胶粉直接加入清膏中，操作时注意掌握火候并充分搅拌，直至成膏；加热时间 10min 以上，以保证鳖甲胶、鹿角胶充分烊化且收膏时间不会太长。

4. 阴虚血瘀型

【临床表现】眩晕，头痛，且痛有定处，健忘，耳鸣，心悸，失眠，腰酸膝软，五心烦热，肢麻无力，舌暗或有瘀斑，脉细涩。

【参考处方】洋参石斛汤合桃红四物汤加减。

西洋参 100g，鲜铁皮石斛 200g，珍珠母 350g，煅龙骨 350g，煅牡蛎 350g，生地黄 200g，杭白菊 120g，葛根 250g，怀牛膝 200g，炒山药 300g，牡丹皮 100g，桃仁 150g，当归 100g，赤芍 100g，丹参 250g，制何首乌 200g，知母 100g，炒黄柏 100g，山楂 250g，龟甲胶 60g，鳖甲胶 60g，冰糖 250g。

【加减参考】若见神疲乏力、少气自汗等气虚证者，重用黄芪 200g，以补气固表、益气行血；若兼有畏寒肢冷、感寒加重者，加附子 100g、桂枝 100g 温经活血；若天气变化加重，或当风而发，可重用川芎 100g，加防风 100g 等理气祛风之品。

【处方分析】方中西洋参、铁皮石斛益气养阴；珍珠母、煅龙骨、煅牡蛎平肝潜阳；生地黄滋阴养血；杭白菊清肝明目；葛根生津解肌；怀牛膝活血化瘀；山药健脾益气；牡丹皮清热凉血；桃仁活血化瘀；当归养血活血；赤芍清热凉血；丹参活血祛瘀；制何首乌补益肝肾；知母、黄柏养阴清热；龟甲胶、鳖甲胶滋阴潜阳；山楂健脾消食。全方共奏养阴滋水、平肝熄风、化瘀泄热之功。

【调理原则】养阴滋水，平肝熄风，化瘀泄热。

【应用范围】阴虚血瘀型高血压。

【膏方制作】将鳖甲胶、龟甲胶打粉；西洋参打细粉；冰糖、铁皮石斛另放，备用。煅龙骨、煅牡蛎、珍珠母用布包后与其余药物一起加 8~10 倍量清水，浸泡 5h 后煎煮 2h，过滤取汁；药渣加入 5~6 倍量清水煎煮 1.5h，过滤取汁；鲜铁皮石斛加适量药汁，放入破壁机中打浆，过滤取汁；滤渣与二煎药渣加 3~4 倍量清水煎煮 1h，过滤取汁；铁皮石斛汁与 3 次煎煮的滤液合并，加热浓缩至清膏；西洋参细粉加入膏前，先用适量药汁搅拌成半流质状，放置 1h 左右，搅拌均匀后加入清膏中，调文火浓缩；冰糖加少量预留的药汁煮开溶化过滤去除杂质，浓膏时加入，继续搅拌浓缩；加鳖甲胶、龟甲胶细粉搅拌均匀，保持加热 10min 左右，最后浓缩成膏，分装。

【用法用量】每次 15~20g，每日 2 次，上下午各 1 次，温水融化后服。

【制膏分析】本膏在加入西洋参细粉前要先用适量药汁湿润调成半流质状，并放置 1h 左右，一可防止细粉结团，二是使膏体较为润滑；加入西洋参细粉加热后要保持微沸 15min 以上，保证粉剂中的细菌灭活，以防膏方发霉变质，并使西洋参细粉较为润滑。

将鲜铁皮石斛搅拌成浆，可助其充分释放植物胶，协助全方加强滋阴清热作用，且提高收膏率。

煅龙骨、煅牡蛎、珍珠母质重，宜布包后与群药共煎，以防沉底煳锅。

鳖甲胶、龟甲胶没有单独烊化，是为了避免鳖甲胶、龟甲胶粘在器具上造成浪费，将鳖甲胶粉、龟甲胶粉直接加入清膏中，操作时注意掌握火候并充分搅拌，直至成膏；加热时间 10min 以上，以保证鳖甲胶、龟甲胶充分烊化且收膏时间不会太长。

5. 肝肾阴虚型

【临床表现】眩晕，伴有头痛耳鸣，腰膝酸软，失眠健忘，双目干涩，视力减退，潮热盗汗，舌红少苔，脉细数。

【参考处方】镇肝熄风汤加减。

龙骨 300g，牡蛎 300g，白芍 150g，天冬 150g，玄参 150g，生地黄 200g，怀牛膝 200g，枸杞子 150g，白菊花 150g，桑根 150g，女贞子 200g，桑寄生 200g，菟丝子（布包）200g，龟甲胶 100g，蜂蜜 300g。

【加减参考】若阴虚生内热，表现咽干口燥、五心烦热、潮热盗汗、舌红、脉弦细数者，可加醋鳖甲 100g、知母 60g、青蒿 100g 等滋阴清热；若心肾不交，失眠、多梦、健忘者，加阿胶 100g、酸枣仁 150g、柏子仁 150g 等交通心肾，养心安神；若水不涵木、肝阳上亢者，可加清肝、平肝、镇肝之品，如龙胆草 100g、柴胡 100g、天麻 100g 等。

【处方分析】方中生龙骨、生牡蛎平肝潜阳；白芍养血柔肝；生地黄养阴清热；玄参、天冬益气养阴；牛膝、枸杞子、女贞子、桑寄生、菟丝子补益肝肾、强健筋骨；桑根、白菊花清热定惊；龟甲胶滋阴潜阳。全方共补益肝肾、平肝熄风功效。

【调理原则】补益肝肾，平肝熄风。

【应用范围】肝肾阴虚型高血压。

【膏方制作】将蜂蜜加水炼制，龟甲胶打细粉，备用；龙骨和牡蛎用纱布包好与其余药物一起加 8~10 倍量清水，浸泡 5h 后煎煮 2h，过滤取汁；药渣加入 5~6 倍量清水煎煮 1.5h 过滤取汁；药渣再加 3~4 倍量清水煎煮 1h，过滤取汁；3 次煎煮的滤液合并，加热浓缩至清膏；加入炼蜜，搅拌均匀；调文火，加入龟甲胶细粉，搅拌均匀，保持加热 10min 左右，最后浓缩成膏，分装。

【用法用量】每次 15~20g，每日 2 次，上下午各 1 次，温水融化后服。

【制膏分析】本膏中蜂蜜加水炼制后可除去其中的杂质，蒸发部分水分，破坏酵素，杀死微生物，增强黏合力。

龙骨和牡蛎质重，宜布包后与群药共煎，以防沉底煳锅。

龟甲胶没有单独烊化，是为了避免龟甲胶粘在器具上造成浪费，将龟甲胶粉直接加入清膏中，操作时注意掌握火候并充分搅拌，直至成膏；加热时间 10min 以上，以保证龟甲胶充分烊化且收膏时间不会太长。

6. 阴阳两虚型

【临床表现】眩晕头痛，耳鸣心悸，畏寒肢冷，动辄气急，腰酸腿软，失眠多梦，筋惕肉瞤，舌淡或红、苔白，脉沉无力或细弱。

【参考处方】三仙汤合大补阴丸加减。

仙茅 100g，淫羊藿 150g，巴戟天 100g，黄柏 90g，知母 90g，当归 90g，生地黄

150g，熟地黄150g，山萸肉100g，菟丝子100g，川牛膝100g，怀牛膝100g，牡丹皮100g，赤芍150g，菊花60g，地骨皮90g，石斛150g，枸杞子150g，女贞子150g，杜仲150g，天麻100g，煅龙骨200g，煅牡蛎200g，鳖甲胶60g，龟甲胶60g，鹿角胶60g，冰糖250g。

【加减参考】若气虚卫阳不固、自汗时出、易于感冒，重用黄芪300g，加防风100g、浮小麦300g益气固表敛汗；若脾虚湿盛、泄泻或便溏者，加薏苡仁300g、泽泻150g、炒扁豆150g、当归100g健脾利水；若气损及阳，兼见畏寒肢冷、腹中冷痛等阳虚症状，加桂枝100g、干姜100g温中散寒；若血虚较甚，面色㿠白无华，加熟地黄200g、阿胶100g、紫河车粉（冲服）60g等养血补血，并重用参芪以补气生血。

【处方分析】方中仙茅、淫羊藿（仙灵脾）温肾阳、补肾精；巴戟天温助肾阳而强筋骨，性柔不燥以助二仙温养之力；当归养血柔肝而充血海；知母、黄柏滋既可肾阴而泻虚火，又可缓解仙茅、淫羊藿的辛热猛烈；生地黄、熟地黄滋阴补血；山萸肉、菟丝子、枸杞子、女贞子、川牛膝、怀牛膝、杜仲补肝肾、强筋骨；牡丹皮、赤芍清热凉血；菊花清肝明目；地骨皮、石斛滋阴清热；天麻平肝熄风；煅龙骨、煅牡蛎平肝潜阳；鳖甲胶、龟甲胶、鹿角胶益精养血。

【调理原则】育阴助阳，平肝熄风。

【应用范围】阴阳两虚型高血压。

【膏方制作】将鳖甲胶、龟甲胶、鹿角胶打粉，冰糖另放，备用。将煅龙骨、煅牡蛎用布包后与其余药物一起加8~10倍量清水，浸泡5h后煎煮2h，过滤取汁；药渣加入5~6倍量清水煎煮1.5h，过滤取汁；药渣再加3~4倍量清水煎煮1h，过滤取汁；3次煎煮的滤液合并，加热浓缩至清膏；冰糖加少量预留的药汁煮开溶化过滤去除杂质，浓膏时加入，继续搅拌浓缩；调文火，加入鳖甲胶、龟甲胶、鹿角胶细粉搅拌均匀，保持加热10min左右，最后浓缩成膏，分装。

【用法用量】每次15~20g，每日2次，上下午各1次，温水融化后服。

【制膏分析】本膏中煅龙骨、煅牡蛎质重，宜布包后与群药共煎，以防沉底煳锅。

鳖甲胶、龟甲胶、鹿角胶没有单独烊化，是为了避免胶体粘在器具上造成浪费，将鳖甲胶、龟甲胶、鹿角胶细粉直接加入清膏中，操作时注意掌握火候并充分搅拌，直至成膏；加热时间10min以上，以保证鳖甲胶、龟甲胶、鹿角胶充分烊化且收膏时间不会太长。

石斛煎煮过程注意检查是否煎煮透；若是鲜品，建议加适量药液破壁成浆，过滤，滤渣并入他药煎煮，滤液直接合并到药液中浓缩。

第四节　内分泌和代谢性疾病膏方

内分泌疾病是指内分泌腺或内分泌组织本身的分泌功能和（或）结构异常时发生的症候群。

中医学认为，内分泌代谢性疾病是一类疾病的总称，是指中间代谢某个环节障碍所引起的疾病，包括糖、蛋白质、脂类、水、电解质、无机元素或其他代谢障碍所致的疾病，与气血津液、脏腑的联系密切相关，气与血是人体生命活动的动力源泉，又是脏腑功能活动的产物。脏腑的生理现象、病理变化，均以气血为重要的物质基础。津液是人体正常水液的总称，也是维持人体生理活动的重要物质。津液代谢失常多继发于脏腑病变，而它又会反过来加重脏腑病变，使病情进一步发展。气血津液在脏腑运行失常或生成不足，是内分泌和代谢性疾病的基本病机。

中医膏方调理内分泌和代谢性疾病，主要通过调理气血、化瘀散结的作用，针对气血津液的病变性质进行治疗，补益其亏损不足，纠正其运行失常。气虚宜补气益气，气郁宜理气解郁，气滞宜理气行气，气逆宜顺气降逆，血虚宜补血养血，血瘀宜活血化瘀，津伤化燥宜滋阴润燥等，同时注意攻补之适宜。气血津液疾病大多虚实夹杂，除纯属虚证者外，当分清标本缓急，注意虚实兼顾，补虚勿忘实，祛邪勿忘虚。

中医调节内分泌和代谢性疾病注重调节情志及干预饮食、运动、作息等生活方式，因为这些方面的调摄对气血津液病症的防治及转归具有重要作用。首先应保持心情舒畅，避免强烈的精神刺激；其次要注意饮食调养，再则是注意劳逸结合。除病情重者需卧床外，一般患者可视情况适当工作及活动。

内分泌和代谢性疾病很多，本章针对糖尿病、骨质疏松、痛风、血脂异常介绍相应的膏方。

一、糖尿病

糖尿病是一组由多病因引起的以慢性高血糖为特征的代谢性疾病，是由于胰岛素分泌和（或）作用缺陷所引起。

糖尿病多归属于中医"消渴"范畴。消渴病是由于先天禀赋不足，复因情志失调、饮食不节等原因所导致的以阴虚燥热为基本病机，以多尿、多饮、多食、乏力、消瘦，或尿有甜味为典型临床表现的一种疾病。消渴病是一种发病率高、病程长、并发症多、严重危害人类健康的病证，近年来发病率更有增高的趋势。中医药在改善症状、防治并发症等方面均有较好的疗效。在世界医学史中，中医学对本病的认识最早，且论述甚详。消渴之名，首见于《素问·奇病论》，根据病机及症状的不同，《黄帝内经》还有"消瘅""膈消""肺消""消中"等名称的记载。《黄帝内经》认为五脏虚弱、过食肥甘、情志失调是引起消渴的原因，而内热是其主要病机。《金匮要略》立专篇讨论，并最早提出治疗方药。《诸病源候论·消渴候》论述其并发症说："其病变多发痈疽。"《外台秘要·消中消暑肾消》引《古今录验》说："渴而饮水多，小便数，……甜者，皆是消渴病也。"又说："每发即小便至甜""焦枯消瘦"，对消渴的临床特点作了明确的论述。刘完素对其并发症作了进一步论述，《宣明论方·消渴总论》说：消渴一证"可变为雀目或内障"；《儒门事亲·三消论》说，"夫消渴者，多变聋盲、疮癣、痤疿之类"；"或蒸热虚汗，肺痿劳嗽"。《证治准绳·消瘅》在前人论述的基础上，对三消的临床分类作了规范，"渴而多饮为上消（经谓"膈消"），消谷善饥为中消（经谓"消中"），渴而便数有膏为下消（经谓"肾消"）"。明清及其之后，对消渴的治疗原则及方药，有了更为广泛深入的研究。

消渴的病因有内因和外因两方面：内因为素体阴虚；外因为恣食肥甘、情志失调、劳欲过度或感受热毒等，致火灼阴津、燥热内盛，从而引起消渴。病位主要涉及肺、胃、肾三脏。辨证选用膏方有一定疗效。本节主要介绍阴虚热盛、脾虚湿盛、气阴两虚、阴阳两虚等证型的膏方。

1. 阴虚热盛型

【临床表现】烦渴多饮，口干舌燥，易饥多食，大便干燥，尿频量多，消瘦乏力，舌干红苔黄燥，脉细数。

【参考处方】消渴方或沙参麦冬汤加减。

西洋参 150g，天花粉 200g，黄连 10g，生地黄 250g，藕片 250g，麦冬 150g，玄参 150g，北沙参 250g，桑白皮 150g，生石膏 200g，黄精 150g，山萸肉 150g，山药 150g，黄芪 200g，玉竹 200g，牡丹皮 150g，茯苓 250g，鳖甲胶 150g，龟甲胶 150g。

【加减参考】尚可酌加葛根、黄芩、知母清热生津止渴。

【处方分析】方中重用天花粉以生津清热；佐黄连、桑白皮清热降火；生地黄、藕片等养阴增液；麦冬以加强生津止渴的作用；西洋参、北沙参、玄参、黄芪、茯苓益气养阴；生石膏、玉竹、牡丹皮、鳖甲胶、龟甲胶清热养阴；黄精、山萸肉、山药健脾益气。

【调理原则】滋阴补虚，生津解热。

【应用范围】阴虚热盛型消渴病。

【膏方制作】将西洋参研细粉，鳖甲胶、龟甲胶打粉，备用。生石膏布包后加入余药中，加 8~10 倍量清水，浸泡 5h 后煮沸 2h，过滤取汁；药渣加入 5~6 倍量清水煮沸 1.5h，过滤取汁；药渣再加 3~4 倍量清水煮沸 1h，过滤取汁；3 次煎煮的滤液合并，加热浓缩至清膏；西洋参细粉，加入膏前，先用适量滤液搅拌成半流质状，放置1h左右，搅拌均匀加入清膏中；调文火，加入鳖甲胶粉、鹿角胶粉搅拌均匀，保持加热10min左右，最后浓缩成膏，分装。

【用法用量】每次15~20g，每日2次，上下午各1次，温水融化后服。

【制膏分析】本膏中生石膏为矿物药，质重，以防沉底，宜布包。西洋参细粉入膏前可以用适量药汁把细粉搅拌成半流质状，放置1h左右，一可防止细粉结团，二是使膏体较为润滑；加入膏后要保持微沸15min以上，保证粉剂中的细菌灭活，以防膏方发霉变质，并使西洋参粉较为润滑。

龟甲胶和鳖甲胶没有单独烊化，是为了避免胶体粘在器具上造成浪费，将龟甲胶和鳖甲胶细粉直接加入清膏中，操作时注意掌握火候并充分搅拌，直至成膏；加热时间10min以上，以保证龟甲胶和鳖甲胶充分烊化且收膏时间不会太长。

2. 气阴两虚型

【临床表现】多饮，多食，多尿，口咽干燥，神疲乏力，气短，腰膝酸软，形体消瘦，自汗盗汗，五心烦热，心悸失眠，大便干结，舌红少津、苔薄白干或少苔，脉弦细数。

【参考处方】四君子汤合六味地黄丸加减。

熟地黄250g，山萸肉150g，黄芪150g，党参150g，知母100g，玄参200g，玉竹150g，石斛150g，山药200g，生地黄150g，北沙参200g，砂仁60g，茯苓250g，天花粉200g，枸杞子150g，黄精150g，麦冬200g，葛根250g，五味子150g，芦根200g，玉米须150g，龟甲胶200g。

【加减参考】可酌加泽泻、牡丹皮清泻肝肾火热，黄柏滋阴泻火。

【处方分析】方中熟地黄滋肾填精为主药；山萸肉固肾益精，山药、枸杞子滋补脾阴、固摄精微，二药在治疗时用量可稍大；砂仁、茯苓健脾渗湿，共奏滋阴补肾、补而不腻之效。党参、黄芪、黄精补益正气；知母滋阴泻火；天花粉、玄参、玉竹、石斛、沙参、葛根养阴增液；五味子固涩敛阴。

【调理原则】滋阴益气，润燥生津。

【应用范围】气阴两虚型消渴病。

【膏方制作】将砂仁打粉过100目筛，粗粉另放；龟甲胶打粉，备用。余药加8~10倍量清水，浸泡5h后煮沸2h，过滤取汁；药渣加入5~6倍量清水煮沸1.5h，过滤取汁；砂仁粗粉另煎2次，合并滤液把仁细粉搅拌成半流质状，放置1h左右；滤渣并入二煎药渣中，加3~4倍量清水煮沸1h，过滤取汁；将3次煎煮的滤液合并，加热浓缩至近清膏；加入润湿的砂仁糊，搅拌均匀，继续浓缩至稠厚；调文火，加入龟甲胶粉保持加热10min左右，最后浓缩成膏，分装。

【用法用量】每次15~20g，每日2次，上下午各1次，温水融化后服。

【制膏分析】本膏中砂仁的有效成分主要为挥发油，不宜久煎，采取研粉、后入的方法可避开久煎和长时间浓缩导致的挥发性成分损失。砂仁打粉入膏，可提高利用率，因此临床用量也可以相应减少些，节约资源，减少患者经济开支。砂仁细粉加砂仁的煎煮液润润后放置1h左右，一可防止细粉结团，二是使细粉较为润滑。砂仁除了含挥发油以外还含有其他成分，因此粗粉另煎2遍后，滤渣可并入其他药中继续提取。砂仁也可采用配方颗粒饮片，因为配方颗粒饮片已采用包合技术，可有效保护挥发性有效成分。

龟甲胶没有单独烊化，是为了避免龟甲胶粘在器具上造成浪费。将龟甲胶粉直接加入稠膏中，操作时注意掌握火候并充分搅拌，直至成膏；加热时间10min以上，以保证龟甲胶充分烊化且收膏时间不会太长。

石斛煎煮过程注意检查是否煎煮透；若是鲜品，建议加适量药液破壁成浆，过滤，滤渣并入他药煎煮，滤液直接合并到药液中浓缩。

3. 阴阳两虚型

【临床表现】腰膝酸软，神疲乏力，口干饮水不多，畏寒肢冷，颜面或下肢水肿，食欲减退，阳痿，大便溏泻或泄泻便秘交替出现，小便混浊如膏，甚至饮一溲一，五心烦热，口干咽燥，耳轮干枯，面色黧黑或苍黄晦暗，齿摇发脱，舌淡暗、苔白而干，脉沉细无力。

【参考处方】六味地黄丸合菟丝子丸加减。

生晒参100g，黄芪200g，知母150g，玄参150g，玉竹150g，天冬150g，麦冬200g，黄精150g，山药200g，熟地黄250g，山萸肉150g，砂仁60g，茯苓150g，天花粉200g，泽泻150g，牡丹皮150g，枸杞子200g，菟丝子150g，淫羊藿150g，地骨皮150g，龟甲胶200g。

【加减参考】有瘀者可用丹参、川芎、益母草活血化瘀。

【处方分析】方中熟地黄为滋阴补肾、填精益髓；山萸肉补养肝肾，并能涩精，取"肝肾同源"之意；山药补益脾阴，三药配合，肾肝脾三阴并补，泽泻利湿而泄肾浊，并能减熟地黄之滋腻；茯苓淡渗脾湿，并助山药之健运；牡丹皮清泄虚热，并制山萸肉之温涩，以阴阳并补。生晒参、玄参、黄芪、知母、黄精益气养阴；龟甲胶、地骨皮滋阴清热；枸杞子、菟丝子、淫羊藿温阳补肾；玉竹、天冬、麦冬增液养阴。

【调理原则】滋阴清热，益气补肾。

【应用范围】阴阳两虚型消渴病。

【膏方制作】将生晒参研细粉；砂仁打粉过100目筛，粗粉另放；龟甲胶打粉，备用。余药加8~10倍量清水，浸泡5h后煮沸2h，过滤取汁；药渣加入5~6倍量清水煮沸1.5h，过滤取汁；砂仁粗粉另煎2次，合并滤液把生晒参细粉、砂仁细粉搅成半流质状，放置1h左右，砂仁滤渣并入二煎药渣中，加3~4倍量清水煮沸1h，过滤取汁；将 3 次煎煮的滤液合并，加热浓缩至清膏，加入润湿的生晒参细粉和砂仁糊，搅拌均匀；调文火，加入龟甲胶粉，保持加热 10min 左右，最后浓缩成膏，分装。

【用法用量】每次 15~20g，每日 2 次，上下午各 1 次，温水融化后服。

【制膏分析】本膏中砂仁的有效成分主要为挥发油，不宜久煎，采取研粉、后入的方法可避开久煎和长时间浓缩导致的挥发性成分损失。砂仁打粉入膏，可提高利用率，因此临床用量也可以相应减少些，节约资源，减少患者经济开支。砂仁细粉与生晒参细粉加砂仁的煎煮液润湿放置 1h 左右，一可防止细粉结团，二是使细粉较为润滑。砂仁除了含挥发油以外还含有其他成分，因此粗粉另煎 2 遍后，滤渣可并入其他药中继续提取。砂仁也可采用配方颗粒饮片，因为配方颗粒饮片已采用包合技术，可有效保护挥发性有效成分。

龟甲胶没有单独烊化，是为了避免龟甲胶粘在器具上造成浪费。将龟甲胶粉直接加入稠膏中，操作时注意掌握火候并充分搅拌，直至成膏；加热时间 10min 以上，以保证龟甲胶粉充分烊化且收膏时间不会太长。

4. 脾虚湿盛型

【临床表现】形体肥胖，纳食不佳，或食后困倦，神疲乏力，头重嗜睡，脘腹满闷，肢体沉重，呕恶眩晕，恶心口黏，大便稀溏，舌质淡胖或有齿印、苔白厚腻，脉弦滑或虚弱。

【参考处方】参苓白术散加减。

黄芪 200g，生晒参 150g，茯苓 200g，山药 200g，苍术 150g，白术 150g，薏苡仁 200g，厚朴 100g，白扁豆 200g，玉米须 150g，车前子 100g，冬瓜皮 150g，猪苓 100g，葛根 250g，天花粉 100g，百合 150g，砂仁 60g。

【加减参考】可酌加陈皮、桔梗、莲子等理气健脾、化湿祛痰。

【处方分析】方中人参、白术、苍术、茯苓、猪苓、砂仁健脾益气；砂仁、白扁豆、山药、薏苡仁理气健脾化湿；黄芪、生晒参益气升清健脾；厚朴下气除满；车前子利湿；冬瓜皮、葛根、天花粉、百合滋阴润燥。

【调理原则】补益脾胃，渗湿利水。

【应用范围】脾虚湿盛型消渴病。

【膏方制作】将生晒参研细粉；砂仁打粉过 100 目筛，粗粉另放。余药加 8~10 倍量清水，浸泡 5h 后煮沸 2h，过滤取汁；药渣加入 5~6 倍量清水煮沸 1.5h，过滤取汁；砂仁粗粉另煎 2 次，合并滤液把生晒参细粉、砂仁细粉搅成半流质状，放置 1h 左右，砂仁滤渣并入二煎药渣中，加 3~4 倍量清水煮沸 1h，过滤取汁；将 3 次煎煮的滤液合并，加热浓缩至清膏，加入润湿的生晒参细粉和砂仁糊，搅拌均匀；调文火，保持加热 15min 左右，最后浓缩成膏，分装。

【用法用量】每次 15~20g，每日 2 次，上下午各 1 次，温水融化后服。

【制膏分析】本膏中砂仁有效成分主要为挥发油，在制膏过程中要避免久煎和长时间加热浓缩。砂仁打粉入膏，可提高利用率，因此临床用量也可以相应减少些，节约资源，减少患者开支。生晒参细粉、砂仁细粉加砂仁的煎煮液放置 1h 左右，一可防止细粉结团，二是使细粉较为润滑，加入膏后保持微沸 15min 左右，保证粉剂中的细菌灭活，以防膏方发霉变质。砂仁除了含挥发油以外还含有其他成分如皂苷等，因此粗粉另煎 2 遍后，滤渣可并入其他药中继续提取。砂仁入膏前要判断膏的浓度，目的是砂仁入膏后要减少加热时间，以免有效成分损失，同时砂仁加入细粉比例不可太大，否则味太浊。砂仁也可采用配方颗粒饮片，因为配方颗粒饮片已采用包合技术，可有效保护挥发性有效成分。

二、骨质疏松症

骨质疏松症是一种以骨量降低和骨组织微结构破坏为特征，导致骨脆性增加、易发生骨折的代谢性疾病，其主要特点为单位体积内骨组织量减少、骨皮质变薄，松质骨、骨小梁数目及大小均减少，骨髓腔增宽，骨骼荷载能力减弱。临床症状有腰背疼、身长缩短、驼背、易骨折等。

中医把骨质疏松症归属于"虚劳""骨痿"范畴。肾虚是骨质疏松症的主要原因。治疗本病应当从脾、肾着手，虚则补之，健脾益气，益肾填精，调补阴阳。许多临床观察和实验室研究都证明，用膏方健脾补肾壮骨，能调节肾的功能，提高体内激素水平，从而改善临床症状。

本节介绍肾精不足型和脾肾气虚型骨质疏松症的调理膏方。

1. 肾精不足型

【临床表现】周身骨痛，骨骼变形，腰膝酸软，筋脉拘急，消瘦憔悴，步履蹒跚，反应迟钝，成人则表现为早衰，出现发落齿摇、阳痿遗精、耳鸣耳聋、健忘等症状；小儿则出现生长发育迟缓，身材矮小，智力低下，五迟五软，易惊、盗汗或抽搐，舌体瘦小光红，脉细弱。

【参考处方】六味地黄丸合龟鹿二仙胶加减。

生晒参 200g，白术 150g，黄芪 100g，杜仲 200g，熟地黄 300g，山萸肉 200g，当归 200g，枸杞子 100g，牛膝 300g，山药 200g，陈皮 100g，黑芝麻 200g，桑寄生 200g，狗脊 200g，菟丝子 300g，龟甲胶 100g，鹿角胶 100g，炙甘草 100g，黄酒适量。

【加减参考】神疲乏力甚者，加黄芪益气；尿频较甚及小便失禁者，重用菟丝子、五味子、益智仁补肾固摄；脾失健运而兼见大便溏薄者，去熟地黄、当归，加肉豆蔻、补骨脂温补固涩。

【处方分析】方中以生晒参、山药、炙甘草益气固肾；杜仲、山萸肉温补肾气；

熟地黄、枸杞子、当归补养精血；龟甲胶、鹿角胶等血肉有情之品助填精益血之力；黑芝麻、桑寄生、狗脊补肾益精；菟丝子、牛膝强筋壮骨；白术、黄芪、陈皮健脾益胃使诸药补而不滞；黄酒活血通络。

【调理原则】滋补脾肾，强筋壮骨。

【应用范围】肾精不足型骨质疏松。

【膏方制作】将生晒参研细粉，龟甲胶、鹿角胶打粉，备用。余药加 8~10 倍量清水，浸泡 5h 后煮沸 2h，过滤取汁；药渣加入 5~6 倍量清水煮沸 1.5h，过滤取汁；药渣再加 3~4 倍量清水煮沸 1h，过滤取汁；将 3 次煎煮的滤液合并，加热浓缩至清膏；生晒参细粉加入膏前，先用适量药汁搅拌成半流质状，放置 1h 左右，搅拌均匀后加入清膏中，调文火浓缩；加入龟甲胶、鹿角胶粉，快速沿一个方向搅拌使之溶化，浓缩至成膏状态再加黄酒，此时会产生暴沸现象，快速搅拌片刻，即可分装。

【用法用量】每次 15~20g，每日 2 次，上下午各 1 次，温水融化后服。

【制膏分析】本膏中生晒参细粉入膏前可以用适量药汁把细粉搅拌成半流质状，放置 1h 左右，一可防止细粉结团，二是使膏体较为润滑；加入膏后要保持微沸 15min 以上，保证粉剂中的细菌灭活，以防膏方发霉变质，并使生晒参粉较为润滑。

龟甲胶、鹿角胶打粉直接加入清膏中，不采用传统的"黄酒烊化"方法，是为了避免龟甲胶、鹿角胶粘在器具上造成浪费。最后加入黄酒时，注意会产生暴沸现象，要加快搅拌，同时要防溢。

2. 脾肾气虚型

【临床表现】腰背、四肢关节疼痛，四肢无力，肌肉衰萎，昼轻夜重，骨骼变形，活动不利，面色㿠白，口淡、自汗，面浮肢肿，夜尿增多，少气懒言，肠鸣腹痛，便溏或五更泄泻，舌淡胖嫩苔白或水滑，脉弦沉无力或迟细。

【参考处方】参苓白术散合桂附地黄丸加减。

附片 100g，黄芪 300g，肉桂 100g，熟地黄 200g，枸杞子 200g，杜仲 200g，菟丝子 150g，生晒参 200g，山药 200g，白术 100g，炙甘草 100g，干姜 50g，当归 100g，茯苓 150g，白扁豆 100g，泽泻 100g，薏苡仁 100g，灵芝 50g，女贞子 100g，制何首乌 100g，鸡血藤 100g，海风藤 150g，核桃仁 100g，鹿角胶 50g，黄酒适量。

【加减参考】若胃失和降而兼见胃脘胀满、嗳气呕吐者，加陈皮、半夏和胃理气降逆；若食积停滞而见脘闷腹胀、嗳气酸腐、苔腻者，加神曲、麦芽、山楂、鸡内金消食健胃；若气虚及阳、脾阳渐虚而兼见腹痛即泻、手足欠温者，加肉桂、炮姜温中散寒。

【处方分析】方中以生晒参、黄芪、白术、炙甘草益气健脾；茯苓、泽泻、薏苡仁、扁豆健脾除湿；干姜温中散寒；杜仲、山萸肉温补肾气；鸡血藤、海风藤舒筋活络；山药补肾健脾；附片、肉桂、核桃仁温阳补肾；熟地黄、制何首乌、当归补养精血；

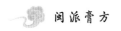

枸杞子、女贞子、菟丝子补肾益精；灵芝补气养血；鹿角胶填精益血；黄酒活血通络。

【调理原则】补益脾肾，养髓健骨。

【应用范围】脾肾气虚型骨质疏松。

【注意事项】制何首乌如长期使用需注意监测肝功能。

【膏方制作】将鹿角胶打粉，生晒参研细粉，肉桂打粉过100目筛，粗粉另放，备用。余药加8~10倍量清水，浸泡5h后煮沸2h，过滤取汁；药渣加入5~6倍量清水煮沸1.5h，过滤取汁；肉桂粗粉另煎2次，合并滤液把肉桂细粉、生晒参细粉搅成半流质状，放置1h左右，滤渣并入二煎药渣中，加3~4倍量清水煮沸1h，过滤取汁；将3次煎煮的滤液合并，加热浓缩至清膏；加入润湿的生晒参细粉、肉桂细粉搅拌均匀，调文火浓缩；加入龟甲胶、鹿角胶粉，快速沿一个方向搅拌使之溶化，浓缩至成膏状态再加黄酒，此时会产生暴沸现象，快速搅拌片刻，即可分装。

【用法用量】每次15~20g，每日2次，上下午各1次，温水融化后服。

【制膏分析】生晒参细粉入膏前可以用适量药汁把细粉搅拌成半流质状，放置1h左右，一可防止细粉结团，二是使膏体较为润滑；加入膏后要保持微沸15min以上，保证粉剂中的细菌灭活，以防膏方发霉变质，并使生晒参粉较为润滑。

肉桂的有效成分主要为挥发油，不宜久煎，采取研粉、后入的方法可避开久煎和长时间浓缩导致的挥发性成分损失。肉桂打粉入膏，可提高利用率，因此临床用量也可以相应减少些，节约资源，减少患者经济支出。肉桂细粉、生晒参细粉加肉桂的煎煮液润湿后放置1h左右，一可防止细粉结团，二是使细粉较为润滑。肉桂除了含挥发油以外还含有其他成分，因此粗粉另煎2遍后，滤渣可并入其他药中继续提取。肉桂也可采用配方颗粒饮片，因为配方颗粒饮片已采用包合技术，可有效保护挥发性有效成分。

鹿角胶打粉直接加入清膏中，不采用传统的"黄酒烊化"方法，是为了避免鹿角胶粘在器具上造成浪费。最后加入黄酒时，注意会产生暴沸现象，要加快搅拌，同时注意防溢。

三、痛风

痛风是单钠尿酸盐沉积于骨关节、肾脏和皮下等部位引发的急慢性炎症和组织损伤，是与嘌呤代谢紊乱及（或）尿酸排泄减少所致的高尿酸血症直接相关的代谢性风湿病。临床上以高尿酸血症伴痛风性急性关节炎反复发作、痛风石沉积、痛风性慢性关节炎和关节畸形、肾小球和肾小管等实质性病变和尿酸结石形成为特点。

中医把痛风归属于"痹证""痛痹"等病的范畴。目前，西医对于本病治疗方法与用药副作用较大，在临床应用中受到一定的限制。中医膏方治疗痛风的疗效已逐渐为人们所关注，且副作用小、复发率低。

1. 风湿热痹型

【临床表现】关节红肿热痛，发病急骤，病及一个或多个关节，多兼有发热、恶风、口渴、烦闷不安或头痛汗出，小便短黄，舌红苔黄或黄腻，脉弦滑数。

【参考处方】白虎加桂枝汤加减。

生石膏 300g，知母 200g，粳米 150g，炙甘草 100g，桂枝 100g，茯苓 150g，猪苓 100g，泽泻 100g，车前子 100g，滑石 100g，薏苡仁 150g，金钱草 100g，忍冬藤 100g，海桐皮 100g，姜黄 100g，黄芪 100g，威灵仙 100g，乳香 30g，没药 30g，秦艽 100g，络石藤 100g，桑枝 100g，地龙 100g，木瓜 100g，独活 100g，羌活 100g，萆薢 100g。

【加减参考】热毒炽盛者可加金银花、连翘、黄柏清热解毒；皮肤有瘀斑者，酌加牡丹皮、生地黄、地肤子清热凉血散瘀。

【处方分析】方中重用生石膏辛甘大寒，主入肺、胃二经，善能清阳明气分大热，并能止渴除烦；知母苦寒质润，寒可助生石膏清肺胃之热，润可助生石膏生津止渴除烦；粳米、炙甘草益胃生津，亦可防止大寒伤中之弊；茯苓、薏苡仁健脾利湿；桂枝、乳香、没药散瘀镇痛；秦艽、木瓜、金钱草祛湿退热；猪苓、泽泻、车前子、滑石利尿通淋；络石藤、桑枝、地龙、全蝎通经活络；萆薢、忍冬藤、独活、羌活祛风通络除痹；海桐皮、姜黄、黄芪、威灵仙活血通络、祛风除湿；炙甘草兼以调和诸药。

【调理原则】清热通络，祛风除湿。

【应用范围】风湿热痹型痛风。

【注意事项】本膏中含乳香、没药、全蝎、木瓜、薏苡仁等药物，孕妇禁用。

【膏方制作】将乳香、没药在冰柜中冷冻 1h，粉碎成细粉，备用。生石膏、滑石粉、车前子、粳米分别布包后，与余药加 8~10 倍量清水，浸泡 5h 后煮沸 2h，过滤取汁；药渣加入 5~6 倍量清水煮沸 1.5h，过滤取汁；药渣再加 3~4 倍量清水煮沸 1h，过滤取汁；将 3 次煎煮的滤液合并，加热浓缩至清膏；加入乳香、没药粉，搅拌均匀，微火浓缩成膏，分装。

【用法用量】每次 15~20g，每日 2 次，上下午各 1 次，温水融化后服。

【制膏分析】本膏中乳香、没药有效成分为树脂、树胶，不溶于水，无论怎样煎煮都不易使有效成分溶入水煎液中，故将炮制后的乳香、没药研末后加入清膏中，这样能最大限度地发挥乳香、没药的疗效。乳香、没药用特殊粉碎办法粉碎后，可适当减少用药比例，这样既可提高用药的口感，也能节约膏方投入成本。

生石膏及滑石粉为矿物类也宜包煎，以防沉底；车前子富含有黏液质，黏性大，粳米富含淀粉，以防其粘锅及包裹其他药物，影响药物的溶出，故也选择包煎。

本膏为清膏，收膏率较低，可适当调整膏方服用剂量。

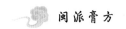

2. 风寒湿痹型

【临床表现】关节肿痛，屈伸不利，或见皮下结节或痛风石，风邪偏胜则关节游走疼痛，或恶风发热等；寒邪偏胜则关节冷痛剧烈，痛有定处；湿邪偏胜者，肢体关节重着疼痛，痛有定处，肌肤麻木不仁；舌苔薄白，脉弦紧或濡缓。

【参考处方】宣痹达经汤加减。

麻黄100g，附片100g，赤芍100g，黄芪150g，羌活200g，独活200g，防风100g，苍术200g，威灵仙100g，当归100g，桂枝150g，薏苡仁150g，姜黄100g，甘草50g，海风藤100g，豨莶草100g，鸡血藤100g，秦艽100g，细辛50g，防己100g，萆薢100g，木瓜100g，金钱草100g。

【加减参考】可酌加乌梢蛇、蜂房、土鳖虫加强活络通经；加当归、丹参增强活血通络之功效。

【处方分析】方中以附片、桂枝、麻黄、细辛温经散寒、宣痹止痛；赤芍、甘草缓急止痛；苍术、薏苡仁燥湿健脾；黄芪益气固表，并能利血通痹；羌活、萆薢、豨莶草、独活、防风、秦艽、威灵仙祛风除湿；鸡血藤、海风藤舒筋活络；加姜黄、当归活血通络；防己、金钱草、萆薢、木瓜祛湿除痹。

【调理原则】祛风散寒，除湿通络。

【应用范围】风寒湿痹型痛风。

【注意事项】麻黄发汗力强，如果发汗太过宜减量；同时方中含有附片，不宜久服。

【膏方制作】除麻黄外，余药加8~10倍量清水，浸泡5h；麻黄加入8~10倍量清水，浸泡30min，先煎10min，捞去浮沫，之后与群药煮沸2h，过滤取汁；药渣加入5~6倍量清水煮沸1.5h，过滤取汁；药渣再加3~4倍量清水煮沸1h，过滤取汁；将3次煎煮的滤液合并，加热浓缩至清膏，分装。

【用法用量】每次15~20g，每日2次，上下午各1次，温水融化后服。

【制膏分析】本膏中麻黄性燥，去除浮沫，以降低其燥性。本膏为清膏，收膏率较低，可适当调整膏方服用剂量。

3. 痰瘀痹阻型

【临床表现】关节疼痛，反复发作，日久不愈，时轻时重，或呈刺痛，固定不移，关节肿大，甚至强直畸形，屈伸不利，皮下结节，或皮色紫暗，舌淡胖，苔白腻，脉弦或沉涩。

【参考处方】双合汤加减。

桃仁200g，红花150g，当归100g，赤芍100g，陈皮100g，炙甘草50g，威灵仙150g，法半夏150g，芥子150g，黄芪200g，乳香30g，没药30g，防己100g，地龙

100g，三棱100g，莪术100g，乌梢蛇80g，川芎100g，萆薢100g，薏苡仁250g。

【加减参考】若气机郁滞较重，加川楝子、香附、青皮等以疏肝理气止痛；胁下有痞块，属血瘀者，可酌加丹参、郁金、䗪虫、水蛭等以活血破瘀、消癥化滞。

【处方分析】方中以强劲的破血之品桃仁、红花为主，力主活血化瘀；当归活血补血；赤芍养血和营，以增补血之力；芥子、半夏、陈皮、薏苡仁祛湿化痰；川芎、黄芪合用活血行气、调畅气血，以助活血之功；全蝎、地龙、乌梢蛇、三棱、莪术以破血通络止痛；乳香、没药、防己、威灵仙、萆薢祛湿除痹，活血通络；甘草调和诸药。

【调理原则】活血化瘀，化痰通络。

【应用范围】痰瘀痹阻型痛风。

【注意事项】本膏含有大量破血之品，孕妇禁用。

【膏方制作】将乳香、没药在冰柜中冷冻1h，粉碎成细粉，备用。生石膏、滑石粉、车前子、粳米分别布包后，与余药加8~10倍量清水，浸泡5h后煮沸2h，过滤取汁；药渣加入5~6倍量清水煮沸1.5h，过滤取汁；药渣再加3~4倍量清水煮沸1h，过滤取汁；将3次煎煮的滤液合并，加热浓缩至清膏；加入乳香、没药粉，搅拌均匀，微火浓缩成膏，分装。

【用法用量】每次15~20g，每日2次，上下午各1次，温水融化后服。

【制膏分析】本膏中乳香、没药有效成分为树脂、树胶，不溶于水，无论怎样煎煮都不易使有效成分溶入水煎液中，故将炮制后的乳香、没药研末后加入清膏中，这样能最大限度地发挥乳香、没药的疗效。乳香、没药用特殊粉碎办法粉碎后，可适当减少用药比例，这样既可提高用药的口感，也能节约膏方投入成本。

本膏为清膏，收膏率较低，可适当调整膏方服用剂量。

四、血脂异常

血脂异常指血浆中脂质量和质的异常，通常指血浆中胆固醇和（或）甘油三酯升高，也包括高密度脂蛋白胆固醇降低。由于脂质不溶或微溶于水，在血浆中与蛋白质结合以脂蛋白的形式存在，因此，血脂异常实际上表现为脂蛋白异常血症。临床上血脂异常可分为原发性和继发性两类。原发性与先天性和遗传有关，是由于单基因缺陷或多基因缺陷，使参与脂蛋白转运和代谢的受体、酶或载脂蛋白异常所致，或由于环境因素（饮食、营养、药物）和通过未知的机制而致。继发性多发生于代谢性紊乱疾病（糖尿病、高血压、黏液性水肿、甲状腺功能低下、肥胖、肝肾疾病、肾上腺皮质功能亢进），或与其他因素如年龄、性别、季节、饮酒、吸烟、饮食、体力活动、精神紧张、情绪活动等有关。

血症异常的临床表现主要包括两大方面：①脂质在真皮内沉积所引起的黄色瘤；

②脂质在血管内皮沉积所引起的动脉粥样硬化，产生冠心病和周围血管病等。由于血脂异常时黄色瘤的发生率并不高，动脉粥样硬化的发生和发展则需要相当长的时间，所以多数血脂异常患者并无任何症状和异常体征，患者常在进行血液生化检验时才被发现。

中医学把血脂异常归属于"血浊""痰湿""血瘀"等病的范畴。本病为痰饮、瘀血停滞机体所致，这里的"痰"并非仅指一般概念中的痰，而是指人体津液的异常积留，是病理性产物；"湿"这里多为内湿，是消化系统运作失宜，对水在体内的流动失控以致津液停聚，或因饮食水分过多，或因饮酒、乳酪、生冷饮料，而使体内津液聚停而形成，其与脾、肾、肝、肺等内脏关系密切。

1. 气血两虚型

【临床表现】面色萎黄，少气懒言，神疲乏力，自汗耳鸣，头晕目眩，心悸失眠，肢麻消瘦等，舌质淡嫩，脉细弱。

【参考处方】八珍汤加减。

西洋参250g，当归250g，熟地黄200g，川芎150g，白芍150g，白术200g，茯苓150g，黄芪250g，鸡血藤150g，酸枣仁150g，甘草100g，太子参250g，山药200g，龙眼肉150g，制何首乌100g，黑木耳150g，螺旋藻粉100g，阿胶100g。

【加减参考】若气虚卫阳不固、自汗时出、易感冒者，重用黄芪，加防风、浮小麦益气固表敛汗；若脾虚湿盛、泄泻或便溏者，加薏苡仁、泽泻、炒扁豆、当归（炒用）健脾利水；若气损及阳，兼见畏寒肢冷、腹中冷痛等阳虚症状，加桂枝、干姜温中散寒；若血虚较甚，面色㿠白无华，加紫河车养血补血，并重用参芪以补气生血。

【处方分析】本方由八珍汤加减而成，方中西洋参、太子参、黄芪与熟地黄相配，益气养血；白术、茯苓、山药健脾渗湿、助两参益气补脾；当归、白芍、何首乌、黑木耳及阿胶养血和营，助熟地黄补益阴血；佐以川芎活血行气；更加鸡血藤行血补血，使之补而不滞。龙眼肉、酸枣仁养心安神。螺旋藻粉益气降脂；炙甘草益气和中，调和诸药。全方有补养气血、健运脾胃、养心安神降脂之功效。

【调理原则】益气养血，补虚降脂。

【应用范围】气血两虚型血脂异常。

【膏方制作】将西洋参研细粉，阿胶打粉，备用；余药加8~10倍量清水，浸泡5h后煮沸2h，过滤取汁；药渣加入5~6倍量清水煮沸1.5h，过滤取汁；药渣再加3~4倍量清水煮沸1h，过滤取汁；将3次煎煮的滤液合并，加热浓缩至清膏；西洋参粉和螺旋藻粉加入膏前，先用适量药汁搅拌成半流质状，放置1h左右，搅拌均匀后加入清膏中，调文火浓缩；加入阿胶粉，搅拌均匀，保持加热10min左右，最后浓缩成膏，分装。

【用法用量】每次15~20g，每日2次，上下午各1次，温水融化后服。

【制膏分析】本膏中西洋参粉、螺旋藻粉入膏前用适量药汁润湿搅拌成半流质状，放置 1h 左右，一可防止细粉结团，二是使膏体较为润滑；加入膏后要加热 15min 以上，保证粉剂中的细菌灭活，以防膏方发霉变质。

阿胶没有单独烊化，是为了避免阿胶粘在器具上造成浪费，将阿胶粉直接加入清膏中，操作时注意掌握火候并充分搅拌，直至成膏；加热时间 10min 左右，以保证阿胶充分烊化且收膏时间不会太长。

2. 阴阳两虚型

【临床表现】形体消瘦，口干咽燥，五心烦热，眩晕盗汗，神疲乏力，失眠或嗜睡，遇寒肢冷麻木等；舌质光淡少苔，脉细涩无力。

【参考处方】地黄饮子合龟鹿二仙胶加减。

肉苁蓉 200g，锁阳 150g，沙苑子 150g，益智仁 150 g，地骨皮 150g，女贞子 150g，菟丝子 100g，玉竹 100g，黄精 100 g，巴戟天 150g，杜仲 150g，熟地黄 200g，当归 200g，枸杞子 200g，山萸肉 200g，天冬 100g，麦冬 100g，石斛 100g，百合 100g，螺旋藻粉 100g，龟甲胶 100g，鹿角胶 100g。

【加减参考】若脾胃受损、不能受纳，则加山药、白术健运脾胃；可加砂仁、陈皮以防诸药碍脾；尚可加黄狗肾等以增补肾壮阳之力。

【处方分析】方中肉苁蓉、鹿角胶、锁阳、沙苑子、益智仁、菟丝子、女贞子、淫羊藿、杜仲、巴戟天补肾壮阳；熟地黄、当归、枸杞子、山萸肉、龟甲胶滋补肾阴；玉竹、黄精、天冬、麦冬、石斛、百合养阴生津；加地骨皮清虚热，退骨蒸。诸药阴阳相济，可达到"阳得阴助而生化无穷"的目的。

【调理原则】温阳滋阴，补虚降脂。

【应用范围】阴阳两虚型血脂异常。

【膏方制作】将龟甲胶、鹿角胶打粉，备用。余药加 8~10 倍量清水，浸泡 5h 后煮沸 2h，过滤取汁；药渣加入 5~6 倍量清水煮沸 1.5h，过滤取汁；药渣再加 3~4 倍量清水煮沸 1h，过滤取汁；将 3 次煎煮的滤液合并，加热浓缩至清膏；螺旋藻粉加入膏前，先用适量药汁搅拌成半流质状，放置 1h 左右，搅拌均匀后加入清膏中，调文火浓缩；加入龟甲胶粉、鹿角胶粉，搅拌均匀，保持加热 10min 左右，最后浓缩成膏，分装。

【用法用量】每次 15~20g，每日 2 次，上下午各 1 次，温水融化后服。

【制膏分析】本膏中螺旋藻粉入膏前用适量药汁润湿搅拌成半流质状，放置 1h 左右，一可防止细粉结团，二是使膏体较为润滑；加入膏后要加热 15min 以上，保证粉剂中的细菌灭活，以防膏方发霉变质。

龟甲胶、鹿角胶没有单独烊化，是为了避免胶体粘在器具上造成浪费，将龟甲胶粉、鹿角胶粉直接加入清膏中，操作时注意掌握火候并充分搅拌，直至成膏；加热时间 10min 左右，以保证龟甲胶、鹿角胶充分烊化且收膏时间不会太长。

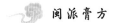

石斛煎煮过程注意检查是否煎煮透；若是鲜品，建议加适量药液破壁成浆，过滤，滤渣并入他药煎煮，滤液直接合并到药液中浓缩。

3. 心血瘀阻型

【临床表现】心胸憋闷或疼痛，心悸怔忡，或心胸烦热，身重困倦，或伴失眠多梦，健忘头胀，心神不宁，舌淡红或紫暗、边有瘀点瘀斑，脉细涩或结代。

【参考处方】枳实薤白桂枝汤合血府逐瘀汤加减。

枳实100g，桂枝100g，瓜蒌150g，薤白150g，厚朴150g，赤芍150g，川芎150g，红花50g，桃仁150g，山楂150g，牛膝150g，蒲黄100g，干姜50g，肉桂50g，当归100g，生地黄200g，龙眼肉150g，沉香50g，黑木耳300g，螺旋藻粉100g，阿胶100g。

【加减参考】兼寒者，可加细辛温通散寒；若兼气滞者，可加檀香辛香理气止痛；兼气虚者，加黄芪、党参、白术等补中益气之品；若瘀血痹阻重证，表现为胸痛剧烈，可加郁金、延胡索、降香、丹参等加强活血理气止痛的作用。

【处方分析】方中以桃仁、红花、川芎、赤芍、牛膝、山楂、蒲黄活血祛瘀而通血脉；干姜、肉桂、桂枝补心阳，通经脉；龙眼肉、当归、生地黄、黑木耳、阿胶补血调肝，活血而不耗血，理气而不伤阴；沉香、枳实、瓜蒌、薤白、厚朴行气通阳，祛湿化浊；螺旋藻粉行气降脂。

【调理原则】化瘀行血，通脉降脂。

【应用范围】心血瘀阻型血脂异常。

【膏方制作】将阿胶打粉；肉桂、沉香打粉过100目筛，粗粉另放，备用；蒲黄布包后与其余药加8~10倍量清水，浸泡5h后煮沸2h，过滤取汁；药渣加入5~6倍量清水煮沸1.5h，过滤取汁；沉香、肉桂粗粉另煎2次，合并滤液把沉香细粉、肉桂细粉及螺旋藻粉润湿搅拌成半流质状，放置1h左右；滤渣并入二煎药渣中，加3~4倍量清水煮沸1h，过滤取汁；将3次煎煮的滤液合并，加热浓缩至清膏；加入已润湿的沉香粉、肉桂粉及螺旋藻粉糊，搅拌均匀；调文火，加阿胶粉搅拌均匀，保持加热10min以上，最后浓缩成膏，分装。

【用法用量】每次15~20g，每日2次，上下午各1次，温水融化后服。

【制膏分析】本膏中肉桂、沉香的有效成分主要为挥发油，不宜久煎，采取研粉、后入的方法可避开久煎和长时间浓缩导致的挥发性成分损失。沉香、肉桂打粉入膏，可提高利用率，因此临床用量也可以相应减少些，节约资源，减少患者经济支出。肉桂、沉香细粉加肉桂、沉香的煎煮液润湿后放置1h左右，一可防止细粉结团，二是使细粉较为润滑。肉桂、沉香除了含挥发油以外还含有其他成分，因此粗粉另煎2遍后，滤渣可并入其他药中继续提取。肉桂、沉香也可采用配方颗粒饮片，因为配方颗粒饮片已采用包合技术，可有效保护挥发性有效成分。

蒲黄要布包，以防漂浮水面不利于煎煮。

本膏中阿胶没有单独烊化，是为了避免阿胶粘在器具上造成浪费，将阿胶粉直接加入稠膏中，操作时注意掌握火候并充分搅拌，直至成膏；加热时间 10min 左右，以保证阿胶充分烊化且收膏时间不会太长。

4. 肝郁气滞型

【临床表现】情志抑郁，易怒烦躁，胸闷善太息，胸胁或乳房或少腹胀痛，头晕目眩，月经不调、舌质淡红，苔薄白，脉弦或涩。

【参考处方】柴胡疏肝散加减。

柴胡 300g，枳壳 200g，白芍 200g，川芎 200g，陈皮 200g，香附 150g，姜黄 150g，佛手 150g，当归 150g，银杏叶 150g，炙甘草 100g，薤白 100g，川楝子 150g，红花 100g，桃仁 100g，延胡索 150g，丹参 150g，合欢花 150g，螺旋藻粉 150g，龟甲胶 150g。

【加减参考】若气滞及血胁痛重者，酌加郁金、青皮以增强理气活血止痛之功；若兼见心烦急躁、口干口苦、尿黄便干、舌红苔黄、脉弦数等气郁化火之象，酌加栀子、黄芩、龙胆草等清肝之品；若伴胁痛、肠鸣、腹泻者，为肝气横逆、脾失健运之证，酌加白术、茯苓、泽泻、薏苡仁以健脾止泻；若伴有恶心呕吐，是为肝胃不和、胃失和降，酌加姜半夏、广藿香、生姜等以和胃降逆止呕。

【处方分析】本方由柴胡疏肝散加减而成，方中柴胡、合欢花疏肝解郁；香附、枳壳、陈皮、佛手、川楝子理气化痰；加螺旋藻粉行气降脂。川芎、姜黄、延胡索、银杏叶活血行气通络；白芍、甘草缓急止痛；当归、红花、桃仁、丹参、龟甲胶活血补血。全方共奏疏肝解郁、活血止痛、理气化痰降脂之功。

【调理原则】疏肝解郁，行气降脂。

【应用范围】肝郁气滞型血脂异常。

【膏方制作】将龟甲胶打粉，备用。余药加 8~10 倍量清水，浸泡 5h 后煮沸 2h，过滤取汁；药渣加入 5~6 倍量清水煮沸 1.5h，过滤取汁；药渣再加 3~4 倍量清水煮沸 1h，过滤取汁；将 3 次煎煮的滤液合并，加热浓缩至清膏；螺旋藻粉加入膏前，先用适量药汁搅拌成半流质状，放置 1h 左右，搅拌均匀后加入清膏中，调文火浓缩；加入龟甲胶粉，搅拌均匀，保持加热 10min 左右，最后浓缩成膏，分装。

【用法用量】每次 15~20g，每日 2 次，上下午各 1 次，温水融化后服。

【制膏分析】本膏中螺旋藻粉入膏前用适量药汁润湿搅拌成半流质状，放置 1h 左右，一可防止细粉结团，二是使膏体较为润滑；加入膏后要加热 15min 以上，保证粉剂中的细菌灭活，以防膏方发霉变质。

龟甲胶没有单独烊化，是为了避免胶体粘在器具上造成浪费，将龟甲胶粉直接加入清膏中，操作时注意掌握火候并充分搅拌，直至成膏；加热时间 10min 左右，以保

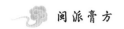

证龟甲胶充分烊化且收膏时间不会太长。

5. 脾肾两虚型

【临床表现】面色㿠白，形寒肢冷，少气便溏，腰膝酸冷，面肢水肿，口淡不渴，纳减腹胀，少寐难眠，舌质淡嫩苔白，脉沉无力。

【参考处方】补中益气汤合桂附地黄丸加减。

红参200g，白术200g，干姜200g，厚朴150g，苍术150g，乌药200g，桂枝150g，附片150g，肉桂200g，菟丝子250g，木香150g，山楂100g，肉苁蓉150g，锁阳150g，制远志100g，茯神100g，枸杞子200g，螺旋藻粉150g，鹿角胶150g。

【加减参考】若水湿过盛，腹胀大，小便短少，可加苍术、桂枝、猪苓、泽泻，以增化气利水之力；若症见身倦气短，气虚甚者，可加黄芪、红参以健脾益气。

【处方分析】方中附片、肉桂、干姜、桂枝、菟丝子、肉苁蓉、锁阳、乌药温补脾肾阳气；白术、红参、苍术、厚朴、木香健脾除湿、理气消胀；螺旋藻粉行气降脂；枸杞子、鹿角胶滋补肝肾精血；酌加远志、茯神养心安神。

【调理原则】温补脾肾，纳阳降脂。

【应用范围】脾肾两虚型血脂异常。

【膏方制作】将鹿角胶打粉，红参打细粉，肉桂、木香打粉过100目筛，粗粉另放，备用。余药加8~10倍量清水，浸泡5h后煮沸2h，过滤取汁；药渣加入5~6倍量清水煮沸1.5h，过滤取汁；肉桂、木香粗粉另煎2次，合并滤液把肉桂、木香细粉及红参细粉、螺旋藻粉搅拌成半流质状，放置1h左右；滤渣并入二煎药渣中，加3~4倍量清水煮沸1h，过滤取汁；将3次煎煮的滤液合并，加热浓缩至清膏；加入已润湿的肉桂粗、木香粉、红参粉、螺旋藻粉糊，搅拌均匀；调文火，加入鹿角胶粉，保持加热10min左右，最后浓缩成膏，分装。

【用法用量】每次15~20g，每日2次，上下午各1次，温水融化后服。

【制膏分析】本膏中肉桂、木香的有效成分主要为挥发油，不宜久煎，采取研粉、后入的方法可避开久煎和长时间浓缩导致的挥发性成分损失。肉桂、木香打粉入膏，可提高利用率，因此临床用量也可以相应减少些，节约资源，减少患者经济开支。肉桂、木香细粉及红参粉、螺旋藻粉加入肉桂、木香的煎煮液润湿后放置1h左右，一可防止细粉结团，二是使细粉较为润滑；加入膏后要保持微沸15min以上，保证粉剂中的细菌灭活，以防膏方发霉变质。肉桂、木香除了含挥发油以外还含有其他成分，因此粗粉另煎2遍后，滤渣可并入其他药中继续提取。肉桂、木香也可采用配方颗粒饮片，因为配方颗粒饮片已采用包合技术，可有效保护挥发性有效成分。

本膏中鹿角胶没有单独烊化，是为了避免鹿角胶粘在器具上造成浪费。将鹿角胶粉直接加入稠膏中，操作时注意掌握火候并充分搅拌，直至成膏；加热时间10min左右，以保证鹿角胶充分烊化且收膏时间不会太长。

第五节　神经系统疾病膏方

神经系统疾病是指发生于中枢神经系统、周围神经系统、自主神经系统的以感觉、运动、意识、自主神经功能障碍为主要表现的疾病。

中医学认为，凡是精神情志的异常以及四肢、躯体运动与感觉功能的失常，包括头面五官感觉功能和运动功能的失常都可以从"脑病"来解释，用治疗"脑病"的方法来进行治疗。它包括中风、头晕、头痛、失眠、抑郁、痴呆以及脑功能发育不良引起的一系列疾病。至《黄帝内经》成书后，中医对脑的生理功能及部分脑病已有较为明确的记载。

脑的生理功能表现为脑为元神，主司精神、意识、思维、记忆、情感、感觉和脏腑、经络、五官七窍、四肢百骸的功能活动。诚如清·邵同珍《医易一理》所云："脑者，人身之大主，脑气筋人五官脏腑，以司视听言动，人身能知觉运动，及能记忆古今，应对万物者，无非脑之权也。"

脑的病理主要表现为髓海不足、元神失养和脑络瘀阻、清窍不通两个方面。诚如《灵枢·海论》云："髓海有余，则轻劲多力，自过其度；髓海不足，则脑转耳鸣，胫酸眩冒，目无所见，懈怠安卧。"《医林改错》"癫狂梦醒汤"亦指出脑病"乃气血凝滞脑气"。因此，脑系病症的膏方治疗当分虚实，虚证当以补虚为主，实证当以泻实为主，临床上可针对病症阴阳虚实之不同辨证施治。

本章主要介绍神经衰弱、阿尔茨海默病（老年性痴呆）两种临床常见的神经系统疾病膏方。

一、神经衰弱

神经衰弱是由于神经功能过度紧张及超负荷情绪等诸多因素引起，是一种以精神容易兴奋和脑力容易疲乏，常有情绪烦恼和心理症状的神经症性障碍，但无器质性病变。临床具体表现为头晕、头痛、失眠、健忘、多梦、眼花、耳鸣、心悸、气短、乏力、易激动、焦虑不安、记忆力减退等。它是大脑功能失调所表现的疾病，各种因素引起大脑神经活动长期持续性过度紧张，导致大脑兴奋与抑制功能暂时失调而产生的。本病以青壮年、脑力劳动者、青年学生尤为多见。

中医将神经衰弱归属于"不寐""惊悸""健忘""眩晕""虚损""郁证"等范畴。本病多由情志内伤、饮食不节、病后体衰、禀赋不足所致。本病发病缓慢、病

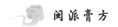

程较长，与心、肝、脾、肾等脏腑的功能失调有关，从而导致以气血阴阳失调为主的一组脑功能障碍症候群。

1. 肝郁气滞型

【临床表现】精神抑郁，情绪不宁，胸胁胀痛，痛无定处，善太息，腹胀脘闷，嗳气呕吐，纳食减少，女子月经失调，苔薄腻，脉弦。

【参考处方】柴胡150g，白芍100g，香附100g，枳壳100g，郁金100g，青皮100g，陈皮100g，川芎100g，当归150g，茯苓250g，茯神150g，丹参150g，苍术100g，栀子100g，神曲100g，佛手200g，菊花150g，炒黄芩100g，制远志150g，姜半夏100g，厚朴100g，炙甘草60g，黄明胶100g。

【加减参考】若伴胁痛、肠鸣、腹泻者，为肝气横逆、脾失健运之证，酌加泽泻100g、薏苡仁200g以健脾止泻。

【处方分析】方中柴胡疏肝解郁、调达肝气；香附、菊花、佛手可助柴胡疏肝解郁，气滞则易生血瘀；川芎活血通络；青皮理气活血；当归、丹参、白芍活血养血；郁金可助当归、白芍养血活血，合用使瘀祛而不伤正；木克土，肝郁则易犯脾土，苍术、茯苓益气健脾；栀子、酒黄芩等清热泻火；神曲、厚朴、枳壳健脾理气消胀；姜半夏、陈皮和胃降逆止呕；茯神、远志宁心安神；黄明胶滋阴养血；炙甘草调和诸药。全方共奏疏肝理气、行滞解郁之功。

【调理原则】疏肝理气，行滞解郁。

【应用范围】肝郁气滞型神经衰弱。

【膏方制作】将黄明胶打粉，备用；神曲用布包后与其余药加8~10倍量清水，浸泡5h后煎煮2h，过滤取汁；药渣加入5~6倍量清水煎煮1.5h，过滤取汁；药渣再加3~4倍量清水煎煮1h，过滤取汁；3次煎煮的滤液合并，加热浓缩至清膏；调文火，加黄明胶粉搅拌均匀，保持加热10min左右，最后浓缩成膏，分装。

【用法用量】每次15~20g，每日2次，上下午各1次，温水融化后服。

【制膏分析】本膏中神曲宜布包后与群药共煎，一则防沉锅底焦煳，二则有利于过滤。阿胶没有单独烊化，是为了避免阿胶粘在器具上造成浪费，将阿胶粉直接加入清膏中，操作时注意掌握火候并充分搅拌，直至成膏；加热时间10min左右，以保证阿胶充分烊化且收膏时间不会太长。

2. 阴虚火旺型

【临床表现】眩晕头胀，易怒心烦，心悸少寐，腰酸耳鸣，口干，舌质红，脉弦细而数。

【参考处方】生地黄200g，玄参150g，当归100g，白芍100g，茯苓200g，茯神150g，酸枣仁200g，黄连30g，浮小麦200g，大枣100g，珍珠母250g，牛膝150g，泽泻 100g，山药 200g，牡丹皮 150g，栀子 100g，天麻 100g，钩藤 150g，知母 100g，补骨脂 150g，五味子 100g，甘草 60g，龟甲 100g，黄明胶 100g。

【加减参考】若阴虚而火热不明显者，可改用天王补心丹滋阴养血、养心安神；若心阴亏虚、心火偏旺者，可改服朱砂安神丸养阴清热、镇心安神；若夹有痰热者，可加用黄连温胆汤、清热化痰。

【处方分析】方中生地黄、知母、玄参走肾经，滋阴清热，合白芍滋水以涵木，阴虚则阳浮，故以龟甲、天麻、珍珠母潜镇之品，滋阴潜阳；钩藤入肝经，清热平肝；浮小麦退虚热；泽泻、栀子、黄连泻火除烦；当归养血滋阴柔肝，牛膝入血分，引血下行，并有补益肝肾之效；补骨脂温肾健脾；茯苓、山药、大枣健运脾胃，以防膏方滋腻太过；茯神、酸枣仁、五味子宁心安神；黄明胶滋阴养血；甘草调和诸药。

【调理原则】滋阴泻火，重镇安神。

【应用范围】阴虚火旺型神经衰弱。

【膏方制作】将黄明胶打粉；钩藤打粉过 100 目筛，粗粉另放，备用；将珍珠母、龟甲用布袋包装后与其余药物一起加 8~10 倍量清水，浸泡 5h 后煎煮 2h，过滤取汁；药渣加入 5~6 倍量清水煎煮 1.5h，过滤取汁；钩藤粗粉另煎 2 次，合并滤液把钩藤细粉搅拌成半流质状，放置 1h 左右；滤渣并入二煎药渣中，加 3~4 倍量清水煎煮 1h，过滤取汁；3 次煎煮的滤液合并，加热浓缩至清膏；加入润湿的钩藤糊，搅拌均匀；调文火，加黄明胶粉搅拌均匀，保持加热 10min 左右，最后浓缩成膏，分装。

【用法用量】每次 15~20g，每日 2 次，上下午各 1 次，温水融化后服。

【制膏分析】本膏中钩藤不宜长时间加热，否则其有效成分发生变化，降低疗效，因此采取打细粉、后入的方法可避开久煎和长时间浓缩导致的挥发性成分损失。钩藤打粉入膏，可提高利用率，因此临床用量也可以相应减少些，节约资源。钩藤细粉加钩藤的煎煮液润湿后放置 1h 左右，一可防止细粉结团，二是使细粉较为润滑。钩藤也可采用中药配方颗粒，因为配方颗粒已采用包合技术，可有效保护挥发性有效成分。

珍珠母、龟甲质重，宜布包后与群药共煎，以防沉底糊锅。

黄明胶没有单独烊化，是为了避免黄明胶粘在器具上造成浪费，将黄明胶粉直接加入清膏中，操作时注意掌握火候并充分搅拌，直至成膏；加热时间 10min 左右，以保证黄明胶充分烊化且收膏时间不会太长。

3. 心神失养型

【临床表现】心神不宁，精神恍惚，悲忧欲哭，不能自主，心中烦乱，睡眠欠安，舌质淡，苔薄白，脉弦细。

【参考处方】太子参 200g，浮小麦 200g，大枣 150g，龙眼肉 150g，山萸肉 120g，煅龙骨 250g，煅牡蛎 250g、磁石 250g，当归 100g，白芍 100g，茯苓 200g，茯神

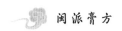

150g，石菖蒲 100g，柏子仁 150g，酸枣仁 200g，首乌藤 200g，合欢花 200g，五味子 100g，甘草 50g，龟甲 150g，阿胶 100g，鹿角胶 60g。

【加减参考】可酌加琥珀、磁石重镇安神；血虚甚者加熟地；阳虚甚而汗出肢冷、脉结或代者，加附片、肉桂；阴虚甚者，加麦冬、阿胶、玉竹。

【处方分析】方中太子参益气健脾；浮小麦退热除烦；甘草补养心气；大枣甘温质润、益气和中；五味子酸敛心气、安定心神；山萸肉、白芍滋阴养血，以补肝肾之阴，使阳有所附；茯苓、茯神、石菖蒲、柏子仁、酸枣仁、首乌藤、合欢花安神定志、补养心血；龙眼肉、当归甘温以养血宁心；煅龙骨、煅牡蛎、磁石镇惊宁神定悸；龟甲滋阴养血补心；阿胶、鹿角胶温肾养血健脾。全方共奏益气养心、安神定志之功。

【调理原则】益气养心，安神定志。

【应用范围】心神失养型神经衰弱。

【膏方制作】将阿胶、鹿角胶打粉，备用。将煅龙骨、煅牡蛎、磁石、龟甲放入布袋中与其余药物一起加 8~10 倍量清水，浸泡 5h 后煎煮 2h，过滤取汁；药渣加入 5~6 倍量清水煎煮 1.5h，过滤取汁；药渣再加 3~4 倍量清水煎煮 1h，过滤取汁；3 次煎煮的滤液合并，加热浓缩至清膏；调文火，加入阿胶与鹿角胶粉搅拌均匀，保持加热 10min 左右，最后浓缩成膏，分装。

【用法用量】每次 15~20g，每日 2 次，上下午各 1 次，温水融化后服。

【制膏分析】本膏中煅龙骨、煅牡蛎、磁石、龟甲质重，宜布包后与群药共煎，以防沉底煳锅。

阿胶、鹿角胶没有单独烊化，是为了避免胶体粘在器具上造成浪费，将阿胶、鹿角胶粉直接加入清膏中，操作时注意掌握火候并充分搅拌，直至成膏；加热时间 10min 左右，以保证阿胶、鹿角胶充分烊化且收膏时间不会太长。

4. 心脾两亏型

【临床表现】心悸胆怯，多思善虑，心悸健忘，夜寐多梦，容易惊醒，头晕神疲，饮食减少，或便溏，面色不华，舌质淡有齿痕、苔薄，脉细弱或濡缓。

【参考处方】西洋参 100g，党参 100g，炙黄芪 200g，白术 150g，茯苓 250g，茯神 150g，熟地黄 150g，当归 100g，白芍 100g，知母 100g，川芎 100g，郁金 150g，制远志 100g，炒酸枣仁 200g，首乌藤 150g，合欢皮 200g，鸡内金 150g，神曲 150g，木香 60g，龙眼肉 150g，山药 200g，薏苡仁 200g，炙甘草 60g，阿胶 100g，鹿角胶 100g。

【加减参考】气虚甚者，重用黄芪 250g、生晒参 150g；若血虚甚者，重用当归 150g、熟地黄 200g；阳虚甚而汗出肢冷、脉结或代者，加附片 50g、肉桂 100g；阴虚甚者，加麦冬 200g、玉竹 150g；自汗、盗汗者，加麻黄根 100g、浮小麦 200g。

【处方分析】方中西洋参、党参、炙黄芪、白术、甘草甘温，补脾益气以生血；四物汤当归、熟地黄、白芍、川芎以养血补肝；龙眼肉甘温补血养心；茯神、酸枣仁、远志、首乌藤、合欢皮宁心安神；郁金、木香辛香而散、理气醒脾，与大量益气健脾药配伍，复中焦运化之功；同时茯苓、薏苡仁、鸡内金、山药、神曲健运脾胃，防大量补益气血药滋腻碍胃，使补而不滞；西洋参、知母甘寒，补气生津，以防甘温太过，阿胶、鹿角胶温肾养血健脾。全方共奏益气安神、健脾养心之功。

【调理原则】益气安神，健脾养心。

【应用范围】心脾两亏型神经衰弱。

【膏方制作】将阿胶、鹿角胶打粉，西洋参打细粉，备用。神曲用布包后与其余药加8~10倍量清水，浸泡5h后煎煮2h，过滤取汁；药渣加入5~6倍量清水煎煮1.5h，过滤取汁；药渣再加3~4倍量清水煎煮1h，过滤取汁；3次煎煮的滤液合并，加热浓缩至清膏；西洋参细粉加入膏前，先用适量药汁搅拌成半流质状，放置1h左右，搅拌均匀后加入清膏中，调文火浓缩；加入阿胶、鹿角胶粉搅拌均匀，保持加热10min左右，最后浓缩成膏，分装。

【用法用量】每次15~20g，每日2次，上下午各1次，温水融化后服。

【制膏分析】本膏在加入西洋参细粉前要先用适量药汁湿润调成半流质状，并放置1h左右，一可防止细粉结团，二是使膏体较为润滑；加入西洋参细粉加热后要保持微沸15min以上，保证粉剂中的细菌灭活，以防膏方发霉变质。本膏中西洋参打粉入膏充分利用药材，西洋参也可以另煎处理，使膏体更加细腻。

神曲宜布包后与群药共煎，一则防沉锅底焦糊，二则有利于过滤。

阿胶、鹿角胶没有单独烊化，是为了避免胶体粘在器具上造成浪费，将阿胶、鹿角胶粉直接加入清膏中，操作时注意掌握火候并充分搅拌，直至成膏；加热时间10min左右，以保证阿胶、鹿角胶充分烊化且收膏时间不会太长。

 ## 二、阿尔茨海默病（老年性痴呆）

阿尔茨海默病是一种起病隐匿的进行性发展的神经系统退行性疾病。临床上以记忆障碍、失语、失用、失认、视空间技能损害、执行功能障碍以及人格和行为改变等全面性痴呆表现为特征。

中医学把阿尔茨海默病归为"痴呆""健忘"等范畴。本病的病变部位在脑髓，与心、肝、脾、肾功能失调密切相关，其中以肾虚为本，老年肾衰，精少髓减，或脾肾亏虚，气血不足，精髓无源，使髓海渐空，元神失养而发痴呆。诚如清·王学权《重庆堂随笔·卷上》："盖脑为髓海，又名元神之府，水足髓充，则元神精湛而强记不忘矣。若火炎髓竭，元神渐昏，未老健忘，将成劳损也。"与此同时，痰浊、瘀血、

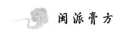

火热等留滞于脑，损伤脑络，导致脑气与脏气不相连接，神明不清，也可发痴呆。

本病的病机演变有虚实两端，初期多虚，临床表现以智能缺损症状为主，少见情志异常症状，病情相对稳定；中期虚实夹杂，一般智能缺损症状较重，常伴情志异常症状，病情明显波动；后期正衰邪盛，病情明显恶化，临床表现为智能丧失殆尽，且兼神惫如寐，或知动失司，或形神失控，或虚极风动症状。

原发阿尔茨海默病病情进展缓慢，适合用膏方缓缓调治，争取病症逐渐好转，记忆得到部分恢复或明显改善。

1. 肝肾不足型

【临床表现】年老体弱，头昏眼花，神情淡漠，精神恍惚，反应迟钝，步履蹒跚，极度健忘，苔白质淡，脉沉细弱。

【参考处方】山萸肉250g，熟地黄200g，肉苁蓉100g，黄精200g，益智仁100g，生晒参100g，白术150g，茯苓200g，制何首乌100g，制远志150g，苦杏仁100g，石菖蒲100g，黑芝麻100g，菟丝子100g，枸杞子200g，桑椹200g，酸枣仁150g，白芍100g，麦冬150g，北沙参150g，柏子仁100g，五味子100g，炙甘草50g，阿胶100g，鹿角胶60g。

【加减参考】若填补脑髓之力尚嫌不足，可酌加龟甲胶、阿胶、紫河车等血肉有情之品，以填精补髓。

【处方分析】方中山萸肉、熟地黄滋补肝肾；肉苁蓉温壮肾阳；黄精、麦冬、苦杏仁、北沙参、五味子滋养肺肾，金水相生，壮水以济火；生晒参甘温益气，健养脾胃；白术苦温燥湿，加强益气助运之力；桑椹、白芍入肝，以养血柔肝；石菖蒲、制远志、茯苓相配，开窍化痰、交通心肾；制何首乌味涩能固精，味苦能坚筋骨；枸杞子、菟丝子、黑芝麻均入肝肾，与制何首乌相配，填精补肾、固精止遗；益智仁、酸枣仁、柏子仁养血安神；阿胶、鹿角胶温补肝肾、益精养血；炙甘草调和诸药。全方共奏填精补髓、滋肝补肾之功。

【调理原则】填精补髓，滋肝补肾。

【应用范围】肝肾不足、髓海空虚型老年痴呆。

【膏方制作】将阿胶、鹿角胶打粉，生晒参打细粉，备用。余药加8~10倍量清水，浸泡5h后加生晒参渣合并煎煮2h，过滤取汁；药渣加入5~6倍量清水煎煮1.5h，过滤取汁；药渣再加3~4倍量清水煎煮1h，过滤取汁；3次煎煮的滤液合并，加热浓缩至清膏；生晒参细粉加入膏前，先用适量药汁搅拌成半流质状，放置1h左右，搅拌均匀后加入清膏中，调文火浓缩；加入阿胶粉、鹿角胶粉搅拌均匀，保持加热10min左右，最后浓缩成膏，分装。

【用法用量】每次15~20g，每日2次，上下午各1次，温水融化后服。

【制膏分析】本膏在加入西洋参细粉前要先用适量药汁湿润调成半流质状，并放置 1h 左右，一可防止细粉结团，二是使膏体较为润滑；加入西洋参细粉加热后要保持微沸 15min 以上，保证粉剂中的细菌灭活，以防膏方发霉变质。本膏中西洋参打粉入膏充分利用药材，西洋参也可以另煎处理，使膏体更加细腻。

阿胶、鹿角胶没有单独烊化，是为了避免胶体粘在器具上造成浪费，将阿胶、鹿角胶粉直接加入清膏中，操作时注意掌握火候并充分搅拌，直至成膏；加热时间 10min 左右，以保证阿胶、鹿角胶充分烊化且收膏时间不会太长。

2. 心脾不足型

【临床表现】心悸健忘，神疲食少，头晕目眩，伴四肢倦怠，面色少华，舌淡苔薄，脉细无力。

【参考处方】炙黄芪 300g，生晒参 100g，白术 150g、山药 200g，当归 150g，龙眼肉 200g，茯神 150g、大枣 200g，灵芝 100g，白芍 100g，熟地黄 150g，核桃仁 150g，酸枣仁 200g，生姜 100g，益智仁 100g，制远志 100g，木香 60g，石菖蒲 100g，炙甘草 50g，阿胶 100g，鹿角胶 60g。

【加减参考】心阳不振、畏寒肢冷者，加桂枝、薤白温通心阳；泄泻者，加白扁豆、陈皮、莲子、砂仁、薏苡仁健脾化湿；不寐者，加五味子、柏子仁助养心宁神，或加合欢皮、龙骨、牡蛎以镇静安神；若脘闷、纳呆、苔腻者，加半夏、陈皮、茯苓、厚朴以健脾理气化痰。

【处方分析】方中生晒参、白术、黄芪、甘草益气健脾，配伍熟地黄、白芍、当归气血双补，益气以补血，补血以养气；酸枣仁配合黄芪、生晒参敛汗以固表，制远志化痰安神以安里，外强里安，利于气血两生；龙眼肉甘温补血养心，茯神、灵芝、石菖蒲、山药安神定志，核桃仁补益肺肾，益智仁温脾摄涎，木香行气健脾，使全方补而不滞；阿胶、鹿角胶益精养血；炙甘草益气和中，煎加姜枣，调和脾胃，以助气血生化。全方共奏健脾补血、养心益智之功。

【调理原则】健脾补血，养心益智。

【应用范围】心脾不足型老年痴呆。

【膏方制作】将阿胶、鹿角胶打粉，生晒参打成细粉，备用。余药加 8~10 倍量清水，浸泡 5h 后煎煮 2h，过滤取汁；药渣加入 5~6 倍量清水煎煮 1.5h，过滤取汁；药渣再加 3~4 倍量清水煎煮 1h，过滤取汁；3 次煎煮的滤液合并，加热浓缩至清膏；生晒参细粉加入膏前，先用适量药汁搅拌成半流质状，放置 1h 左右，搅拌均匀后加入清膏中，调文火浓缩；加入阿胶粉、鹿角胶粉搅拌均匀，保持加热 10min 左右，最后浓缩成膏，分装。

【用法用量】每次 15~20g，每日 2 次，上下午各 1 次，温水融化后服。

【制膏分析】本膏在加入生晒参细粉前要先用适量药汁湿润调成半流质状，并放置 1h 左右，一可防止细粉结团，二是使膏体较为润滑；加入生晒参细粉加热后要保持微沸 15min 以上，保证粉剂中的细菌灭活，以防膏方发霉变质。本膏中生晒参打粉入膏充分利用药材，生晒参也可以另煎处理，使膏体更加细腻。

阿胶、鹿角胶没有单独烊化，是为了避免胶体粘在器具上造成浪费，将阿胶、鹿角胶粉直接加入清膏中，操作时注意掌握火候并充分搅拌，直至成膏；加热时间 10min 左右，以保证阿胶、鹿角胶充分烊化且收膏时间不会太长。

本膏也适合做成块状咀嚼膏，把龙眼肉剪丁、大枣去核后剪丁、核桃仁炒熟另放，阿胶、鹿角胶打粉，备用。其他药按常规煎煮、浓缩成清膏，调至文火，加入阿胶粉、鹿角胶粉，搅拌均匀，再加入龙眼肉、大枣肉、熟核桃仁，搅拌均匀，倒入方盘中冷藏成块，根据成膏重量，计算服用量并切片、包装。

3. 气血瘀滞型

【临床表现】表情迟钝，言语不利，善忘，易惊恐，或思维异常，行为古怪，伴肌肤甲错，口干不欲饮，双目暗晦，舌质暗或有瘀点瘀斑，脉细涩。

【参考处方】桃仁 150g，红花 30g，当归 150g，川芎 100g，赤芍 100g，熟地黄 150g，葱白 50g，生姜 100g，当归 100g，党参 300g，葛根 150g，黄芪 250g，石菖蒲 120g，郁金 100g，鸡血藤 100g，山楂 100g，醋延胡索 120g，枳壳 60g，三七粉 60g，炙甘草 50g，黄明胶 100g。

【加减参考】若瘀血日久、郁而化热，症见头痛、呕恶，舌红苔黄等，加丹参 150g，牡丹皮 150g，夏枯草 200g，竹茹 200g 等清热凉血、清肝和胃之品。

【处方分析】方中桃仁破血行滞而润燥，红花、三七活血祛瘀止痛，川芎、醋延胡索、鸡血藤、赤芍助其活血祛瘀之效；枳壳宽胸行气，郁金理气解郁，山楂行气散瘀，三药同用，善理气行滞，使气行则血行；葱白、葛根、生姜散达升腾，使行血之品能上达巅顶，外彻肌肤；党参、黄芪、熟地黄、当归、大枣补益气血，使瘀祛而不伤正；石菖蒲、郁金开窍醒脑芳香开窍，并活血散结通络；黄明胶滋阴养血；甘草调和诸药。全方共奏理气活血、化瘀醒脑之功。

【调理原则】理气活血，化瘀醒脑。

【应用范围】气滞血瘀型老年痴呆。

【膏方制作】将黄明胶打粉，三七粉另放，备用。余药加 8~10 倍量清水，浸泡 5h 后煎煮 2h，过滤取汁；药渣加入 5~6 倍量清水煎煮 1.5h，过滤取汁；药渣再加 3~4 倍量清水煎煮 1h，过滤取汁；3 次煎煮的滤液合并，加热浓缩至清膏；三七粉加入膏前，先用适量药汁搅拌成半流质状，放置 1h 左右，搅拌均匀后加入清膏中，调文火浓缩；加入黄明胶粉搅拌均匀，保持加热 10min 左右，最后浓缩成膏，分装。

【用法用量】每次 15~20g，每日 2 次，上下午各 1 次，温水融化后服。

【制膏分析】本膏中三七粉主要是用于活血祛瘀，加热时间不宜太长，以防影响疗效，加热时间宜控制在 10min，主要是为了细菌灭活。三七粉加入前先用适量药汁湿润调成半流质状，并放置 1h 左右，一可防止细粉结团，二是使膏体较为润滑。

黄明胶没有单独烊化，是为了避免胶体粘在器具上造成浪费，将黄明胶粉直接加入清膏中，操作时注意掌握火候并充分搅拌，直至成膏；加热时间 10min 左右，以保证黄明胶充分烊化且收膏时间不会太长。

4. 痰瘀互结型

【临床表现】精神抑郁，表情呆钝，静而少言，或默默不语，或日晡独语，闭门独居，哭笑无常，不欲见人，头重如裹，不思纳谷，脘腹胀满，口多痰涎，面色苍白，气短乏力，口唇紫，舌质有紫点或紫斑，脉细弦或细迟。

【参考处方】生晒参 100g，苍术 150g，法半夏 100g，陈皮 100g，白术 120g，制远志 150g，茯神 150g，神曲 150g，酸枣仁 200g，全瓜蒌 150g，浙贝母 100g，桃仁 150g，红花 30g，赤芍 150g，石菖蒲 100g，郁金 100g，地龙 50g，牛膝 150g，三七粉 30g，天麻 100g，桔梗 60g，炒竹茹 100g，丹参 150g，甘草 50g，黄明胶 100g。

【加减参考】痰浊壅塞较著，重用陈皮、法半夏，配伍胆南星、莱菔子、佩兰、白豆蔻等豁痰理气之品；痰郁久化火、蒙蔽清窍、扰动心神，症见心烦躁动、言语颠倒，甚至反喜污秽等，加黄芩、黄连、竹沥以增强清化热痰之力；脾气亏虚明显者，可加党参、茯苓、黄芪、白术、山药、麦芽、砂仁等健脾益气之品，以截生痰之源。

【处方分析】方中法半夏辛温性燥，善燥湿化痰；陈皮既能理气行滞，又能燥湿化痰，与半夏相配体现治痰先理气，气顺则痰消；全瓜蒌、浙贝母豁痰理气，竹茹清热化痰，苍术、白术，一补一泻，健脾燥湿，佐以神曲健运脾胃，以绝生痰之源；郁金、石菖蒲芳香开窍，桃仁、红花、赤芍、三七活血祛瘀止痛，牛膝活血通经，引血下行，地龙通经活络，力专善走，引诸药力达络中；桔梗理气行滞，佐以天麻载药上行，生晒参大补元气，意在气旺则血行，使瘀祛络通；茯神、丹参、酸枣仁、远志宁心安神；黄明胶滋阴养血；甘草调和诸药。全方共奏化痰通窍、行气化瘀之功。

【调理原则】化痰通窍，行气化瘀。

【应用范围】痰瘀互结型老年痴呆。

【膏方制作】将黄明胶打粉，生晒参打成细粉，三七粉另放，备用。神曲用布包后与其余药加 8~10 倍量清水，浸泡 5h 后煎煮 2h，过滤取汁；药渣加入 5~6 倍量清水煎煮 1.5h，过滤取汁；药渣再加 3~4 倍量清水煎煮 1h，过滤取汁；3 次煎煮的滤液合并，加热浓缩至清膏；生晒参粉、三七粉加入膏前，先用适量药汁搅拌成半流质状，放置 1h 左右，搅拌均匀后加入清膏中，调文火浓缩；加入黄明胶粉搅拌均匀，保持

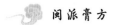

加热 10min 左右，最后浓缩成膏，分装。

【用法用量】每次 15~20g，每日 2 次，上下午各 1 次，温水融化后服。

【制膏分析】本膏中三七粉主要是用于活血祛瘀，加热时间不宜太长，以防影响疗效，加热时间宜控制在 10min 左右，主要是为了细菌灭活。三七粉、生晒参粉加入前先用适量药汁湿润调成半流质状，并放置 1h 左右，一可防止细粉结团，二是使膏体较为润滑。本膏中生晒参打粉入膏以充分利用药材，生晒参也可以另煎处理，使膏体更加细腻。

神曲宜布包后与群药共煎，一则防沉锅底焦煳，二则有利于过滤。

黄明胶没有单独烊化，是为了避免胶体粘在器具上造成浪费，将黄明胶粉直接加入清膏中，操作时注意掌握火候并充分搅拌，直至成膏；加热时间 10min 左右，以保证黄明胶充分烊化且收膏时间不会太长。

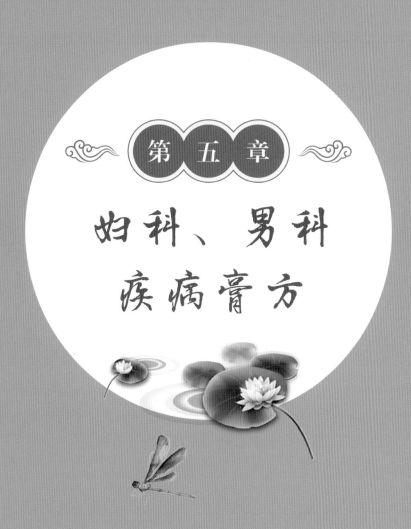

第五章

妇科、男科
疾病膏方

第一节　妇科疾病膏方

　　中医妇科学是运用中医学理论研究妇女生理病理特点和防治妇女特有疾病的一门临床学科。由于妇女有胞宫等特殊生殖器官，有经带胎产乳的特殊生理及病理变化，临证时除了运用四诊八纲进行辨证分析，分清脏、腑、气、血、寒、热、虚、实，还必须根据女性的生理、病理特点，来确定治疗原则。胞宫是体现妇女生理特点的重要器官，它与脏腑有密切的经络联系和功能联系。冲、任、督通过经络与胞宫交会，又上连十二经脉，因此冲、任、督、带四脉在女性生理中具有重要的地位。女子以血为主，血赖气行，在生理上数伤于血，以致气分偏盛，性情易于波动，常影响于肝；饮食失调，忧思劳倦，易伤脾胃；素禀不足，早婚多产，房事不节，常损伤肾气。因此，脏腑功能失常，气血失调，冲任损伤，则导致经、带、胎、产、杂诸病。

　　本章整理妇科常见病的膏方如下。

一、月经病

　　月经病是指月经的周期、经期、经量发生异常为主症，或伴随月经周期，或以绝经前后出现明显症状为特征的疾病。常见的月经病有月经先期、月经后期、月经先后无定期、月经过多、月经过少、经期延长、经间期出血、崩漏、闭经、痛经、经行发热、经行头痛、经行吐衄、经行泄泻、经行乳房胀痛、经行情志异常、经断前后诸证、经断复来等。

　　月经病发生的主要机制是脏腑功能失调、气血不和，导致冲任二脉的损伤。其病因除外感邪气、内伤七情、房劳多产、饮食不节之外，尚须注意身体素质对月经病发生的影响。

　　月经病的辨证着重月经期、量、色、质的异常及伴随月经周期或绝经前后出现明显不适的症状，同时结合全身症状，运用四诊八纲辨证。

　　月经病的治疗原则重在治本以调经，并掌握急则治标，缓则治本，标本兼顾原则，顺应不同年龄阶段论治。治本大法有补肾、扶脾、疏肝、调理气血等。如《景岳全书》说："故调经之要，贵在补脾胃以资血之源，养肾气以安血之室，知斯二者，则尽善矣。"

　　总之，月经病是常见病，表现多种多样，病证虚实寒热错杂，临证应详加辨析，以求施治得当，同时注重因人制宜，未病先防。

下面介绍月经先期、月经后期、月经先后不定期、痛经等相应证型的膏方。

（一）月经先期

月经先期是指月经周期提前7天以上，甚至10余天一行，连续3个周期以上者。

1. 血热型

【临床表现】经期提前，量多，色紫红，质稠，心胸烦闷，渴喜冷饮，大便燥结，小便短赤，面色红赤，舌红苔黄，脉滑数。

【参考处方】生地黄200g，当归50g，白芍150g，牡丹皮50g，女贞子150g，墨旱莲150g，藕节200g，栀子60g，炒黄芩60g，侧柏叶100g，玄参100g，麦冬150g，地骨皮100g，白茅根150g，枸杞子150g，桑叶100g，鳖甲胶150g，甘草60g。

【加减参考】若月经过多者酌加地榆、茜草根以凉血止血；经行腹痛、经血夹瘀块者，酌加炒蒲黄、三七以化瘀止血。

【处方分析】方中牡丹皮、白茅根、炒黄芩、墨旱莲、栀子、藕节清热降火凉血；生地黄、地骨皮清血热而生水；当归、白芍、女贞子、枸杞养血柔肝；玄参、麦冬、桑叶养阴清热；鳖甲胶滋阴止血。全方清热降火、凉血养阴，使热去则阴不伤，血安而经自调，共奏清热凉血、滋阴降火之效。

【调理原则】清热降火，凉血调经。

【应用范围】阳盛血热型月经先期。

【膏方制作】将鳖甲胶打粉，备用。余药加8~10倍量清水，浸泡5h后煎煮2h，过滤取汁；药渣加入5~6倍量清水煎煮1.5h，过滤取汁；药渣再加3~4倍量清水煎煮1h，过滤取汁；将3次煎煮的滤液合并，加热浓缩至清膏；调文火，加入鳖甲胶粉，搅拌均匀，保持加热10min左右，最后浓缩成膏，分装。

【用法用量】每次15~20g，每日2次，上下午各1次，温水融化后服。

【制膏分析】鳖甲胶没有单独烊化，是为了避免胶体粘在器具上造成浪费，采用将鳖甲胶粉直接加入清膏中，操作时注意掌握火候并充分搅拌，直至成膏；加热时间10min左右，以保证鳖甲胶充分烊化且收膏时间不会太长。

2. 气血两虚型

【临床表现】经期提前，量少，色淡暗，质清稀，心悸怔忡，失眠多梦，四肢倦怠，面色晦暗或有暗斑，舌淡暗苔薄白，脉沉细。

【参考处方】西洋参100g，炙黄芪200g，太子参150g，白术150g，茯苓150g，当归100g，熟地黄150g，白芍150g，女贞子150g，大枣150g，龙眼肉150g，菟丝子150g，枸杞子150g，桑椹100g，木香50g，仙鹤草200g，地榆150g，茜草100g，炙甘草60g，阿胶100g。

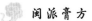
【加减参考】夜尿频数者，酌加益智仁、金樱子固肾缩小便。

【处方分析】方中西洋参、白术、太子参、炙黄芪、茯苓、大枣、炙甘草健脾补气固冲；当归、熟地黄、白芍、龙眼肉、阿胶养血活血调经；木香行气醒脾；菟丝子、女贞子、枸杞子补肾益精；仙鹤草、地榆、茜草凉血止血。全方共奏益气养血、固冲调经之效。

【调理原则】益气养血，固冲调经。

【应用范围】气血两虚型月经先期。

【膏方制作】将阿胶打粉，西洋参打细粉，备用。余药加 8~10 倍量清水，浸泡 5h 后煎煮 2h，过滤取汁；药渣加入 5~6 倍量清水煎煮 1.5h，过滤取汁；药渣再加 3~4 倍量清水煎煮 1h，过滤取汁；将 3 次煎煮的滤液合并，加热浓缩至清膏；西洋参细粉加入膏前，先用适量药汁搅拌成半流质状，放置 1h 左右，搅拌均匀后加入清膏中，调文火浓缩；加入阿胶粉搅拌均匀，保持加热 10min 左右，最后浓缩成膏，分装。

【用法用量】每次 15~20g，每日 2 次，上下午各 1 次，温水融化后服。

【制膏分析】本膏在加入西洋参细粉前要先用适量药汁湿润调成半流质状，并放置 1h 左右，一可防止细粉结团，二是使膏体较为润滑；加入西洋参细粉加热后要保持微沸 15min 以上，保证粉剂中的细菌灭活，以防膏方发霉变质。本膏中西洋参打粉入膏充分利用药材，西洋参也可以另煎处理，使膏体更加细腻。

阿胶没有单独烊化，是为了避免胶体粘在器具上造成浪费，将阿胶粉直接加入清膏中，操作时注意掌握火候并充分搅拌，直至成膏；加热时间 10min 左右，以保证阿胶充分烊化且收膏时间不会太长。

（二）月经后期

月经后期指月经周期延后 7 天以上，甚至 3~5 个月一行，连续出现 3 个周期以上者。

1. 血寒型

【临床表现】经期错后，量少，经色紫暗有块，小腹冷痛拒按，得热痛减，畏寒肢冷，舌暗苔白，脉沉紧或沉迟。

【参考处方】人参片 100g，桂枝 150g，麦冬 100g，牡丹皮 100g，姜半夏 100g，肉桂 30g，干姜 60g，黑顺片 60g，当归 150g，白芍 150g，赤芍 150g，川芎 100g，吴茱萸 50g，醋延胡索 120g，牛膝 120g，鸡血藤 150g，丹参 150g，艾叶 60g，红花 50g，阿胶 100g，炙甘草 60g。

【加减参考】若经行腹痛者，加小茴香、香附，以散寒滞止痛。

【处方分析】方中肉桂、桂枝、干姜、黑顺片、吴茱萸温经散寒、助阳通脉、调经止痛；阿胶、当归、白芍、川芎、丹参、鸡血藤养血活血调经；人参甘温补气、生津养血，配伍麦冬养阴生津，以防辛热之品耗气伤津；牡丹皮、牛膝、艾叶、红花活血祛瘀；醋延胡索活血行气止痛；白芍、炙甘草缓急止痛。全方共奏温经散寒、活血调经之效。

【调理原则】温经散寒，活血调经。

【应用范围】血寒型月经后期。

【膏方制作】将阿胶打粉；肉桂打细粉，备用。余药加 8~10 倍量清水，浸泡 5h 后煎煮 2h，过滤取汁；药渣加入 5~6 倍量清水煎煮 1.5h，过滤取汁；药渣再加 3~4 倍量清水煎煮 1h，过滤取汁；将 3 次煎煮的滤液合并，加热浓缩至清膏；肉桂粉加入膏前，先用适量药汁搅拌成半流质状，放置 1h 左右，搅拌均匀后加入清膏中，调文火浓缩；加入阿胶粉搅拌均匀，保持加热 10min 左右，最后浓缩成膏，分装。

【用法用量】每次 15~20g，每日 2 次，上下午各 1 次，温水融化后服。

【制膏分析】本膏中肉桂的有效成分主要为挥发油，不宜久煎，采取研粉、后入的方法可避开久煎和长时间浓缩导致的挥发性成分损失。肉桂打粉入膏，可提高利用率，因此临床用量也可以相应减少些，节约资源。肉桂粉、人参粉加入药汁润湿后放置 1h 左右，一可防止细粉结团，二是使细粉较为润滑；细粉加入膏后要保持微沸 15min 以上，保证粉剂中的细菌灭活，以防膏方发霉变质。肉桂也可采用配方颗粒饮片，因为配方颗粒饮片已采用包合技术，可保护挥发性有效成分，使膏体更加细腻。

阿胶没有单独烊化，是为了避免胶体粘在器具上造成浪费，将阿胶粉直接加入清膏中，操作时注意掌握火候并充分搅拌，直至成膏；加热时间 10min 左右，以保证阿胶充分烊化且收膏时间不会太长。

2. 气滞血瘀型

【临床表现】经期错后，量少，经色暗红或有血块，小腹胀痛，精神抑郁，胸闷不舒，舌质淡或暗，苔白，脉弦。

【参考处方】柴胡 100g，枳壳 100g，郁金 100g，青皮 100g，陈皮 100g，燀桃仁 100g，红花 80g，当归尾 100g，赤芍 150g，白芍 100g，牡丹皮 100g，合欢皮 150g，川芎 100g，益母草 150g，牛膝 150g，醋延胡索 150g，丹参 150g，香附 100g，炙甘草 60g。

【加减参考】乳房胀痛明显者，酌加川楝子、王不留行。

【处方分析】方中柴胡疏肝解郁；木香、枳壳、郁金、青皮、陈皮、香附、合欢皮行气解郁、理气止痛；桃仁、红花、当归尾、赤芍、牡丹皮、川芎、益母草、丹参活血化瘀、行气通滞；白芍柔肝止痛、养血调经；牛膝、醋延胡索行气活血、通经止痛；炙甘草缓急止痛、调和诸药。全方共奏行气活血调经之效。

【调理原则】理气行滞，活血调经。

【应用范围】气滞血瘀型月经后期。

【膏方制作】将陈皮、红花、当归尾、丹参打细粉，备用；将粗粉与余药一起加8~10倍量清水，浸泡5h后煎煮2h，过滤取汁；药渣加入5~6倍量清水煎煮1.5h，过滤取汁；药渣再加3~4倍量清水煎煮1h，过滤取汁；将3次煎煮的滤液合并，加热浓缩至清膏；陈皮、红花、当归尾、丹参细粉加入膏前，先用适量药汁搅拌成半流质状，放置1h左右，搅拌均匀后加入清膏中，调文火浓缩成膏，分装。

【用法用量】每次15~20g，每日2次，上下午各1次，温水融化后服。

【制膏分析】本膏收膏率低，把陈皮、红花、当归尾、丹参打细粉加入膏中，是为了提高收膏率。细粉加入膏前要先用适量药汁湿润调成半流质状，并放置1h左右，一可防止细粉结团，二是使膏体较为润滑；加入细粉后加热后要保持微沸15min以上，保证粉剂中的细菌灭活，以防膏方发霉变质。收膏时注意控制火候并充分搅拌，以防粘锅。此膏收膏不能太稠。

（三）月经先后不定期

月经先后不定期指月经周期时或提前、时或延后7天以上，交替不定且连续发生3个周期以上者，又称"经水先后无定期""月经衍期""经乱"等。

1. 肾阳虚弱型

【临床表现】经行或先或后，量少，色淡，质稀，头晕耳鸣，腰酸腿软，畏寒肢冷，小便频数清长，舌淡苔薄，脉沉细。

【参考处方】肉苁蓉150g，巴戟天150g，淫羊藿120g，桑寄生150g，当归150g，熟地黄150g，白芍150g，川芎100g，肉桂30g，牛膝150g，枸杞子150g，菟丝子100g，山药200g，补骨脂150g，杜仲100g，鹿角胶60g，炙甘草50g。

【加减参考】带下量多者，酌加鹿角霜、沙苑子、金樱子。

【处方分析】方中肉苁蓉、巴戟天、肉桂、淫羊藿、补骨脂、鹿角胶温补肾阳；桑寄生、菟丝子、杜仲、怀牛膝，以加强温阳补肾之功；当归、熟地黄、白芍、川芎、枸杞子滋阴养血、阴中求阳；炙甘草调和诸药。全方共奏温肾助阳、养血调经之效。

【调理原则】温肾助阳，养血调经。

【应用范围】肾阳虚弱型月经不定期。

【膏方制作】将鹿角胶打粉，肉桂打细粉，备用。余药加8~10倍量清水，浸泡5h后煎煮2h，过滤取汁；药渣加入5~6倍量清水煎煮1.5h，过滤取汁；药渣再加3~4倍量清水煎煮1h，过滤取汁；将3次煎煮的滤液合并，加热浓缩至清膏；肉桂细粉加入膏前，先用适量药汁搅拌成半流质状，放置1h左右，搅拌均匀后加入清膏中，调文火浓缩；加入鹿角胶粉，搅拌均匀，保持加热10min左右，最后浓缩成膏，分装。

【用法用量】每次15~20g，每日2次，上下午各1次，温水融化后服。

【制膏分析】本膏中肉桂的有效成分主要为挥发油，不宜久煎，采取研粉、后入的方法可避开久煎和长时间浓缩导致的挥发性成分损失。肉桂打粉入膏，可提高利用率，因此临床用量也可以相应减少些，节约资源。肉桂粉加入药汁润湿后放置 1h 左右，一可防止细粉结团，二是使细粉较为润滑；细粉加入膏后要保持微沸 15min 以上，保证粉剂中的细菌灭活，以防膏方发霉变质。肉桂也可采用配方颗粒饮片，因为配方颗粒饮片已采用包合技术，可有效保护挥发性有效成分。

鹿角胶没有单独烊化，是为了避免胶体粘在器具上造成浪费，将鹿角胶粉直接加入清膏中，操作时注意掌握火候并充分搅拌，直至成膏；加热时间 10min 左右，以保证鹿角胶充分烊化且收膏时间不会太长。

2. 肾阴亏虚型

【临床表现】经行或先或后，量少，色淡，质稀，头晕耳鸣，腰酸腿软，五心烦热，小便频数，舌红苔黄，脉沉细。

【参考处方】人参片 100g，山药 200g，山萸肉 150g，枸杞子 100g，女贞子 150g，墨旱莲 150g，熟地黄 200g，当归 100g，制何首乌 150g，桑椹 100g，黄精 150g，川芎 100g，白芍 100g，菟丝子 100g，五味子 100g，牡丹皮 100g，茯苓 200g，鸡血藤 200g，龟甲胶 100g，鳖甲胶 150g，炙甘草 50g。

【加减参考】腰骶酸痛者，酌加杜仲、巴戟天；若带下量多者，酌加鹿角霜、沙苑子、金樱子；阴虚微热而精血不固者，加续断；下焦阳气不足，兼腹痛溏泄者，加补骨脂、吴茱萸之类；肝肾血虚、小腹痛而血不归经者，加当归；脾虚多湿，或兼呕恶者，加白术；气陷不固者，加升麻；兼心虚不眠或多汗者，加酸枣仁。

【处方分析】方中人参、山药、茯苓、炙甘草益气补脾，以资气血生化之源；山萸肉、枸杞子、女贞子、墨旱莲、熟地黄、制何首乌、桑椹、黄精、龟甲胶、鳖甲胶滋肾阴益精血；当归、白芍养血活血、助养精血；川芎行气活血，使精血补而不滞；牡丹皮、鸡血藤活血补血、通经活络；菟丝子滋补肝肾；五味子、白芍配伍甘草酸甘化阴；炙甘草兼调和诸药。全方共奏补肾滋阴、养血调经之效。

【调理原则】补肾滋阴，养血调经。

【应用范围】肾阴亏虚型月经不定期。

【膏方制作】将龟甲胶、鳖甲胶打粉，人参打细粉，备用。余药加 8~10 倍量清水，浸泡 5h 后煎煮 2h，过滤取汁；药渣加入 5~6 倍量清水煎煮 1.5h，过滤取汁；药渣再加 3~4 倍量清水煎煮 1h，过滤取汁；将 3 次煎煮的滤液合并，加热浓缩至清膏；人参细粉加入膏前，先用适量药汁搅拌成半流质状，放置 1h 左右，搅拌均匀后加入清膏中，调文火浓缩；加入龟甲胶粉、鳖甲胶粉，搅拌均匀，保持加热 10min 左右，最后浓缩成膏，分装。

【用法用量】每次 15~20g，每日 2 次，上下午各 1 次，温水融化后服。

【制膏分析】本膏在加入人参细粉前要先用适量药汁湿润调成半流质状，并放置1h左右，一可防止细粉结团，二是使膏体较为润滑；加入人参细粉加热后要保持微沸15min以上，保证粉剂中的细菌灭活，以防膏方发霉变质。本膏中人参打粉入膏充分利用药材，人参也可以另煎处理，使膏体更加细腻。

龟甲胶、鳖甲胶没有单独烊化，是为了避免胶体粘在器具上造成浪费，将龟甲胶、鳖甲胶粉直接加入清膏中，操作时注意掌握火候并充分搅拌，直至成膏；加热时间10min左右，以保证龟甲胶、鳖甲胶充分烊化且收膏时间不会太长。

（四）痛经

痛经是指妇女正值经期或经行前后，出现周期性小腹疼痛，或伴腰骶酸痛，甚至剧痛晕厥，影响正常工作及生活的疾病。痛经是临床常见病，亦称"经行腹痛"。

1. 气滞血瘀型

【临床表现】经前或经期小腹胀痛拒按，胸胁、乳房胀痛，经行不畅，经色紫暗有块，块下痛减，舌紫暗或有瘀点，脉弦或弦涩有力。

【参考处方】当归150g，赤芍120g，炒白芍100g，川芎100g，熟地黄200g，艾叶60g，燀桃仁100g，红花60g，丹参100g，五灵脂60g，蒲黄60g，牡丹皮100g，乌药100g，枳壳100g，香附100g，川楝子120g，延胡索120g，徐长卿150g，木香60g，鸡血藤150g，牛膝100g，甘草60g，三七粉60g，酌加红糖。

【加减参考】痛经剧烈伴有恶心呕吐者，酌加吴茱萸、姜半夏；兼小腹胀坠或痛连肛门者，酌加檀香、姜黄；兼寒小腹冷痛者，酌加艾叶、小茴香；挟热者，口渴、舌红、脉数，宜酌加栀子、连翘、黄柏。

【处方分析】方中当归、川芎、赤芍、熟地黄养血活血；牡丹皮、丹参、失笑散活血化瘀；桃仁、红花、三七、五灵脂破血逐瘀、以消积块；配香附、乌药、枳壳、川楝子、延胡索、木香行气止痛；益母草、泽兰、牛膝、红糖、鸡血藤活血调经；甘草调和诸药。全方共奏行气活血、祛瘀止痛之效。

【调理原则】行气活血，祛瘀止痛。

【应用范围】气滞血瘀型痛经。

【膏方制作】将三七粉、红糖另放，备用。蒲黄和五灵脂用布包后与其余药加8~10倍量清水，浸泡5h后煎煮2h，过滤取汁；药渣加入5~6倍量清水煎煮1.5h，过滤取汁；药渣再加3~4倍量清水煎煮1h，过滤取汁；将3次煎煮的滤液合并，加热浓缩至清膏；红糖加适量预留的药汁煮开溶化过滤去除杂质，炼至浓稠时加入清膏，继续搅拌浓缩；三七粉加入膏前，先用适量药汁搅拌成半流质状，放置1h左右，搅拌均匀后加入清膏中，调文火浓缩成膏，分装。

【用法用量】于经前7~10天开始服用，每次15~20g，每日2次，上下午各一次，温水融化后服。可连服 3~6 个经期。

【制膏分析】本膏中三七粉主要是用于活血祛瘀，加热时间不宜太长，以防影响疗效，加热时间宜控制在 10min 左右，主要是为了细菌灭活。三七粉加入前先用适量药汁湿润调成半流质状，并放置 1h 左右，一可防止细粉结团，二是使膏体较为润滑。

蒲黄布包以防漂浮水面不利于煎煮；五灵脂布包以防遇水散成泥。

红糖加预留的药汁炼制，缩短浓缩过程，加入炼糖时要注意控制火候并充分搅匀。

2. 气血不足型

【临床表现】经期或经后小腹隐痛喜按，月经量少，色淡质稀，神疲乏力，头晕心悸，失眠多梦，面色苍白，舌淡，苔薄，脉细弱。

【参考处方】人参片 150g，黄芪 200g，白术 150g，桂枝 100g，当归 100g，川芎 100g，炒白芍 150g，熟地黄 200g，黄精 150g，女贞子 100g，生姜 100g，大枣 150g，龙眼肉 150g，丹参 100g，香附 100g，川楝子 100g，延胡索 100g，木香 100g，神曲 100g，龟甲胶 100g，鹿角胶 60g，陈皮 100g，炙甘草 50g，黄酒适量。

【加减参考】经量少者，酌加枸杞子、阿胶；腹痛剧烈者，加刘寄奴、血竭。

【处方分析】方中黄芪、党参、白术、大枣、炙甘草益气健脾；当归、龙眼肉、川芎、丹参、白芍养血活血调经；熟地黄、女贞子、黄精滋阴益精；木香、香附、川楝子、陈皮行气止痛；炙甘草、生姜、陈皮、神曲、大枣健脾胃以资生气血；鹿角胶、龟甲胶补益精血；桂枝、黄酒活血通经。

【调理原则】益气养血，调经止痛。

【应用范围】气血不足型痛经。

【膏方制作】将龟甲胶、鹿角胶打粉，人参打细粉，黄酒另放，备用。神曲用布包后与其余药加 8~10 倍量清水，浸泡 5h 后煎煮 2h，过滤取汁；药渣加入 5~6 倍量清水煎煮 1.5h，过滤取汁；药渣再加 3~4 倍量清水煎煮 1h，过滤取汁；将 3 次煎煮的滤液合并，加热浓缩至清膏；人参细粉加入膏前，先用适量药汁搅拌成半流质状，放置 1h 左右，搅拌均匀后加入清膏中，调文火浓缩；加入鹿角胶粉、龟甲胶粉，快速沿一个方向搅拌使溶化，浓缩至成膏状态再加黄酒，此时会产生暴沸现象，快速搅拌片刻，即可分装。

【用法用量】于经前 7~10 天开始服用，每次 15~20g，每日 2 次，上下午各一次。温水融化后服。可连服 3~6 个经期。

【制膏分析】本膏在加入人参细粉前要先用适量药汁湿润调成半流质状，并放置 1h 左右，一可防止细粉结团，二是使膏体较为润滑；加入人参细粉加热后要保持微沸 15min 以上，保证粉剂中的细菌灭活，以防膏方发霉变质。本膏中人参打粉入膏充分利用药材，人参也可以另煎处理，使膏体更加细腻。

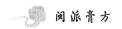

神曲布包与群药共煎，一则防沉锅底焦煳，二则有利于过滤。

龟甲胶、鹿角胶打粉直接加入清膏中，不采用传统的"黄酒烊化"方法，是为了避免胶类粘在器具上造成浪费。最后加入黄酒时，注意会产生暴沸现象，要加快搅拌，同时要防溢。

3. 寒凝胞中型

【临床表现】经前或经期小腹冷痛拒按，得热则痛减，经血量少，色暗有块，畏寒肢冷，面色青白，舌暗苔白，脉沉紧。

【参考处方】吴茱萸100g，人参片100g，桂枝100g，生姜100g，艾叶100g，当归100g，川芎100g，酒白芍100g，延胡索100g，姜半夏100g，丹参150g，牡丹皮100g，燀桃仁100g，红花100g，小茴香100g，乌药100g，香附100g，炙甘草50g，红糖80g，阿胶100g，黄酒适量。

【加减参考】若痛经发作者，酌加延胡索、檀香；若小腹冷凉、四肢不温者，酌加附片、巴戟天。

【处方分析】方中吴茱萸散寒止痛，桂枝温通血脉，共为君药；当归、川芎、桃仁、红花、牡丹皮、丹参活血祛瘀、养血调经；阿胶甘平，养血止血，滋阴润燥；白芍酸苦微寒，养血敛阴、柔肝止痛；乌药、延胡索、香附、小茴香行气止痛；人参、甘草益气健脾，以资生化之源；姜半夏、生姜辛开散结、通降胃气，以助祛瘀调经；红糖、艾叶活血调经；甘草尚能调和诸药。

【调理原则】温经散寒，祛瘀止痛。

【应用范围】寒凝胞中型痛经。

【膏方制作】将阿胶打粉，人参打细粉，红糖、黄酒另放，备用。余药加8~10倍量清水，浸泡5h后煎煮2h，过滤取汁；药渣加入5~6倍量清水煎煮1.5h，过滤取汁；药渣再加3~4倍量清水煎煮1h，过滤取汁；将3次煎煮的滤液合并，加热浓缩至清膏；人参细粉加入膏前，先用适量药汁搅拌成半流质状，放置1h左右，搅拌均匀后加入清膏中，调文火浓缩；红糖加适量预留的药汁煮开溶化过滤去除杂质，炼至浓稠时加入清膏，继续搅拌浓缩；加入阿胶粉，快速沿一个方向搅拌使溶化，浓缩至成膏状态再加黄酒，此时会产生暴沸现象，快速搅拌片刻，即可分装。

【用法用量】每次15~20g，每日2次，上下午各1次，温水融化后服。

【制膏分析】本膏在加入人参细粉前要先用适量药汁湿润调成半流质状，并放置1h左右，一可防止细粉结团，二是使膏体较为润滑；加入人参细粉加热后要保持微沸15min以上，保证粉剂中的细菌灭活，以防膏方发霉变质。本膏中人参打粉入膏充分利用药材，人参也可以另煎处理，使膏体更加细腻。

红糖加预留的药汁炼制，缩短浓缩过程，加入炼糖时要注意控制火候并充分搅匀。

阿胶打粉直接加入清膏中，不采用传统的"黄酒烊化"方法，是为了避免胶类粘在器具上造成浪费。最后加入黄酒时，注意会产生暴沸现象，要加快搅拌，同时要防溢。

 二、乳腺增生

乳腺增生是在女性乳房发育过程中形成的乳腺实质的良性增生性疾病。

中医把乳腺增生归属于"乳癖"范畴。本病的发生多因情志不遂、思虑伤脾、恼怒伤肝等，导致脾失健运、肝失疏泄、气机不畅而引起气滞、痰凝、血瘀积于乳房，结聚成核。

下面介绍乳腺增生之肝气郁结型、冲任失调型、气血亏虚型3种证型的膏方。

1. 肝气郁结型

【临床表现】乳房肿块形似丸卵，质地坚实，皮色不变，表面光滑，推之活动，压之不痛；可伴有乳房不适，烦闷急躁，或月经不调；舌淡红苔薄白，脉弦。

【参考处方】柴胡150g，青皮100g，陈皮100g，当归100g，白芍100g，制香附100g，法半夏100g，瓜蒌150g，荔枝核150g，橘络150g，海藻100g，佛手100g，浙贝母100g，玫瑰花50g，绿萼梅50g，路路通100g，茯苓250g，炒白术150g，炒麦芽150g，夏枯草200g。

【加减参考】若经前乳房胀痛甚者，加延胡索、川楝子。

【处方分析】本方柴胡疏肝解郁，使肝气得以调达；当归养血和血；白芍酸苦微寒，养血敛阴、柔肝缓急；玫瑰花、绿萼梅、青皮、香附、海藻疏肝解郁；佛手、路路通、橘络、荔枝核行气散结；白术、陈皮、茯苓、法半夏健脾去湿；夏枯草、浙贝母、炒麦芽、全瓜蒌清热散结。

【调理原则】疏肝理气，化痰散结。

【应用范围】肝气郁结型乳腺增生。

【膏方制作】将以上药物加8~10倍量清水，浸泡5h后煎煮2h，过滤取汁；药渣加入5~6倍量清水煎煮1.5h，过滤取汁；药渣再加3~4倍量清水煎煮1h，过滤取汁；将3次煎煮的滤液合并，加热浓缩至清膏；调文火，继续搅拌浓缩至成膏，分装。

【用法用量】每次15~20g，每日2次，上下午各1次，温水融化后服。

【制膏分析】本膏为清膏，收膏率较低，收膏有可能达不到"挂旗"程度；另外可适当调整膏方服用剂量。

2. 冲任失调型

【临床表现】乳房肿块或胀痛，经前加重，经后缓减；伴腰酸乏力，神疲倦怠，头晕，月经先后失调，量少色淡，甚或经闭；舌淡苔白，脉沉细。

【参考处方】仙茅150g，淫羊藿120g，巴戟天120g，知母100g，黄柏90g，肉桂30g，女贞子150g，生地黄150g，熟地黄200g，制何首乌150g，党参150g，黄芪

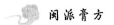

150g，昆布150g，肉苁蓉100g，菟丝子100g，当归100g，赤芍100g，白芍100g，柴胡100g，金橘叶100g，法半夏100g，浙贝母120g，橘核150g，鹿角胶60g，炙甘草50g。

【加减参考】血虚者加阿胶、艾叶；血热者加地榆、槐米、牡丹皮；血瘀者加三七、丹参、益母草；血脱者加红参、龙骨、山萸肉；脾气虚者黄芪、党参加量。

【处方分析】本方由二仙汤加味而成。方中主药仙茅、淫羊藿温肾阳，补肾精、助命门而调冲任；辅以巴戟天、肉桂、肉苁蓉温助肾阳，强筋骨，性柔不燥以助二仙温养之力；当归、生地黄、熟地黄、赤芍、白芍、鹿角胶活血养血柔肝而充血海，以助二仙调补冲任之功；佐以知母、女贞子、菟丝子、黄柏、何首乌滋肾阴而泻虚火，治肾阳不足所致虚火上炎，缓解二仙之辛热猛烈；柴胡、党参、黄芪、陈皮疏肝解郁、益气健脾，以资化源；昆布、法半夏、浙贝母、橘核软坚散结；甘草调和诸药。全方寒热并用，精血兼顾，温补肾阳不失于燥烈，滋肾柔肝不寒凉滋腻，为其配伍特点。

【调理原则】调摄冲任。

【应用范围】冲任失调型乳腺增生。

【膏方制作】将鹿角胶打粉，肉桂打细粉，备用。余药加8~10倍量清水，浸泡5h后煎煮2h，过滤取汁；药渣加入5~6倍量清水煎煮1.5h，过滤取汁；药渣再加3~4倍量清水煎煮1h，过滤取汁；将3次煎煮的滤液合并，加热浓缩至清膏；肉桂细粉加入膏前，先用适量药汁搅拌成半流质状，放置1h左右，搅拌均匀后加入清膏中，调文火浓缩；加入鹿角胶粉，搅拌均匀，保持加热10min左右，最后浓缩成膏，分装。

【用法用量】每次15~20g，每日2次，上下午各1次，温水融化后服。

【制膏分析】本膏中肉桂的有效成分主要为挥发油，不宜久煎，采取研粉、后入的方法可避开久煎和长时间浓缩导致的挥发性成分损失。肉桂打粉入膏，可提高利用率，因此临床用量也可以相应减少些，节约资源。肉桂粉加入药汁润湿后放置1h左右，一可防止细粉结团，二是使细粉较为润滑；细粉加入膏后要保持微沸15min以上，保证粉剂中的细菌灭活，以防膏方发霉变质。肉桂也可采用配方颗粒饮片，因为配方颗粒饮片已采用包合技术，可有效保护挥发性有效成分。

鹿角胶没有单独烊化，是为了避免胶体粘在器具上造成浪费，将鹿角胶粉直接加入清膏中，操作时注意掌握火候并充分搅拌，直至成膏；加热时间10min左右，以保证鹿角胶充分烊化且收膏时间不会太长。

3. 气血亏虚型

【临床表现】乳房肿块或隐隐作痛，神疲倦怠，头晕，头晕心悸，失眠多梦，面色苍白，舌淡苔薄，脉细弱。

【参考处方】当归150g，川芎150g，赤芍150g，白芍50g，熟地黄150g，人参片100g，白术150g，茯苓150g，甘草600g，柴胡100g，青皮60g，陈皮60g，郁金

100g，橘核 150g，荔枝核 150g，延胡索 100g，阿胶 100g。

【加减参考】若心悸、失眠严重者加茯神、远志、炒酸枣仁。

【处方分析】本方由八珍汤加减而成。方中人参片与熟地黄相配，益气养血，共为君药；白术、茯苓健脾渗湿，协人参益气补脾；当归、白芍养血和营，助熟地补益阴血，均为臣药；佐以川芎活血行气，使之补而不滞；炙甘草益气和中、调和诸药，为使药。柴胡、陈皮疏肝理气；青皮、橘核、荔枝核破气散结；赤芍、阿胶、延胡索活血养血。

【调理原则】补气养血，疏肝解郁。

【应用范围】气血亏虚型乳腺增生。

【膏方制作】将阿胶打粉，人参打细粉，备用。余药加 8~10 倍量清水，浸泡 5h 后煎煮 2h，过滤取汁；药渣加入 5~6 倍量清水煎煮 1.5h，过滤取汁；药渣再加 3~4 倍量清水煎煮 1h，过滤取汁；将 3 次煎煮的滤液合并，加热浓缩至清膏；人参细粉加入膏前，先用适量药汁搅拌成半流质状，放置 1h 左右，搅拌均匀后加入清膏中，调文火浓缩；加阿胶粉搅拌均匀，保持加热 10min 以上，最后浓缩成膏，分装。

【用法用量】每次 15~20g，每日 2 次，上下午各 1 次，温水融化后服。

【制膏分析】本膏在加入人参细粉前要先用适量药汁湿润调成半流质状，并放置 1h 左右，一可防止细粉结团，二是使膏体较为润滑；加入人参细粉加热后要保持微沸 15min 以上，保证粉剂中的细菌灭活，以防膏方发霉变质。本膏中人参打粉入膏充分利用药材，人参也可以另煎处理，使膏体更加细腻。

阿胶没有单独烊化，是为了避免阿胶粘在器具上造成浪费，将阿胶粉直接加入清膏中，操作时注意加快搅拌，直至成膏；加热时间 10min 以上，以保证阿胶充分烊化且收膏时间不会太长。

三、子宫肌瘤

子宫肌瘤是女性生殖器官中最常见的一种良性肿瘤，主要由平滑肌及结缔组织组成。临床症状为经量增多及经期延长、下腹部包块、白带增多、压迫症状等。

中医把子宫肌瘤归属于"癥瘕"病的范畴。妇女下腹有结块，或胀，或满，或痛者，称为"癥瘕"。其病机主要为肾虚精亏、瘀血内停，膏方通过补肾健脾、疏肝解郁、祛瘀散结、养血调经等法治疗子宫肌瘤，旨在通过整体调节，对病灶 6cm 以下的子宫肌瘤患者有较理想的疗效。在调理过程中，应注意观察肌瘤大小和质地的变化，定期 B 超复查。

下面介绍子宫肌瘤之气滞血瘀型、寒凝血瘀型、气虚血瘀型 3 种证型的膏方。

1.气滞血瘀型

【临床表现】下腹部结块，触之有形，按之痛或无痛，小腹胀满，月经先后不定，

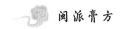

经血量多有块，经行难净，经色暗；精神抑郁，胸闷不舒，面色晦暗，肌肤甲错；舌质紫暗或有瘀斑，脉沉弦涩。

【参考处方】木香60g，三棱150g，枳实100g，莪术150g，青皮100g，川楝子100g，小茴香60g，燀桃仁150g，红花60g，柴胡150g，当归150g，郁金100g，丹参150g，马鞭草150g，皂角刺150g，三七粉50g，煅牡蛎150g，益母草300g，夏枯草120g，鳖甲胶150g，黄酒适量。

【加减参考】寒凝者，加小茴香、肉桂等；兼有气虚者加人参、白术等。

【处方分析】本方由香棱丸加减而成，具有破血行气、消积止痛之功。方中三棱、莪术破血行气、消积止痛为君；青皮、陈皮疏肝破气、消积化滞；枳实破气消积、化痰散痞；陈皮理气健脾；枳壳、川楝子理气宽中、行气止痛；木香、郁金行气活血止痛；桃仁、红花、当归、丹参、三七、益母草活血养血；马鞭草、皂角刺祛瘀通经、消癥瘕肿；煅牡蛎、鳖甲胶、夏枯草软坚散结；甘草为使，调和诸药。诸药合用，共奏破血行气、消积止痛之功。

【调理原则】行气活血，化瘀消癥。

【应用范围】气滞血瘀型子宫肌瘤。

【膏方制作】将鳖甲胶打粉，三七粉、黄酒另放，备用。将煅牡蛎布包后与其余药加8~10倍量清水，浸泡5h后煎煮2h，过滤取汁；药渣加入5~6倍量清水煎煮1.5h，过滤取汁；药渣再加3~4倍量清水煎煮1h，过滤取汁；将3次煎煮的滤液合并，加热浓缩至清膏；三七粉加入膏前，先用适量药汁搅拌成半流质状，放置1h左右，搅拌均匀后加入清膏中，调文火浓缩；加入鳖甲胶粉，快速沿一个方向搅拌使溶化，浓缩至成膏状态再加黄酒，此时会产生暴沸现象，快速搅拌片刻，即可分装。

【用法用量】每次15~20g，每日2次，上下午各1次，温水融化后服。

【制膏分析】本膏中三七粉主要是用于活血祛瘀，加热时间不宜太长，以防影响疗效，加热时间宜控制在10min左右，主要是为了细菌灭活。三七粉加入前先用适量药汁湿润调成半流质状，并放置1h左右，一可防止细粉结团，二是使膏体较为润滑。加入膏后要保持微沸15min以上，保证粉剂中的细菌灭活，以防膏方发霉变质。

鳖甲胶打粉直接加入清膏中，不采用传统的"黄酒烊化"方法，是为了避免鳖甲胶粘在器具上造成浪费。最后加入黄酒时，注意会产生暴沸现象，要加快搅拌，同时要防溢。

2. 寒凝血瘀型

【临床表现】下腹包块质硬，小腹冷痛，喜温，月经后期，量少，经行腹痛，色暗淡，有血块；面色晦暗，形寒肢冷，手足不温；舌质淡暗，边见瘀点或瘀斑，苔白，脉弦紧。

【参考处方】桂枝150g，牛膝150g，炮附片60g，肉桂50g，赤芍150g，燀桃仁

100g，红花 100g，干姜 60g，三棱 150g，莪术 150g，小茴香 60g，乳香 30g，没药 30g，马鞭草 150g，路路通 100g，泽兰 100g，水蛭 60g，酒大黄 60g，土鳖虫 100g，鳖甲胶 200g，炙甘草 50g。

【加减参考】若大便溏薄、腹胀冷痛者，加炒白术、豆蔻、姜黄。

【处方分析】方中桂枝、牛膝、炮附片、肉桂、干姜温经散寒、通脉调经；三棱、莪术破血行气，消积止痛；赤芍养血活血；桃仁、红花活血祛瘀；延胡索、乳香、没药、小茴香散寒止痛。马鞭草、路路通、泽兰、水蛭、大黄、土鳖虫祛瘀通经、消癥瘕肿。鳖甲胶软坚散结；炙甘草调和诸药。全方共奏温经散寒、活血调经之效。

【调理原则】散寒活血，化瘀消癥。

【应用范围】寒凝血瘀型子宫肌瘤。

【膏方制作】将鳖甲胶打粉；肉桂分别打细粉；乳香、没药在冰柜中冷冻 1h，粉碎成细粉，备用。余药加 8~10 倍量清水，浸泡 5h 后煎煮 2h，过滤取汁；药渣加入 5~6 倍量清水煎煮 1.5h，过滤取汁；药渣再加 3~4 倍量清水煎煮 1h，过滤取汁；将 3 次煎煮的滤液合并，加热浓缩至清膏；肉桂粉在加入膏前，先用适量药汁搅拌成半流质状，放置 1h 左右，搅拌均匀后加入清膏中；调文火，加入乳香、没药粉及鳖甲胶粉，搅拌均匀，保持加热 10min 以上，最后浓缩成膏，分装。

【用法用量】每次 15~20g，每日 2 次，上下午各 1 次，温水融化后服。

【制膏分析】本膏中肉桂的有效成分主要为挥发油，不宜久煎，采取研粉、后入的方法可避开久煎和长时间浓缩导致的挥发性成分损失。肉桂打粉入膏，可提高利用率，因此临床用量也可以相应减少些，节约资源，减少患者经济开支。肉桂粉适量药汁润湿后放置 1h 左右，一可防止细粉结团，二是使细粉较为润滑；加入膏后要保持微沸 15min 以上，以保证粉剂中的细菌灭活，以防膏方发霉变质。肉桂也可采用中药配方颗粒，因为配方颗粒已采用包合技术，可有效保护挥发性有效成分。

乳香、没药的有效成分为树脂、树胶，不溶于水，无论怎样煎煮都不易使有效成分溶入水煎液中，故将炮制后的乳香、没药研末后加入清膏中，这样能最大限度地发挥乳香、没药的疗效。乳香、没药用特殊粉碎办法粉碎后，可适当减少用药比例，这样既可提高用药的口感，也能节约膏方投入成本。

鹿角胶没有单独烊化，是为了避免鹿角胶粘在器具上造成浪费。将鹿角胶粉直接加入稠膏中，操作时注意掌握火候并充分搅拌，直至成膏；加热时间 10min 左右，以保证鹿角胶充分烊化且收膏时间不会太长。

3. 气虚血瘀型

【临床表现】下腹部结块，小腹空坠，月经量多或经期延长，经色淡红，有血块，经行或经后下腹痛；面色无华，气短懒言，语声低微，倦怠嗜卧，纳少便溏；舌质暗淡，舌边有瘀点或瘀斑，苔薄白，弦细涩。

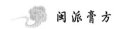

【参考处方】炙黄芪 300g，党参 250g，山药 150g，黄精 150g，燀桃仁 120g，红花 100g，炒蒲黄 100g，五灵脂 100g，三七粉 100g，三棱 120g，莪术 120g，马鞭草 150g，丹参 100g，当归 100g，川芎 100g，南山楂 100g，青皮 60g，陈皮 60g，鳖甲胶 150g，炙甘草 50g。

【加减参考】若兼气滞者，加枳壳、川楝子行气止痛。

【处方分析】方中炙黄芪、党参、山药、黄精益气健脾；三棱、莪术破血行气，消积止痛；青皮、陈皮、川芎疏肝破气、消积化滞；桃仁、红花、当归、丹参、三七粉活血养血；马鞭草、蒲黄、五灵脂、山楂祛瘀通经、消癥瘕肿；鳖甲胶软坚散结；炙甘草调和诸药。

【调理原则】补气活血，化瘀消癥。

【应用范围】气虚血瘀型子宫肌瘤。

【膏方制作】将鳖甲胶打粉，三七粉另放，备用。蒲黄与五灵脂用布包后与其余药加 8~10 倍量清水，浸泡 5h 后煎煮 2h，过滤取汁；药渣加入 5~6 倍量清水煎煮 1.5h，过滤取汁；药渣再加 3~4 倍量清水煎煮 1h，过滤取汁；将 3 次煎煮的滤液合并，加热浓缩至清膏；三七粉加入膏前，先用适量药汁搅拌成半流质状，放置 1h 左右，搅拌均匀后加入清膏中；调文火，加入鳖甲胶粉，搅拌均匀，保持加热 10min 左右，最后浓缩成膏，分装。

【用法用量】每次 15~20g，每日 2 次，上下午各 1 次，温水融化后服。

【制膏分析】本膏中三七粉主要是用于活血祛瘀，加热时间不宜太长，以防影响疗效，加热时间宜控制在 10min 左右，主要是为了细菌灭活。三七粉加入前先用适量药汁湿润调成半流质状，并放置 1h 左右，一可防止细粉结团，二是使膏体较为润滑。

五灵脂、蒲黄宜布包后与群药共煎，蒲黄布包以防漂浮水面不利于煎煮；五灵脂布包以防遇水散成泥。

鳖甲胶没有单独烊化，是为了避免鳖甲胶粘在器具上造成浪费。将鳖甲胶粉直接加入稠膏中，操作时注意掌握火候并充分搅拌，直至成膏；加热时间 10min 左右，以保证鳖甲胶充分烊化且收膏时间不会太长。

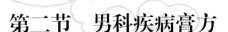

第二节　男科疾病膏方

男科疾病包括前列腺疾病、性功能障碍、男性不育、睾丸与附睾疾病、精索疾病、阴茎与阴囊疾病等。

男科疾病多责之于肾，亦与其他脏腑相关。肾为先天之本，藏真阴而寓真阳，主藏精，为人体生长、发育、生殖之源，具充脑、荣发、坚骨、固齿之用，有生发、温煦滋养五脏六腑之功，只宜固藏，不宜泄露，所以肾病的证候特征以虚证为主，故有"肾无实证"之说。肾病常见的证候有肾气不固、肾阳虚衰、肾阴亏虚，以及在虚的基础上形成的本虚标实证之阳虚水泛、阴虚火旺等。肾与膀胱相表里，又与膀胱相通，膀胱的气化赖肾气之蒸腾，所以肾的病变常常影响膀胱，而导致膀胱气化失司，引起尿量、排尿次数、排尿时间的改变。膀胱的病变有虚有实，以实为主，实证常见膀胱湿热，以及尿路结石、血瘀、气滞等证候；虚证常由肾虚引起。

中医治疗男科疾病具有悠久的历史，膏方对男科疾病中的早泄、阴茎勃起功能障碍、不育症也有较好的疗效。

一、早泄

早泄是以性交之始即行排精，甚至性交前即泄精，不能进行正常性生活为特征的射精功能障碍。临床症状为男性性交时不能控制射精或性交时间少于 2 分钟。

早泄膏方使用注意：用膏方调理早泄应以补为要，用药宜平补阴阳；配伍择药切忌大辛燥热壮阳之品，也不能过于苦寒；适量配合宁心固涩之药。对于惊恐伤肾或肝郁失达或君火过旺者，主要以心理治疗为主，或加安神定志、舒肝解郁之品治疗。需要强调的是，本病非独草木之性可愈，还须内外结合、心治药治相兼、男女同治等，才能取得满意疗效。遵循"善补阳者，阴中求阳，阴阳不可偏补"之法，肝经湿热型早泄宜采用清泻肝经湿热的龙胆泻肝中药加减，汤剂或药膳进行配合调理即可。

下面介绍早泄之阴虚火旺型、肾气不固型、心脾两虚型 3 种证型的膏方。

1. 阴虚火旺型

【临床表现】过早泄精，性欲亢进，阳事易举，时有遗精，五心烦热，虚烦不寐，潮热盗汗，头晕目眩，腰膝酸软，舌红少苔，脉细数。

【参考处方】知柏地黄丸加减。

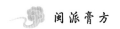

知母150g，黄柏150g，熟地黄150g，山萸肉150g，山药150g，泽泻150g，牡丹皮150g，茯苓200g，金樱子150g，沙苑子100g，龙骨200g，牡蛎200g，枸杞子100g，天冬150g，麦冬150g，玄参100g，芡实150g，莲子50g，五味子150g，龟甲胶100g。

【加减参考】遗精明显者，加女贞子100g、墨旱莲150g；五心烦热明显者，加地骨皮100g；肾虚腰酸者，加续断100g、狗脊100g、杜仲100g。

【处方分析】方中熟地黄滋肾阴、益精髓；山萸肉、枸杞子滋肾益肝，山药、芡实、莲子滋肾补脾；金樱子、沙苑子补肾固精；龙骨、牡蛎、五味子收敛固涩肾精；泽泻泻肾降浊，牡丹皮泻肝火；天冬、麦冬、玄参养阴生津清热；茯苓健脾渗湿，知母、黄柏清肾中伏火；龟甲胶滋阴潜阳。全方共奏滋阴降火之效。

【调理原则】滋阴降火。

【应用范围】阴虚火旺型早泄。

【膏方制作】将龟甲胶打粉，备用。龙骨、牡蛎用布包后加入余药中，加8~10倍量清水，浸泡5h后煎煮2h，过滤取汁；药渣加入5~6倍量清水煎煮1.5h，过滤取汁；药渣再加3~4倍量清水煎煮1h，过滤取汁；将3次煎煮的滤液合并，加热浓缩至清膏；调文火，加入龟甲胶粉，搅拌均匀，保持加热10min左右，最后浓缩成膏，分装。

【用法用量】每次15~20g，每日2次，上下午各1次，温水融化后服。

【制膏分析】膏中将龙骨、牡蛎布包，以防质重下沉至锅底。龟甲胶没有单独烊化，是为了避免龟甲胶粘在器具上造成浪费。采用将龟甲胶粉直接加入稠膏中，操作时注意加快搅拌，直至成膏；加热时间10min左右，保证龟甲胶粉充分烊化且收膏时间不会太长。

2. 肾气不固型

【临床表现】早泄遗精，性欲减退，甚则阳痿，腰膝酸软，夜尿清长或不利，手足不温，精神萎靡，面色无华，舌淡苔白，脉沉弱。

【参考处方】金匮肾气丸加减。

熟地黄150g，山药150g，山萸肉150g，茯苓150g，牡丹皮150g，泽泻150g，桂枝150g，炮附片100g，牛膝150g，盐车前子100g，菟丝子150g，肉苁蓉100g，金樱子150g，桑螵蛸100g，覆盆子150g，五味子150g，芡实150g，鹿角胶100g，炙甘草50g。

【加减参考】可酌加炙黄芪150g、五倍子100g、仙茅100g、巴戟天100g以加强益肾固精作用；若夜尿频多者，加益智仁80g、乌药100g。

【处方分析】方中桂枝、炮附片、肉苁蓉温肾助阳；熟地黄、山萸肉、山药、芡实滋补肝、脾、肾三脏之阴，阴阳相生、刚柔相济，使肾之元气生化无穷；泽泻、茯苓、盐车前子利水渗湿，牡丹皮擅入血分，伍桂枝可调血分之滞；牛膝、菟丝子、鹿角胶补益肝肾、强壮筋骨；桑螵蛸、覆盆子、五味子、金樱子暖肾固精缩尿；甘草调和诸药。

【调理原则】益肾固精。

【应用范围】肾气虚损型早泄。

【膏方制作】将鹿角胶打粉，备用。余药加 8~10 倍量清水，浸泡 5h 后煎煮 2h，过滤取汁；药渣加入 5~6 倍量清水煎煮 1.5h，过滤取汁；药渣再加 3~4 倍量清水煎煮 1h，过滤取汁；将 3 次煎煮的滤液合并，加热浓缩至清膏；调文火，加入鹿角胶粉，搅拌均匀，保持加热 10min 左右，最后浓缩成膏，分装。

【用法用量】每次 15~20g，每日 2 次，上下午各 1 次，温水融化后服。

【制膏分析】本膏鹿角胶没有单独烊化，是为了避免鹿角胶粘在器具上造成浪费。将鹿角胶粉直接加入稠膏中，操作时注意加快搅拌，直至成膏；加热时间 10min 左右，以保证鹿角胶充分烊化且收膏时间不会太长。

3. 心脾两虚型

【临床表现】射精过快而无力，心悸怔忡，健忘多梦，食少，纳呆便溏，神疲乏力，形体消瘦，舌淡，脉细弱。

【参考处方】归脾汤加减。

党参 150g，炙黄芪 200g，当归 150g，白术 150g，茯苓 150g，制远志 150g，酸枣仁 150g，木香 150g，龙眼肉 150g，大枣 100g，熟地黄 150g，制何首乌 150g，山药 150g，莲子 200g，茯神 150g，芡实 150g，五味子 150g，阿胶 100g，炙甘草 50g。

【加减参考】伴有肾虚者，加山萸肉 100g、杜仲 100g、菟丝子 100g、金樱子 100g；心阴不足者，加人参 100g、麦冬 100g、石斛 100g。

【处方分析】方中炙黄芪、党参、白术、茯苓、山药、芡实、炙甘草、大枣甘温补脾益气；熟地黄、制何首乌、阿胶养血滋阴、补精益髓；酸枣仁、制远志、茯神宁心安神；当归、龙眼肉补血养心；木香行气舒脾；莲子、五味子收敛固精。

【调理原则】补益心脾。

【应用范围】心脾两虚型早泄。

【膏方制作】将阿胶打粉，备用。余药加 8~10 倍量清水，浸泡 5h 后煎煮 2h，过滤取汁；药渣加入 5~6 倍量清水煎煮 1.5h，再次过滤取汁；药渣再加 3~4 倍量清水煎煮 1h，过滤取汁；将 3 次煎煮的滤液合并，加热浓缩至清膏；调文火，加入阿胶粉，搅拌均匀，保持加热 10min 左右，最后浓缩成膏，分装。

【用法用量】每次 15~20g，每日 2 次，上下午各 1 次，温水融化后服。

【制膏分析】本膏中阿胶没有单独烊化，是为了避免阿胶粘在器具上造成浪费。将阿胶粉直接加入稠膏中，操作时注意加快搅拌，直至成膏；加热时间 10min 左右，以保证阿胶充分烊化且收膏时间不会太长。

二、阴茎勃起功能障碍

阴茎勃起功能障碍是指阴茎持续不能达到和维持足够的勃起以进行满意的性生活，且病程持续 3 个月以上者。

中医认为，本病多为肝郁气滞、实邪内阻、宗筋不用，或脏腑虚损、精血不足、宗筋失养所致。其机制较为复杂，临床表现繁复，运用膏方治疗阳痿有很多优势，但必须认真辨证施膏，年轻而体壮者，治以调和心肝为主；年龄大而体弱者，治以调补脾肾为先。

使用膏方调理阳痿需注意：①配合运用精神疗法，对心肾惊恐型阳痿，重在心理疏导；②对脾胃虚弱型、阴虚火旺型、血液瘀滞型阳痿，在运用精神疗法的前提下，选择一些中成药或药膳配合治疗；③湿热下注型阳痿使用膏方应分阶段，后期湿热若已除，当减少苦寒攻伐之药。

下面介绍阳痿之肾阳亏虚型、心脾两虚型、肝郁气滞型、湿热下注型 4 种证型的膏方。

1. 肾阳亏虚型

【临床表现】阳事不举，或举而不坚，性欲淡漠，精冷滑泄，射精无力，腰膝酸软，精神萎靡，面色苍白，小便清长，夜尿量多，畏寒喜温，舌质淡胖苔白，脉沉细弱。

【参考处方】赞育丹加减。

熟地黄 150g，炮附片 100g，肉桂 150g，山药 150g，山萸肉 150g，菟丝子 150g，枸杞子 150g，盐杜仲 100g，肉苁蓉 100g，白术 130g，韭菜子 100g，仙茅 100g，淫羊藿 100g，巴戟天 100g，海马 10 对，五味子 100g，炙甘草 50g，鹿角胶 100g，阿胶 100g。

【加减参考】伴下肢水肿者，可加泽泻 100g、猪苓 70g、茯苓 100g；腰膝酸软明显者，可加补骨脂 100g、骨碎补 100g；滑精频繁、精薄精冷，可加覆盆子 100g、金樱子 100g、益智仁 80g。

【处方分析】方中肉桂、炮附片补肾中阳气；山药补益脾肾；熟地黄、山萸肉、菟丝子、五味子、枸杞子补益肝肾；肉苁蓉、盐杜仲、韭菜子、仙茅、淫羊藿、巴戟天、海马温肾壮阳；白术益气健脾、运化精微；鹿角胶、阿胶补益精血；炙甘草调和诸药。

【调理原则】温肾壮阳。

【应用范围】肾阳亏虚型阳痿。

【膏方制作】将鹿角胶、阿胶打粉，肉桂打细粉，备用。余药加 8~10 倍量清水，浸泡 5h 后煎煮 2h，过滤取汁；药渣加入 5~6 倍量清水煎煮 1.5h，再次过滤取汁；药渣再加 3~4 倍量清水煎煮 1h，过滤取汁；将 3 次煎煮的滤液合并，加热浓缩至清膏；

肉桂粉在加入膏前，先用适量药汁搅拌成半流质状，放置 1h 左右，搅拌均匀后加入清膏中；调文火，加入鹿角胶、阿胶粉，搅拌均匀，保持加热 10min 左右，最后浓缩成膏，分装。

【用法用量】每次 15~20g，每日 2 次，上下午各 1 次，温水融化后服。

【制膏分析】本膏中肉桂的有效成分主要为挥发油，不宜久煎，采取研粉、后入的方法可避开久煎和长时间浓缩导致的挥发性成分损失。肉桂打粉入膏，可提高利用率，因此临床用量也可以相应减少些，节约资源，减少患者经济开支。肉桂药汁润湿后放置 1h 左右，一可防止细粉结团，二是使细粉较为润滑。肉桂也可采用中药配方颗粒，因为配方颗粒已采用包合技术，可有效保护挥发性有效成分。

鹿角胶、阿胶没有单独烊化，是为了避免鹿角胶、阿胶粘在器具上造成浪费。将鹿角胶粉、阿胶粉直接加入稠膏中，操作时注意加快搅拌，直至成膏；加热时间 10min 左右，以保证鹿角胶、阿胶充分烊化且收膏时间不会太长。

2. 心脾两虚型

【临床表现】阴茎勃起困难，可伴性欲淡漠，面色萎黄，不思饮食，精神疲乏，心悸少寐，多梦健忘，食少纳呆，大便稀，舌淡苔薄，脉细弱。

【参考处方】归脾汤加减。

党参 150g，白术 100g，黄芪 200g，当归 100g，茯苓 150g，制远志 100g，酸枣仁 100g，木香 100g，龙眼肉 150g，熟地黄 100g，黄精 150g，山药 150g，丹参 100g，柏子仁 50g，大枣 100g，莲子 150g，五味子 100g，茯神 100g，鹿角胶 100g，阿胶 100g，炙甘草 50g。

【加减参考】阳虚甚而汗出肢冷、脉结或代者，加炮附片 100g、肉桂 100g；阴虚甚者，加麦冬 120g、玉竹 120g；自汗、盗汗者，加麻黄根 80g、浮小麦 100g。

【处方分析】方中党参、黄芪、白术、山药、茯苓、莲子、炙甘草、大枣健脾益气；当归、熟地黄补血；酸枣仁、柏子仁、茯神、龙眼肉、制远志养心安神；木香理气醒脾；黄精补气养阴；五味子收敛耗散之心气；丹参清心活血；鹿角胶、阿胶补益精血。

【调理原则】养心益脾。

【应用范围】心脾两虚型阳痿。

【膏方制作】将鹿角胶、阿胶打粉，备用。余药加 8~10 倍量清水，浸泡 5h 后煎煮 2h，过滤取汁；药渣加入 5~6 倍量清水煎煮 1.5h，过滤取汁；药渣再加 3~4 倍量清水煎煮 1h，过滤取汁；将 3 次煎煮的滤液合并，加热浓缩至清膏；调文火，加入鹿角胶、阿胶粉，搅拌均匀，保持加热 10min 左右，最后浓缩成膏，分装。

【用法用量】每次 15~20g，每日 2 次，上下午各 1 次，温水融化后服。

【制膏分析】本膏中鹿角胶、阿胶没有单独烊化，是为了避免鹿角胶、阿胶粘在器具上造成浪费。将鹿角胶粉、阿胶粉直接加入稠膏中，操作时注意加快搅拌，直至

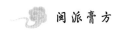

成膏；加热时间 10min 左右，以保证鹿角胶、阿胶充分烊化且收膏时间不会太长。

3. 肝郁气滞型

【临床表现】阳事不起，或起而不坚，情绪抑郁或烦躁易怒，胸脘不适，胁肋胀闷，食少便溏，苔薄，脉弦。

【参考处方】柴胡疏肝散加减。

柴胡 150g，陈皮 100g，白芍 100g，枳壳 100g，香附 100g，川芎 100g，当归 100g，白术 100g，茯苓 150g，薄荷 80g，郁金 100g，青皮 100g，灵芝 100g，佛手 150g，酸枣仁 150g，合欢皮 200g，橘核 100g，玫瑰花 50g，绿萼梅 50g，瓜蒌 150g，阿胶 100g，鹿角胶 100g，炙甘草 50g。

【加减参考】可酌加补骨脂 100g、菟丝子 100g、枸杞子 150g 补益肝肾；若口干口苦、急躁易怒、目赤尿黄者，加牡丹皮 100g、栀子 100g、龙胆草 30g。

【处方分析】方中柴胡、青皮、香附、佛手疏肝解郁；当归、酸枣仁、合欢皮、白芍、玫瑰花养血和血；绿萼梅、橘核、瓜蒌、陈皮、枳壳宽胸理气；郁金、川芎活血行气；白术、茯苓、炙甘草健运脾胃、实土御木；灵芝补气安神；鹿角胶、阿胶补益精血；薄荷疏散郁遏之气，透达肝经郁热。

【调理原则】疏肝解郁。

【应用范围】肝郁气滞型阳痿。

【膏方制作】将鹿角胶、阿胶打粉，薄荷另放，备用。余药加 8~10 倍量清水，浸泡 5h 后煎煮 2h，过滤取汁；药渣加入 5~6 倍量清水煎煮 1.5h，过滤取汁；薄荷另煎，煮沸约 10min，滤液密闭放置；薄荷滤渣加入到二煎药渣中，再加 3~4 倍量清水煎煮 1h，过滤取汁；将 3 次煎煮的滤液合并，加热浓缩至清膏；调文火，加入鹿角胶、阿胶粉，搅拌均匀，保持加热 10min 左右，最后浓缩成膏，分装。

【用法用量】每次 15~20g，每日 2 次，上下午各 1 次，温水融化后服。

【制膏分析】本膏中薄荷的挥发油为主要有效成分之一，不宜久煎，采取后入的方法可避开久煎和长时间浓缩导致的挥发性成分损失，也可采用薄荷配方颗粒饮片，因为薄荷配方颗粒饮片已采用包合技术，可有效保护挥发性有效成分。

鹿角胶、阿胶没有单独烊化，是为了避免鹿角胶、阿胶粘在器具上造成浪费。将鹿角胶粉、阿胶粉直接加入稠膏中，操作时注意加快搅拌，直至成膏；加热时间 10min 左右，以保证鹿角胶、阿胶充分烊化且收膏时间不会太长。

4. 湿热下注型

【临床表现】阴茎痿软，阴囊湿痒臊臭，下肢酸困，小便黄赤，苔黄腻，脉濡数。

【参考处方】龙胆泻肝汤加减。

龙胆 100g，栀子 150g，黄芩 100g，泽泻 150g，木通 150g，车前子 100g，当归

100g，生地黄 150g，柴胡 150g，萆薢 100g，石韦 100g，茯苓 150g，莲子心 50g，土茯苓 150g，石菖蒲 150g，沙苑子 150g，蒺藜 100g，菟丝子 150g，肉苁蓉 150g，鹿角胶 100g，甘草 100g。

【加减参考】会阴部坠胀疼痛、小便不畅、余沥不尽者，可加虎杖 100g、牛膝 100g、赤芍 100g 等活血化瘀；阴部瘙痒、潮湿重者，可加地肤子 120g、蛇床子 120g 以燥湿止痒。

【处方分析】方中龙胆、黄芩、莲子心、栀子、柴胡清热泻火、味苦坚肾；木通、车前子、泽泻、茯苓、土茯苓、石菖蒲清热利湿；当归、生地黄养阴、活血、凉血，与清热泻火药配伍，泻中有补，使泻火药不致苦燥伤阴；沙苑子、蒺藜、菟丝子、肉苁蓉、鹿角胶补肾固精强阴；萆薢泄水祛湿、壮骨舒筋；石韦通淋补劳；甘草清热生津，调和诸药。

【调理原则】清热利湿。

【应用范围】湿热下注型阳痿。

【膏方制作】将鹿角胶打粉，备用。余药加 8~10 倍量清水，浸泡 5h 后煎煮 2h，过滤取汁；药渣加入 5~6 倍量清水煎煮 1.5h，过滤取汁；药渣再加 3~4 倍量清水煎煮 1h，过滤取汁；将 3 次煎煮的滤液合并，加热浓缩至清膏；调文火，加入鹿角胶粉，搅拌均匀，保持加热 10min 左右，最后浓缩成膏，分装。

【用法用量】每次 15~20g，每日 2 次，上下午各 1 次，温水融化后服。

【制膏分析】鹿角胶没有单独烊化，是为了避免鹿角胶粘在器具上造成浪费。将鹿角胶粉直接加入稠膏中，操作时注意加快搅拌，直至成膏；加热时间 10min 以上，以保证鹿角胶充分烊化且收膏时间不会太长。

三、男性不育症

男性不育症是指夫妇同居且性生活正常，未采取任何避孕措施一年以上，因男方原因而导致女方不育者。

男性不育的原因颇多，一般可分为性功能正常性男性不育和性功能障碍性男性不育。性功能正常性男性不育包括死精子、无精子、少精子、精子活力下降、畸形精子过多、精液黏稠和不液化、精液量减少、血精等。性功能障碍性不育包括阴茎勃起功能障碍、早泄、不射精症、逆行射精症等，这些疾病都可影响精液射入女性阴道从而产生不育。

男子不育症相当于中医"精清""精冷""精寒""精少""无力""男子艰嗣""绝孕""不育"等病。膏方调治有较好疗效。

下面介绍男性不育症之肾阳不足型、肾阴亏虚型、脾肾两虚型、气血两虚型、气滞血瘀型、精道瘀阻型 6 种证型的膏方。

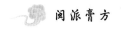

1. 肾阳不足型

【临床表现】精液清冷，精子稀少，活动率低，射精无力，性欲淡漠，腰背酸痛，阳痿早泄，小便清长，夜尿频多，面色苍白，畏寒肢冷，下利清谷或五更腹泻，舌质淡胖苔薄白，脉沉细无力。

【参考处方】右归丸加减。

熟地黄 150g，炮附片 100g，肉桂 100g，山药 150g，山萸肉 150g，菟丝子 100g，枸杞子 150g，当归 100g，盐杜仲 150g，淫羊藿 150g，续断 150g，巴戟天 150g，桑椹 100g，五味子 150g，覆盆子 100g，黄芪 150g，制何首乌 150g，韭菜子 100g，牛膝 100g，茯苓 200g，鹿角胶 100g。

【加减参考】若伴遗精者，加金樱子 100g、桑螵蛸 100g、莲须 100g。

【处方分析】炮附片、肉桂、续断、巴戟天、淫羊藿、菟丝子、韭菜子、盐杜仲、鹿角胶温补肾阳；熟地黄、枸杞子、山萸肉、桑椹、覆盆子、当归、制何首乌补益精血、滋阴以助阳；黄芪、五味子益气生津、固肾纳气；山药、茯苓健脾益气；牛膝补肝肾、强筋骨、引血下行。

【应用范围】肾阳不足型不育症。

【调理原则】温补肾阳，益肾固精。

【膏方制作】将鹿角胶打粉，肉桂打细分，备用。余药加 8~10 倍量清水，浸泡5h 后煎煮 2h，过滤取汁；药渣加入 5~6 倍量清水煎煮 1.5h，过滤取汁；药渣再加 3~4倍量清水煎煮 1h，过滤取汁；将 3 次煎煮的滤液合并，加热浓缩至清膏；肉桂粉在加入膏前，先用适量药汁搅拌成半流质状，放置 1h 左右，搅拌均匀后加入清膏中；调文火，加入鹿角胶粉，搅拌均匀，保持加热 10min 左右，最后浓缩成膏，分装。

【用法用量】每次 15~20g，每日 2 次，上下午各 1 次，温水融化后服。

【制膏分析】本膏中肉桂的有效成分主要为挥发油，不宜久煎，采取研粉、后入的方法可避开久煎和长时间浓缩导致的挥发性成分损失。肉桂打粉入膏，可提高利用率，因此临床用量也可以相应减少些，节约资源，减少患者经济开支。肉桂药汁润湿后放置 1h 左右，一可防止细粉结团，二是使细粉较为润滑。肉桂也可采用中药配方颗粒，因为配方颗粒已采用包合技术，可有效保护挥发性有效成分。

鹿角胶没有单独烊化，是为了避免鹿角胶粘在器具上造成浪费。将鹿角胶粉直接加入稠膏中，操作时注意加快搅拌，直至成膏；加热时间 10min 左右，以保证鹿角胶充分烊化且收膏时间不会太长。

2. 肾阴亏虚型

【临床表现】精液量少，液化不良，精子畸形较多，伴有腰膝酸软，头昏耳鸣，遗精早泄，五心烦热，盗汗，眩晕，耳鸣，甚则耳聋，口干，咽痛，形体消瘦，大便干燥，舌红少苔或无苔，脉细数。

【参考处方】大补阴丸加减。

知母150g，黄柏100g，熟地黄100g，牡丹皮150g，山萸肉150g，山药150g，丹参100g，连翘100g，五味子150g，菟丝子150g，枸杞子100g，覆盆子150g，制何首乌150g，补骨脂150g，女贞子100g，黄精100g，紫河车100g，牛膝150g，当归150g，韭菜子100g，炙甘草50g，龟甲胶100g。

【加减参考】若急躁易怒、尿赤便秘、舌红脉数者，为肝火亢盛，加龙胆100g、黄芩100g、栀子100g清肝泻火。

【处方分析】方中知母、黄柏、牡丹皮、连翘滋阴泻火；龟甲胶、黄精、山药滋补肾阴；熟地黄、枸杞子、制何首乌、当归补益精血；覆盆子、补骨脂、女贞子、紫河车补肾固精养阴；菟丝子、山萸肉、韭菜子、五味子补肾固精益阳、阳中求阴；丹参、牛膝活血通经，使滋阴而不滞；炙甘草养阴清热、调和诸药。

【调理原则】滋补肾阴。

【应用范围】肾阴亏虚型不育症。

【膏方制作】将龟甲胶打粉，备用。余药加8~10倍量清水，浸泡5h后煎煮2h，过滤取汁；药渣加入5~6倍量清水煎煮1.5h，过滤取汁；药渣再加3~4倍量清水煎煮1h，过滤取汁；将3次煎煮的滤液合并，加热浓缩至清膏；调文火，加入龟甲胶粉，搅拌均匀，保持加热10min左右，最后浓缩成膏，分装。

【用法用量】每次15~20g，每日2次，上下午各1次，温水融化后服。

【制膏分析】本膏中龟甲胶没有单独烊化，是为了避免龟甲胶粘在器具上造成浪费。采用将龟甲胶粉直接加入稠膏中，操作时注意加快搅拌，直至成膏；加热时间10min左右，以保证龟甲胶粉充分烊化且收膏时间不会太长。

3. 脾肾两虚型

【临床表现】多见精液清稀，精子量少，性欲减退，或阳事不举，或早泄，伴有腰酸膝软，畏寒肢冷，精神萎靡，胃纳不佳，面色不华，全身乏力，心悸怔忡，寐差多梦，健忘头昏，舌淡苔薄白，脉沉细。

【参考处方】六君子汤加减。

人参片150g，白术100g，茯苓150g，陈皮100g，姜半夏50g，砂仁50g，山药100g，菟丝子100g，巴戟天100g，山萸肉100g，车前子100g，覆盆子100g，熟地黄100g，当归100g，泽泻100g，木香50g，炙甘草50g，淫羊藿100g，肉苁蓉100g，刺五加100g，韭菜子100g，鹿角胶50g。

【加减参考】可酌加龟甲胶50g，与方中鹿角胶同用以补肾填精；若滑精频繁、精薄精冷，加金樱子100g、益智仁80g补肾固精。

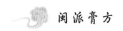

【处方分析】方中人参片大补元气；鹿角胶、菟丝子、淫羊藿、肉苁蓉、韭菜子、巴戟天温肾壮阳；熟地黄、当归、山萸肉滋补肾阴、阴中求阳；木香、山药、姜半夏健运脾胃；砂仁、陈皮防诸药碍脾；刺五加、白术、茯苓、炙甘草健脾益气；车前子、泽泻利水渗湿。诸药阴阳相济，可达到"阳得阴助而生化无穷"的目的。

【调理原则】健脾益气，补肾壮阳。

【应用范围】脾肾阳虚型不育症。

【膏方制作】将鹿角胶打粉；人参片打成细粉；砂仁、木香打粉过100目筛，粗粉另放，备用。车前子用布包后与余药加8~10倍量清水，浸泡5h后煎煮2h，过滤取汁；药渣加入5~6倍量清水煎煮1.5h，过滤取汁；砂仁、木香粗粉另煎2次，合并滤液把砂仁、沉香细粉以及人参细粉搅拌成半流质状，放置1h左右；砂仁、木香滤渣并入二煎药渣中，再加3~4倍量清水煎煮1h，过滤取汁；将3次煎煮的滤液合并，加热浓缩至清膏；调文火，依次加入润湿的人参细粉、砂仁木香糊，搅拌均匀；调文火，加入鹿角胶粉，搅拌均匀，保持加热10min左右，最后浓缩成膏，分装。

【用法用量】每次15~20g，每日2次，上下午各1次，温水融化后服。

【制膏分析】本膏中砂仁、木香的有效成分主要为挥发油，不宜久煎，采取研粉、后入的方法可避开久煎和长时间浓缩导致的挥发性成分损失。砂仁、木香打粉入膏，可提高利用率，因此临床用量也可以相应减少些，节约资源，减少患者经济开支。砂仁、木香细粉加砂仁、木香的煎煮液密闭放置1h左右，一可防止细粉结团，二是使细粉较为润滑。砂仁、木香除了含挥发油以外还含有其他成分，因此粗粉另煎2遍后，滤渣可并入其他药中继续提取。砂仁、木香也可采用配方颗粒饮片，因为配方颗粒饮片已采用包合技术，可有效保护挥发性有效成分。

人参细粉入膏前用适量药汁搅拌成半流质状，放置1h左右，搅拌均匀后加入清膏中，一可防止细粉结团，二是使膏体较为润滑；加入膏后保持微沸15min以上，保证粉剂中的细菌灭活，以防膏方发霉变质，并使人参细粉较为润滑。

鹿角胶没有单独烊化，是为了避免鹿角胶粘在器具上造成浪费。将鹿角胶粉直接加入稠膏中，操作时注意加快搅拌，直至成膏；加热时间10min左右，以保证鹿角胶充分烊化且收膏时间不会太长。

4.气血两虚型

【临床表现】精液稀薄，精子量少，活动不良，性欲低下，或阳痿早泄，面色不华，形体衰弱，体倦乏力，心悸怔忡，眠差多梦，健忘头昏，纳呆食少，舌淡苔薄，脉沉细弱。

【参考处方】八珍汤加减。

党参150g，白术150g，茯苓200g，炙甘草50g，熟地黄100g，白芍100g，川芎 100g，当归 100g，黄芪 150g，菟丝子 100g，山药 2100g，枸杞子 150g，核桃肉 100g，巴戟天 100g，盐杜仲 150g，山萸肉 100g，淫羊藿 100g，制何首乌 100g，蛇床子 100g，肉苁蓉 100g，牛膝 100g，五味子 100g，鹿角胶 50g。

【加减参考】若夜寐不安，可加酸枣仁 80g、制远志 100g、龙眼肉 100g 养心安神；若腰膝酸软，可加续断 100g、杜仲 100g 增强补肾强骨之力；若脾胃虚弱，可加陈皮 120g、木香 70g 理气健脾，增强脾胃运化之功。

【处方分析】方中党参、黄芪、白术、茯苓、山药、炙甘草健脾益气；熟地黄、当归、川芎、白芍补血活血；菟丝子、枸杞子、核桃肉、山萸肉、鹿角胶补益肝肾，巴戟天、淫羊藿、盐杜仲、制何首乌补肾强骨；蛇床子、肉苁蓉温补肾阳；五味子补肾宁心；牛膝通利血脉、引血下行。诸药合用，共奏益气补血、健脾益肾之功。

【调理原则】益气健脾，养血生精。

【应用范围】气血两虚型不育症。

【膏方制作】将鹿角胶打粉，备用。余药加 8~10 倍量清水，浸泡 5h 后煎煮 2h，过滤取汁；药渣加入 5~6 倍量清水煎煮 1.5h，过滤取汁；药渣再加 3~4 倍量清水煎煮 1h，过滤取汁；将 3 次煎煮的滤液合并，加热浓缩至清膏；调文火，加入鹿角胶粉，搅拌均匀，保持加热 10min 左右，最后浓缩成膏，分装。

【用法用量】每次 15~20g，每日 2 次，上下午各 1 次，温水融化后服。

【制膏分析】本膏中鹿角胶没有单独烊化，是为了避免鹿角胶粘在器具上造成浪费。将鹿角胶粉直接加入稠膏中，操作时注意加快搅拌，直至成膏；加热时间 10min 左右，以保证鹿角胶充分烊化且收膏时间不会太长。

5. 气滞血瘀型

【临床表现】精子数目少，精液量少，婚久不育，情绪抑郁或烦躁易怒，胁肋胀闷，少腹不适，面色紫暗，皮肤粗糙，食少便溏，舌暗红或有瘀斑，脉弦涩。

【参考处方】血府逐瘀汤加减。

柴胡 150g，枳壳 100g，桃仁 100g，红花 50g，当归 100g，白芍 100g，牡丹皮 150g，香附 60g，白术 100g，茯苓 200g，天花粉 150g，橘核 100g，丹参 100g，路路通 100g，郁金 100g，浙贝母 100g，全瓜蒌 100g，玫瑰花 50g，代代花 50g，炙甘草 50g，阿胶 100g。

【加减参考】胸闷脘痞者，可加川楝子 80g、延胡索 100g 理气调肝；瘀血严重者，应以逐瘀为主，加三七粉 70g；伴恶心呕吐，是为肝胃不和、胃失和降，酌加姜半夏 70g、广藿香 100g、生姜 100g 等以和胃降逆止呕。

【处方分析】柴胡、玫瑰花、代代花疏肝解郁；当归、白芍、阿胶养血活血；白术、茯苓、炙甘草健运脾胃、实土御木；桃仁、红花、牡丹皮、丹参、路路通活血化

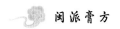

瘀而养血；香附、枳壳理气除胀，酌加橘核、郁金以增强理气活血止痛之功；天花粉、浙贝母、全瓜蒌清化痰瘀。诸药合用，共奏理气和中、活血化瘀之功。

【调理原则】疏肝理气，活血化瘀。

【应用范围】气滞血瘀型不育症。

【膏方制作】将阿胶打粉，备用。余药加 8~10 倍量清水，浸泡 5h 后煎煮 2h，过滤取汁；药渣加入 5~6 倍量清水煎煮 1.5h，过滤取汁；药渣再加 3~4 倍量清水煎煮 1h，过滤取汁；将 3 次煎煮的滤液合并，加热浓缩至清膏；调文火，加入阿胶粉，搅拌均匀，保持加热 10min 左右，最后浓缩成膏，分装。

【用法用量】每次 15~20g，每日 2 次，上下午各 1 次，温水融化后服。

【制膏分析】本膏中阿胶没有单独烊化，是为了避免阿胶粘在器具上造成浪费。将阿胶粉直接加入稠膏中，操作时注意加快搅拌，直至成膏；加热时间 10min 左右，以保证阿胶充分烊化且收膏时间不会太长。

6. 精道瘀阻型

【临床表现】婚久不育，常阴囊处静脉曲张，精液不化，可伴有少腹胀痛，胸胁胀痛，睾丸隐痛，舌暗边有瘀斑或瘀点，脉涩或弦。

【参考处方】桃红四物汤加减。

桃仁 100g，红花 50g，熟地黄 100g，赤芍 100g，川芎 100g，当归 100g，丹参 100g，三七粉 80g，三棱 100g，莪术 100g，益母草 200g，牡丹皮 150g，青皮 100g，陈皮 150g，牛膝 100g，土鳖虫 50g，蜈蚣 50g，急性子 100g，路路通 100g，阿胶 100g，炙甘草 50g。

【加减参考】兼寒者，可加吴茱萸 100g、桂枝 100g 等温通散寒之品；兼气滞者，可加枳壳 100g、木香 100g 辛香理气止痛之品；兼气虚者，加黄芪 150g、党参 100g、白术 100g 等补中益气之品；瘀血痹阻重证，表现为疼痛剧烈，可加乳香 70g、没药 70g、延胡索 100g 加强活血理气止痛的作用。

【处方分析】方中桃仁、红花、当归、川芎、丹参、三七、益母草活血化瘀而养血；三棱、莪术、土鳖虫、急性子破血行气而逐瘀；赤芍、牡丹皮凉血散瘀；青陈皮理气疏肝；牛膝通利血脉、引血下行；蜈蚣、路路通活血通络而止痛；熟地黄、阿胶补血养血；炙甘草调和诸药。全方合用共奏破血逐瘀、通络止痛之功。

【调理原则】破血逐瘀，活血通络。

【应用范围】精道瘀阻型不育症。

【膏方制作】将阿胶打粉，备用。余药加 8~10 倍量清水，浸泡 5h 后煎煮 2h，过滤取汁；药渣加入 5~6 倍量清水煎煮 1.5h，过滤取汁；药渣再加 3~4 倍量清水煎煮 1h，过滤取汁；将 3 次煎煮的滤液合并，加热浓缩至清膏；三七粉加入膏前，先用适量药汁搅拌成半流质状，放置 1h 左右，搅拌均匀后加入清膏中；调文火，加入阿胶粉搅拌均匀，保持加热 10min 左右，最后浓缩成膏，分装。

【用法用量】每次 15~20g，每日 2 次，上下午各 1 次，温水融化后服。

【制膏分析】本膏中阿胶没有单独烊化，是为了避免阿胶粘在器具上造成浪费。将阿胶粉直接加入稠膏中，操作时注意加快搅拌，直至成膏；加热时间 10min 左右，以保证阿胶充分烊化且收膏时间不会太长。

三七具有活血祛瘀的作用，三七粉入膏前用适量药汁搅拌成半流质状，放置 1h，一可防止细粉结团，二是使膏体较为润滑；加入后加热时间应控制在 10min 以内，主要是为了细菌灭活，但加热时间不宜太长，以防影响疗效。

第三篇

闽派特色膏方

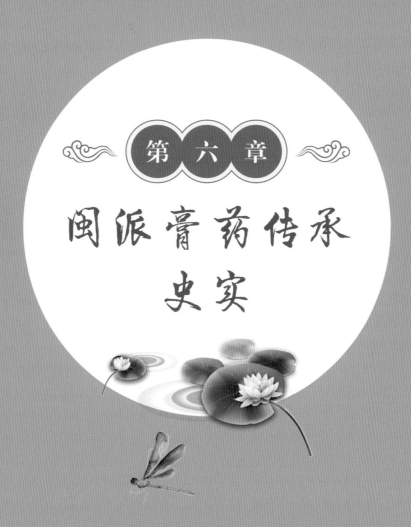

第 六 章

闽派膏药传承史实

第一节 "打拳头卖膏药"，福建壮观的膏药史

"来来来，小弟名飞虎，出门四五个，有的打锣，有的打鼓，有的举石头砸腹肚。有的脚风手风，腰脊骨软酸风，妇人家月内风；有人误会开拳打着，起脚踢到伤着；心肝头痛，腹肚痛，嘴齿痛，痛得会呼鸡不会吹火；眠床头爬到眠床尾，哭爸哭母，哭兄哭嫂，包你现医现好。膏药好用，能治杂症，论到第一症好用咧！"

这首曾经脍炙人口、流传街头巷尾的打拳头卖膏药歌，如果用普通话念起来非常拗口，需要用闽南俚语喊起来才有韵味。

这首走江湖"打拳头卖膏药"的歌谣，形容的是福建民间艺人，把一些家传的治疗伤科、内病、蛇虫咬伤等疾病的药品拿到民间去卖，种类多种多样。他们在街头路口摆开摊位，以

"打拳头卖膏药"歌1

喧嚣的锣鼓声开场招引观众，听到当当直响的敲锣打鼓声，人们都围过来看热闹。为了招揽顾客，他们左右开弓，展示十八般武艺，或变幻魔术，或嬉弄游蛇，或施展拳术，或表演杂技，或其他杂耍，轮番出台（招），并在表演中把所要卖的药品功效一步步地告诉观众，并销售出去。这是福建祖辈流传下来的一种独特的膏药营销方式，通过这种方式，向人们普及疾病知识，宣传治病药物和方法。现在这种形式已不复存在，但我们认为很有必要保留下来作为福建膏药的一段历史，因此我们深入民间调研，翻阅相关资料，访谈"打拳头卖膏药"的后人，收集信息，予以整理，载入《闽都膏方》，供后人了解和研究这段即将被湮没的历史。

一、卖膏药为何要"打拳头"

至于卖膏药为何要打拳？分析原因有两点。

第一，打拳头吸引看客。通过敲锣打鼓，打拳杂耍，先引来人们观看，再顺势吆喝出有趣搞笑的卖膏药歌谣，以推销膏药。"不论你是头生疔，尾生庆，尻疮发贡庆，皮裂骨折，尻疮一大裂，我家祖传万应膏，随贴随时好"。这首打拳头卖膏

"打拳头卖膏药"歌2

药歌里的"尾生庆"，指的是肛痛、肛周脓肿一类；"尻疮"指屁股生疮；"庆""贡庆"，是闽南地区对于湿热毒积聚体内所导致的黄水疮，或者疔痈肿疖一类皮肤病的统称，一般长在头面部。本来该长在头部的疔痈肿疖他们却诙谐的说成是长在臀部，大家就会觉得既古怪又搞笑，更容易引起群众的关注。

第二，打拳能更方便销售伤科膏药。福建闽南泉州是南少林武术的发祥地，武术活动历史悠久，习武之人很多，习武容易受外伤，所以都会在实践中配备疗效较好的伤科药膏或者药酒之类的药物。围观者看到是练家子（当时民间对习武之人的称呼），便相信这是他们自己平时受伤用的秘方、特效药，会更热衷于购买，以备不时之需。

二、"打拳头卖膏药"的表演形式

"打拳头卖膏药"分"文场"与"武场"。"文场"主要表演魔术杂耍。扑克在手里变幻莫测，要红就红，要黑就黑，要几点就几点，令人惊叹。两个人手里拿着几枚硬币，说来就来，说去就去，让人难以捉摸。表演者口若悬河、滔滔不绝，凭着三寸不烂之舌，再利用一些化学或物理原理，将药水变成白色或黑色，以说明药水的特殊治疗效果。

"武场"主要表演武术，或配上硬气功。长枪短剑、棍棒大刀，舞得风生水起：躺在地上，身上放上一块大石板，然后用大锤砸断石板；甚至用枪尖对准喉咙，用大刀劈开身体等危险表演。至于铁链绕胸再撑断、空手断石、指头钻砖等，不胜枚举。为了展示自己的功夫，表演者会运用一些化学或物理学的原理，暗做手脚。

"打拳头卖膏药"的人，真真假假、变幻莫测的做足功夫后，让观众在惊叹中相信他们的神奇药物，在笑声中如获至宝地把膏药买回去，在那个特定的年代，"打拳头卖膏药"表演形式就是这样展示其文化魅力。

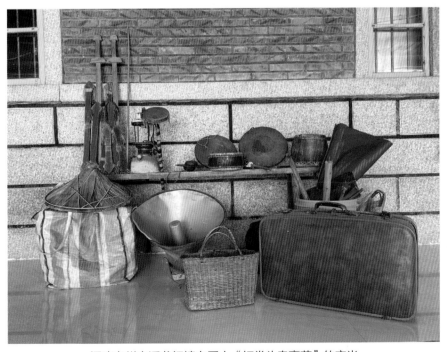

福建泉州安溪龙门镇白国土"打拳头卖膏药"的家当

三、"打拳头卖膏药"的江湖义气

调研中，泉州安溪龙门镇老者翁建业自豪地对我们说，师从龙虎拳师林一峰，师爷为台湾林大成，太师爷为刘毛条，传承了"打拳头卖膏药"的硬功、气功，师徒俩擅用吊膏药配合抓筋法治疗腹股沟肿块、淋巴肿胀等，曾施药治愈千余人，而不收取任何费用。

翁建业还告诉我们一些有关江湖义气的感人故事："打拳头卖膏药"不能总在一个地方卖，因为时间久了，人们会丧失兴趣，药品难以卖出去。因此，他们一般在一个地方卖上几天就走。但不论走到哪里，"江湖义气"是走江湖必须信守的原则。

第一条原则是"文三武四"。在同一个地方，如果同时来了两个班子，不能挨在一起开场，这样会影响观众的注意力。所以，后来的班子必须与前来的班子保持一定的距离。通常是"文场"与"文场"相距三个场地位置，"武场"与"文场"或"武场"与"武场"相距四个场地位置。

第二条原则是"先到为君"。如果在一个地方，因场地面积有限，不能容纳两个班子，而先来的班子已开场，后来的班子就必须等先来的班子结束后方能开场。

第三条原则是"外地优先"。如果一个场地只能摆一场，本地的班子要让外地的班子先开场。因为外地的班子刚到，囊中羞涩，必要的生活费用都得等到药品售出才有。

第四条原则是"病灾救治"。走江湖漂泊不定，难免遇上意外。最常遇到的是有人在外地生病了，不能出去谋生，在旅馆里吃住和治病的钱必须由后来的班子来偿还，虽然他们只是陌生人。即使后来的班子想去别的地方，也必须等到新的班子来了，把生病的艺人再交给后来者。就这样，一班接一班，直到那人康复。若生病的艺人不幸死亡，最后的一个班子必须帮助料理后事。

那些"打拳头卖膏药"人虽为谋生四处奔波，但他们遵守的江湖义气，着实令人钦佩，用当今医疗服务行业的话说，即是医德高尚。

四、"打拳头卖膏药"技艺传奇

有的人会以为"打拳头卖膏药"者，是一些言而无信、吹牛拍马、招摇撞骗的人，甚至有的人把他们和江湖骗子画上等号，说他们卖的是假药。我们经过调研，认识到在江湖上行走的"打拳头卖膏药"者之中，不乏有真才实学、卖真药者。

民间曾流传一个很美丽的故事，从前一个皇帝的母亲得了重病，宫内无法医治，便悬榜招医。恰逢一走江湖的治好了皇帝母亲的病，皇帝要重赏，但走江湖的医者认为，人在江湖，钱财乃身外之物，当官受拘束，拒绝赏赐。后皇帝下诏，封其为"王乐"，并下旨：如有困难，遇县吃县，遇府吃府。这就是"打拳头卖膏药"人被称为"王乐"

或"王乐仔"的由来，意思是能娱乐于王公贵族或使王公贵族快乐。当然，这只能是特殊情况下的特例，平时还得靠自己。虽然不做官，膏药照卖，但这也使得走江湖的人乐得逍遥自在，无拘无束走天涯。

早年的闽南一带，有许多以走江湖"打拳头卖膏药"为生的人，一个班子多则数人，少则一人。在调研中，我们听到了"黑番仔卖蛇药""臭头舞大刀""百变魔术"的神奇故事，此外还有"五步虎"、"雨金师"、"白玉龙"、陈沮良、陈金龙、陈九龙、白太山、白山龙等，如果把这些"打拳头卖膏药"的人物、武艺、膏药串起来写，简直就是一部福建医武兼修史。其武术技艺传奇、故事情节感人，现略举几例：

陈九龙先生名噪于20世纪40年代，是漳州大名鼎鼎的拳师。老漳州人都知晓九龙先生擅长"移轮接骨"，是治疗筋骨伤痛的好手，擅长耍弄大刀，且有一身硬功夫。据说躺倒在地，胸腹之间可承受两只旧时舂米用的石臼，其重不说千斤，也在八百斤以上。坊间还传闻，因为九龙先生名气大，有一回，一位驻军师长上门拜访，临别时九龙先生想挽留师长，拦住师长不让走，师长说："我一抬腿上了汽车，你哪能拦得住？"九龙先生笑着说："让我试试？"在师长的汽车发动的刹那间，九龙先生不动声色从车后把汽车抬离了地面，只见汽车的两只后轮只打空转却无法前进（那时汽车全是后轮驱动），师长心服口服。陈九龙先生初到漳州的时候赶场子"打拳头卖膏药"，后来很快就有了自己的诊所寓所。

一位弄蛇的师傅，人称"乌番仔狮"（"狮"，闽南语是师傅之意）。这个"乌番仔狮"的外貌特征十分突出，就是一个字"黑"。那个黑呀，别说国人无有可与之相匹者，即使是最纯正的非洲弟兄怕也不过如此。"乌番仔狮"赶场不敲锣也不打鼓，吹吹哨子，人群慢慢聚拢，便开场了。只见他从竹篓里摸出一条又一条蛇，让蛇并排成一列。这些蛇全都精神抖擞地竖起前半段身子，把脖子压成薄片，往前探出呈三角形的头，整个身子成"Z"字状。蛇的两只小眼睛幽幽放光，从嘴里吐出的两条长长的信子在快速颤着、飘着，似乎随时准备出击，随时想咬谁一口。围观者虽众，却鲜有敢往前靠近者。蛇在"乌番仔狮"手中，完完全全是一副驯良宠物模样，它们会跟着"乌番仔狮"的手势，听着"乌番仔狮"吹出的哨音操练，忽而齐刷刷地头带着身子向左转，忽而又向右转……弄蛇人卖的当然是蛇药。据说"乌番仔狮"的蛇药，曾疗救了许多被毒蛇咬伤者的生命。

以前的艺人邻里之间也会产生矛盾。在泉州龙门镇榜寨村，有两个江湖郎中，一个白山龙，一个白太山，两人当年玩蛇、打拳头卖膏药也都是出了名的。他们店铺对面开，但谁也不服谁。有一次二人发生了冲突，其中一人拿关刀，另一人拿长矛，就在马路中间上演街头霸王。围观的街坊邻居看他们越打越凶，打了很多回合却高低难分。想劝架，可是谁也不敢直接上去，毕竟刀剑不长眼，不小心被误伤了，可不好玩。于是就分成两组人马，每组各抬一块大门板，从两人中间隔开，把他们隔离起来打不到对方，然后劝架，估计累了，后来两人也就付之一笑，各自收场。白山龙年轻时养蟒蛇，懂蛇药。据说当年有农民在田里发现了大蟒蛇，叫了龙门镇的白瑞雨去抓。白瑞雨是当地的外科医生，业余爱好打猎，于是就把蛇抓了，杀了剥皮，煮了一大锅蛇汤，当时卫生条件差，得黄水疮一类皮肤病的小孩很多，蛇汤被公认为有解毒功效，是治此类皮肤病的特效药，所以很多人来讨要，白瑞雨就免费供大家自己舀。白山龙听说后跳出来，说那蟒蛇是他养的，无奈蟒蛇身上又没名字，怎么证明是他养的？更何况都煮成汤了，白山龙只能心痛回去了。

白太山并不识字，但是功夫好，杂耍方面也娴熟，能把长长的梯子放置在鼻唇沟或额头上并保持平衡，还能让自家七八岁儿子白火升爬到梯子上去，真不简单。他把很多搜集来的验方让药房的人抄起来，在家里泡了很多蛇酒，制作成膏药，给患者治病大都用推拿手法，再加自家配制的药，皆能显效。

现在谈谈上面说到的白瑞雨，他父亲曾在新加坡担任过陈嘉庚秘书，后回国专心经营诊所，治病救人，临终前几天还在为人诊治。白瑞雨传承其父衣钵，当起外科医生。白瑞雨父亲手上曾做过一款膏药，被称土匪黑膏药。据说新中国成立前安溪一带土匪多，被土匪绑票后，会用竹钉钉进受害人手掌，然后叫人送信，让家人拿钱来赎。那些被竹钉钉伤的受害人手掌，如果在伤口贴上白瑞雨这种膏药，几天后拆除，伤口就会好。这款膏在"文革"期间，也显示了其不凡的疗效。那时派别多，常武斗，打斗中有个人被步枪打伤大腿，子弹穿透，破碎的弹片留在腿内，跑不动，被对立派的人抓起来关了。作为医生，白瑞雨不管派别，欲治病救人，但人控制在对立派手中，对立派不给药治（因为那时候青霉素或其他消毒药都紧张，不够用）。白瑞雨只能给他试用那款土匪黑膏药，在穿透的两端伤口各敷了一张，然后常规包扎，也没换药，那个人被关了一个月，释放后到白瑞雨诊所求医，白瑞雨给他拆开纱布，没想到创口竟愈合了，那破碎的弹片也跟着脓液流了出来，粘在纱布膏药上。后来白瑞雨把这膏药改名为枪伤膏，并对膏药技艺进行改进。

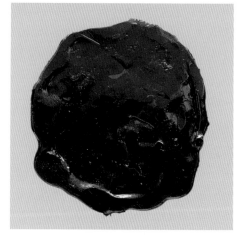

早期应用的膏药样品

五、"打拳头卖膏药"穷途末路

由于走江湖居无定所，虽然曾被皇帝赐为"王乐"，但收入有限，社会地位低下，风餐露宿，生活极其艰苦。虽然出售的药物有一定的疗效，但只能适用于一般的轻伤和疾病，真正有重病的人不会去寻找他们购药。此外，随着医学的进步，医疗行业和药品管理越来越规范，使得"打拳头卖膏药"这一古老行业逐渐衰落并消亡。以前有很多"打拳头卖膏药"的艺人，现大多已经去世，仅存的少数人，也因年老退出了这个行业。

20 世纪 50 年代，国家对这些"打拳头卖膏药"者进行了监管，并设立了中草药服务部，其中一些人进入医疗机构并成为医生。那些进入医疗机构的人获得了医师的资格，能够继续在农村和各县销售药品。由于"打拳头卖膏药"列入政府管理，为了卖药，须以中草药服务部的名义，先联系村里，然后第二天再开场卖药。表面上看，他们在宣传中草药，但实质还是一样。"文革"开始后，"打拳头卖膏药"曾经一度被取缔。

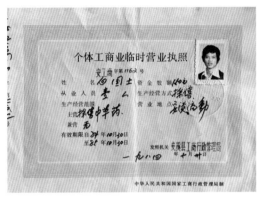

早期采售中草药者白国土许可证　　　　福建泉州个体开业医执照

有个名叫陈双云的，曾随师父陈沮良到各地"打拳头卖膏药"，此时也结束了走江湖卖膏药的行当，转而成为一名民间医生，用他从师傅那里学到的技术疗伤和接骨。

那个有名的百变魔术师，是以卖皮肤病药为生，他的儿子郑文龙耳濡目染，学到一手魔术表演，也学到了走江湖的一些门路。1972 年，郑文龙在长泰县上山下乡当知青，独自一人到芗城区浦南镇卖起了从父亲那里学得的治皮肤病药膏，开始了走江湖"打拳头卖膏药"的生涯，治好了许多人的病。后来由于年龄大耍不出力，生意也不景气，他的儿子不愿意学习这活，郑文龙无奈地说，这一行业后继无人了。郑文龙死后，"打拳头卖膏药"就不复存在了。

六、"打拳头卖膏药"暗藏精英

在福建泉州、莆田、福清都发现了少林遗址，"打拳头卖膏药"就是从南少林演绎出诸多经久不衰的今古传奇故事中的一个。福建沿海，民间海患不断，习武保家卫国在唐代已蔚然成风。习武必有伤，有伤必须医治，习武—致伤—疗伤，形成了福建的一道独特的武术文化风景线，且影响深远，并进化成"医武兼修"的文化现象。福建还出现了既是中外闻名的武术家，又是高明的伤科医家，如定居在福州的当代武林泰斗万籁声，早年撰写的《武术汇宗》，为中国近代首部武术专著，先后授徒 3000 名，培养出众多全国冠军和武林高手，在榕期间，他以伤科为职业，为患者解除疾苦，妙手膏丹，疗效奇特，杏林春满，载誉榕城。中华人民共和国成立后，政府鼓励武术家开设药堂、正骨疗伤，民间骨伤医生的社会地位发生了质的变化，进一步推动了医武兼修的文化交流与传承作用。很多当年的医武兼修者在留下传奇武林故事的同时，有的成长为手法精湛的骨科医生，有的成为全国名家，其中很多膏药的奇效还享誉国内外。在《当代闽医学派概览》中，收载的有关骨伤流派有"南少林骨伤学术流派""泉州正骨学术流派""龙岩余氏骨伤学术流派""漳州章宝春骨伤学术流派"。纵观各流派的传承简表可以看出，都有相似的元素——第一代创始人都有习武经历、武医兼修、世传疗伤药（兼手法）。现以他们各自的膏药为题予以简述。

林如高正骨水、活络膏全国闻名。林如高的祖父林达年，拜南少林高僧铁珠为师，练就了一身好武艺，尤其以"金狮拳"闻名遐迩，冠魁闽中；在习武的同时，还学习正骨治伤秘法，成为清代骨科名医。林如高跟随祖父学习中医骨伤医术，发扬祖传正骨技术，又以触摸、拔伸、持牵、按压、提托、推挤、摇转、反折、理筋十法形成自己独特的正骨手法，配制各种丸散丹膏，不但在民间行医颇有名气，还曾治愈了中国人民解放军总参谋长罗瑞卿大将和国家领导人王震、万里等人的骨伤，名噪京华。林如高主动献出 102 个祖传秘方，出版《林如高正骨经验》等一系列骨科学术著作，曾获全国医药卫生科学大会奖和福建科学技术成果奖。

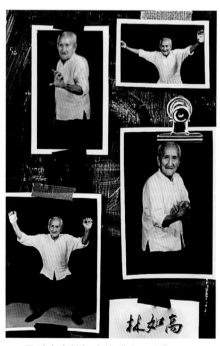

骨科大家林如高练"金狮拳"留影

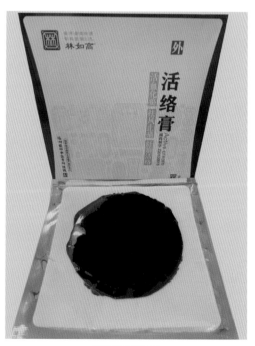

林如高活络膏

廖尚武"一鼎膏药建医院"。廖尚武是泉州市正骨医院首任院长兼书记。他从小学习南少林五祖拳、南少林骨伤科外科疗法、南少林白鹤拳和正骨伤科疗法，另外对北少林拳、北少林伤科及针灸等方面也有学习研究，武学修养极高。1955年捐出"一鼎膏药"，创建正骨医院，把武学膏艺传授给年幼的儿子廖聪龙。廖聪龙6岁开始习武，后来从中医药大学骨伤系毕业后，把南少林骨伤科贯通少林拳法，将五祖拳招式融汇到患者整经正骨手法中，打造出南少林手法的医武结合骨伤科，成为泉州正骨医院软伤科学科带头人。

水鬼蕉敷贴剂（膏）成为龙岩市骨伤科、外科常规用药。龙岩余氏骨伤科创始人余添辉从小拜师习武，学习少林骨伤医术，总结出"新伤七攻三补、老伤七补三攻"等治伤经验，吸取民间药方，治疗骨关节病，成为龙岩的伤科名医，并代代相传到余庆阳。余庆阳主任以重点专科建设的思路和模式，制定骨伤病种诊疗常规、操作规范，总结疗效可靠验方，还把祖传的水鬼（蕉）胶进行剂型改革，从原来用叶片平铺改成敷贴剂（膏），使止痛消肿作用更为迅速，应用方便，成为龙岩市多家医院骨伤科、外科常规用药，入选中华中医药学会民间中医药特色诊疗项目。

"章宝春风伤膏"享誉海内外。漳州市中医院的章宝春主任，从小拜周荣江为师，在跟师学艺中，精心钻研，勤学苦练，练就了一身少林武功，绝技有"叠千斤罗汉""钉山打石"，拳脚功夫过硬，治伤技艺过人。中华人民共和国成立后，他深研中医理论，掌握理法方药，早年习武学医的技艺在临床中得以施展和验证，把骨伤科与经络脏腑相联系，对骨与关节的位置了如指掌；临床时能做到望之即能辨其大体，摸之即能辨其病症，其正骨手法稳准而轻巧，疗效卓著，独具学术特点。他的一系列骨伤外治药成为医院伤科品牌，特别是"章宝春风伤膏"在海内外享有盛誉。曾任龙溪地区中医院（今漳州市中医院）院长，骨伤科主任医师，1963年被评为福建省名老中医。

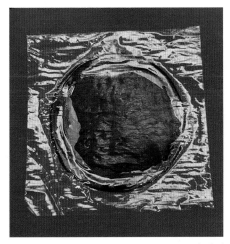 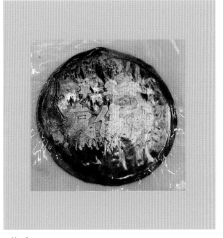

章宝春风伤膏

七、"打拳头卖膏药"耐人寻味

福建闽南地区"打拳头卖膏药"有着悠久的历史,曾经发挥过一定的历史作用,在过去缺医少药的年代里,填补了医疗体系的部分空白,使得一些较偏远地区的患者,能得到医疗救治,这也是"打拳头卖膏药"能够得以长期生存的原因。

"打拳头卖膏药"在卖药的过程中民间艺人所表演的武术、魔术和杂耍是人们所喜闻乐见的,作为一种文化现象,也许很多艺人初衷是学艺,由于欣赏艺术的市场不大,为了生计只好边打拳头边卖药,这可能是艺人与医者角色的互为转换,在这种特定的福建文化历史中,还蕴藏着很多精医良药。"打拳头卖膏药"所售膏药用现在的标准衡量质量不是很好,且没有正规的药名,在当今肯定不能销售,更得不到政府的认可。但一些膏药的原材料取之特殊,对一些疑难杂症有着很好的疗效。采访过程中,我们在龙门镇寥山村第一卫生所现场看到白瑞雨的儿子白竹林正接诊一个脉管炎患者,手指头化脓,白炉炜感叹道,我爷爷(就是前面提到的白瑞雨)把膏药秘方和制膏技艺留传给我爸爸,却不能用之,我爸爸时常感到心痛。面对此景,我们不能不说,对这些身怀绝技的后代要辨证地看待,对艺人技艺要心怀敬意,对那些已经见不到的膏药不能简单地归为假药;对确有疗效的膏药及其技艺必要时要采取政策倾斜予以保护传承。

"打拳头卖膏药"过程中也不乏有很多医者确实有治病之长,是代代相传的民间医药精华,具有显著的疗效,但需要艺术来招摇过市,让人知晓,用现在的话说,就是一种广告形式,从一定程度上讲,让今天的人看到了昨天民间医者的艰辛。龙门镇榜寨村第三卫生所的白火升,就是前面提到的白太山的儿子,从小跟随父亲学艺,传承了白太山的制膏技艺,很多父老乡亲都是仰慕白太山传承下来的立竿见影的手法和疗效确切的膏药来请白火升看病的,可惜白火升由于没有取得医师资格证书,只能给有医师资格证书的妻子打下手,而且受政策制约,祖传的制膏技艺无从使用。我们真心希望,2023年2月28日出台的《中医药振兴发展重大工程实施方案》中提及的"鼓励在中药制剂和中医技术应用等方面制定更加灵活的政策",能让白火升有机会把父亲的绝技发扬光大。

"打拳头卖膏药"从远古走来,随着时代的发展,已身心交瘁,走到了尽头,技艺和膏药已近消失,留下一堆传说中的文化活化石,耐人寻味。但它形成的文化现象,展示了一段特殊的历史,我们呼吁政府要采取一定的形式去拯救这种文化,比如编辑成故事应用于开发旅游,申报非物质文化遗产等予以发扬光大。

第二节　非物质文化遗产项目，见证闽派膏方历史

膏药，作为祖国医学的一类古老剂型，是中药五大剂型——丸、散、膏、丹、汤之一。其渊源久远，早在《黄帝内经》《神农本草经》《难经》等典籍中均有记载，至今已有两千多年的历史。膏药应用范围广泛，不但可以外用还可以内服。清代徐大桥对膏药作用机制进行了详细描述："汤药不足尽病，用膏药贴之，闭塞其气，使药性从毛孔而入其腠理，通经活络，或提而出之，或攻而散之，较服药尤为有力。"膏药通过药物"归经"和功能效应，发挥药理效应，直接作用于患处，不仅药效数倍提高，而且不易产生耐药性。

福建早前很多人以"打拳头卖膏药"为生，使得民间膏药流传广泛，有些甚至漂洋过海在异国他乡开花结果。福建膏药的历史曾经是辉煌的，但近年来，随着现代工艺制作的橡胶膏的出现，使得黑膏药几乎绝迹，仅有一小部分在民间流传。然而膏药曾经的传奇疗效使得福建人民念念不忘，所以福州市中医院的中药团队人员开展了福建民间传统膏药的非物质文化遗产项目（以下简称"非遗项目"）调研，现选登一部分以示福建膏药的规模阵容、文化底蕴，更重要的是让中医药业内人士记住这些不寻常的历史，共同发扬并推广福建膏药。福建民间传统膏药的非物质文化遗产项目还有很多，有些联系不上暂无法收集，深表歉意！

一、与膏药相关的非遗项目

（一）中草药外治疗法（尚干林氏中医）

中草药外治疗法（尚干林氏中医）技艺传承来自优秀的中医药文化，由林道万始创，已传承五代，擅长利用中草药治疗中医外科疾病，包括新鲜中草药治疗、灯火燋及艾灸、中医外科清疮、针灸等特色疗法。该疗法对疔疮、无名肿毒、皮肤溃疡、带状疱疹等各种皮肤病、脉管炎、糖尿病坏疽的中医保守治疗，颈肩腰腿痛、各类风湿病及部分肿瘤疑难杂症等，都有显著疗效。

林氏中医认为，外科疾病的发生发展多由"毒"所诱，治疗方法以解毒、拔毒、清毒为主。用药方面多利用传统中医药单方、验方中的新鲜草药治疗急性外科感染及部分疑难杂症，在皮肤疮疡疾患外治中也予以辨证：初期采用新鲜中草药配伍，捣烂或榨汁外敷患处以"消"；至毒（脓）成型，采用祖传硬膏聚毒（脓），择机切开排

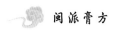

毒（脓）；对于皮肤溃破、长期不愈者结合现代手术疗法，针对坏死组织予以清除，然后采用自制"生肌膏"煨肉生皮，治愈数十万计的中医外科疾患。治疗过程中使用的膏药是在不同季节采集不同中草药加以炮制、熬膏而成。

1. 项目传承情况

林氏家族五代行医，坚持"一根针，一把草，为人民卫生健康服务"。创始人林道万生于清光绪四年（1878），自幼聪敏，跟随亲戚学医，熟悉草药。有一年闽侯地区流行"大头瘟"，感染者甚众。林道万以仙人掌捣烂加青黛搅拌均匀外敷，患者用之，每多见效。由此，其自制的疗法闻名七里，被誉为中草药外治疗法（尚干林氏中医）第一代传承人。

第二代传承人林长琼，自小随父采药跟诊，广集民间中草药，治疗脑疽、发背、疔疮等见解独到，尤擅刀针放脓技术。

第三代传承人林增福，擅于运用中草药治疗无名肿毒、传染性肝炎、小儿疳积等疾病，曾以草药医身份参加地下革命，参与、协助闽东游击战争及罗源解放战役，在缺医少药的战争年代利用中草药救治了许多受伤的红军战士，被传为佳话。

第四代传人林其迟，是知名的中医外科医师，在尚干悬壶坐堂，擅于采用新鲜草药治疗急性外科感染、疑难杂症。经过不断试验研究中草药疗法，配制出"生肌膏""黑金膏""茴香水"等制剂，用于糖尿病坏疽、脉管炎、褥疮、慢性溃疡等，疗效显著，就诊患者无数，声名远播东南亚、美国。

第五代传人林祥崧，自幼耳濡目染，7岁接触中药采集、炮制，17岁跟随父亲学医，曾在江西中医药大学、北京中医药大学就读，受多位名医教导。除了用鲜草药治病，还在原有中草药灸、熏、敷、摩等基础上守正创新，结合现代医学与传统医学，使用小针刀疗法治疗颈肩腰腿痛、风湿、神经疑难症，令许多患者免于手术之苦。

2. 特色膏药介绍

五味千锤膏是将5种新鲜草药置石臼中，用木槌捣至少千次，使其质烂如泥，用于治疗疔痈以及阳证无名肿毒。如意黑金膏是将数十种草药置于瓦罐中，采用上等桐油浸泡数日后武火熬制，去渣炼油，最后入黄丹制成硬膏，用于治疗痈疽初期或阴疽，以及异物刺入人体等疾病。此外，还有生肌膏、湿疹膏、疥疮膏、疔王膏、胸痹结核膏、五味消炎膏等诸多外用膏药。

3. 省级非遗项目

中草药外治疗法（尚干林氏中医）为福建省第七批省级非物质文化遗产代表性项目——传统医药项目。

（二）泉州市正骨医院吊膏

吊膏是传统中医治疗的一种膏药，是祖国医学特有的一种简易而有效的外治方法。膏药敷贴于患处，通过药物的渗透，发挥药物本身的药理作用，从而达到治疗疾病的目的。一般由中药、松香、桐油、乳香等组成，对风湿痹痛、跌打损伤、腰椎间盘突出症、腰肌劳损、骨关节结核等均有很好的治疗作用。可以根据不同人、不同年龄进行治疗，具有方便易行、无副作用、治疗效果明显、见效快等特点，同时还具有无痛苦、无损伤、不留瘢痕等优点，因此吊膏疗法在现代社会中应用极广。

泉州市正骨医院中药制剂室于 1962 年创建，现有洁净室按 10 万级标准设置，净化面积达 250 多平方米，土建面积 500 多平方米，为福建省中医重点专科。制剂室共生产 22 个制剂品种，其中 20 个品种列入市医保报销范畴，是泉州市唯一一家通过中药制剂许可证换证验收的单位。其生产的品种均为丸、散、膏、酒剂等民间传统药用制剂，均有 50 余年临床使用经验，疗效确切，尤其治疗跌打损伤的吊膏，在当地民众中享有良好的口碑和一定的影响力。

1. 传承情况

吊膏药方，出自泉州市正骨医院重要创始人廖尚武，其制作技艺历史悠久，至今已有上百年。1955 年 2 月 14 日，廖尚武、庄子深、张铁龙等在政府的引导下创办了泉州市中医第五联合诊所。筚路蓝缕，创业维艰，他们租用民房，把家中的医疗用具与膏药等都献给诊所，这便有了"一鼎膏药建医院"的佳话。

泉州市正骨医院吊膏经历了百年沧桑，七代人在百多年来的诊症施治中，不断改进秘方的药性功效，经过精心熬制，使泉州市正骨医院吊膏成为各类跌打损伤、风寒湿痹及各类疗疮、疳结等外科病症的"圣药"。

2. 特色膏药

吊膏是治疗跌打损伤的纯中药外用药膏，其特色是将患处皮肤吊破，把其中的湿气瘀毒化成脓或水吊出，用于治疗新旧积患、溃疮烂毒等。吊膏一般经过配药、碾药、炸药、炼油、下丹、熬药、摊涂等多道复杂工序熬制而成。治疗时，将吊膏贴于患处，药物通过皮肤渗透到皮下组织，在局部产生较高药物浓度的优势下，发挥吊湿去积、追风祛湿、活血通络、拔毒生肌等作用，对跌打损伤、风寒湿痹、疗疮痈疽、无名肿毒、内损瘀血等有着神奇的疗效。在泉州，"正骨医院吊膏"家喻户晓，并远销我国港、澳、台及东南亚地区，成为海外华侨回国探亲访友返程必带之品。

【批准文号】闽药制字 Z04506015。

【成分】当归、川芎、独活、威灵仙等共 72 味，辅料：红丹、食用植物油。

【功能与主治】活血通络，温经止痛。用于跌打损伤、关节疼痛之寒瘀证。

【用法与用量】外用，加温软化，贴于患处，隔日 1 次。

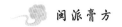

【不良反应】尚不明确。

【禁忌】孕妇禁用。

【注意事项】皮肤出现红肿、皮疹、瘙痒等刺激反应时立即停药。

【规格】每张净重 9.5g。

【贮藏】密闭，置阴凉干燥处。

【包装】裱纱布。每张净重 9.5g。

【有效期】18 个月。

3. 省级非遗项目

泉州市正骨医院吊膏为福建省第七批省级非物质文化遗产代表性项目——传统医药项目。

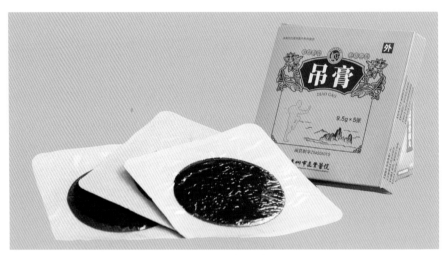

泉州正骨医院吊膏

（三）泉州王氏中医痔科

"泉州王氏中医痔科"由来已久，自康熙迄今历经 14 代、300 多年，其学术思想、特色疗法、特色方药丰富，历史悠久、传承有序，于 2019 年被列为福建省第一批中医学术门类，成为福建省最有影响的特色专科。

1. 传承情况

王雨前是王氏医家的先祖，清朝康熙年间莆田地区的一位秀才、乡绅、名医，医家一共有三个分支，第一个是王九传，第二个是王九煜，第三个是王古立。

王鸿珠，1914 年出生，是王古立的传人。1930 年，王鸿珠在西街 24 号开办了"神医堂"，传授弟子，行医济世，名扬八闽。1959 年，王鸿珠响应国家号召，将祖传300 多年的秘方，结合多年的临床经验，配制成了"赛霉安"，意思是赛过那时强势的西药青霉素和磺胺。至今泉州"赛霉安"仍然是国家保密中成药，赛霉安系列中药远销全球五大洲。1960年，王鸿珠参加全国文教群英会；1978年参加全国医疗、健康、科学技术会议，福建省科学技术会议，获省科学技术成果奖，并被授予省先进科学技术工作者称号；1985年，在全省中医振兴大会上，荣获福建省人民政府嘉奖。此外，他还是福建省第四届、第六届全国政协委员，泉州市人大代表，福建省中医协会肛肠科专业委员会委员、顾问。

王泉英，王鸿珠的长子，泉州王氏中医痔科第12代传人，泉州市中医院肛肠科主任，福建中医药大学教授，福建中医药协会肛肠分会副会长，泉州市中医协会肠科分会会长。王泉英自幼在父亲的医馆中成长，受父母的熏陶，1964年考入福建中医学院，毕业后从事肛肠专业，并于2004年辞去泉州市中医院肛肠科主任职务。如今虽已年过80，仍然积极地指导学院的建设，为发扬中华优秀传统文化尽职尽责。

王坚，王泉英儿子，王氏中医痔病第13代传人，泉州市中医院中医科主任、泉州市二院副院长、福建中医药大学博士。王坚继承王泉英的全部家学，擅长治疗中西医结合肛肠疾病，勇于创新，在肛肠外科的微创治疗上具有很高的造诣，对肛瘘、重度痔、出口梗阻性便秘等治疗方面经验丰富。

2. 特色膏药

在祖传秘方的基础上研制出王氏痔疮膏、王氏清凉膏、王氏金创药、小儿红PP等特色中药制剂，广泛应用于临床并取得显著效果。其中王氏痔疮膏及王氏清凉膏被国家中医药管理局收录于"中医传统知识保护名录和数据库"。

3. 省级非遗项目

泉州王氏中医痔科为福建省第七批省级非物质文化遗产代表性项目——传统医药项目。

（四）客家巫氏医药

客家医药，系闽西（龙岩市）、闽中（三明市）、粤东（梅州市、河源市、惠州市）、赣南（赣州市、吉安市）客家文化具有独特代表性的文化遗存。而客家巫氏医药，又是客家医药的典型代表。巫氏是纯正的客家姓氏，隋末唐初，巫罗俊南迁至福建宁化，是客家巫氏的始祖。后世裔孙迁往闽西、粤东、赣南、广西、湖南、四川，传播客家医药。巫姓从中原南迁到偏僻之地，靠着古老的医药传承，保护着他们的健康，历经1300多年，形成了客家巫氏医药，成为古中医的活化石。

1. 传承情况

客家巫氏医药始祖是明代巫官宝，生于广东大埔县，行医于粤东和闽西，以客家巫氏的医术治病救人，明初洪武年间迁徙至闽西汀州长汀县（今龙岩市上杭县南阳镇黄坑村大埔）。后裔巫登珆（9世祖师），承继第11代传人巫德章，后迁至宁洋县聚贤里东坂村（今三明市大田县桃源镇东坂村），种植药材、制药、行医。12代传人巫宗贤在东坂黄泥坑建立平阳堂，开设武馆，传授医术；13代传人巫开桂、14代传人巫通淮，一生致力于医道，在大田和汀州行医济世；15代传人巫光清精通医术与巫家拳术，著有《巫氏本草验方》；16世巫朝顺以医术闻名，清光绪御封戴奉直大夫五品；17世巫泰裕以易学、医术、武学传世，擅长妇科；18代传人巫盛美当了40多年的乡村医生，受到政府的嘉奖；19代传人巫祯来为传承客家巫氏医药，开设中医门诊部，整理客家巫氏医药理、法、方、药，出版医药著作20余册。

客家巫氏医术传承古代医理、法方、方药，擅长内、外、儿、妇产科、伤各科；重视易经国学、拳术武艺的融合，不分汉畲，不轻民间草药，保存客家秘方；传统医药和民间草药并重，汉药和畲族医药同传，简便易行、价格低廉、特色明显。

2. 特色膏药

客家巫氏医药传承人对药物的要求极高，草必亲采亲种，药必亲研亲制，方必亲尝亲配。用草药必求其鲜，配方药必求其真。伤科要药"蓝叶子草"，现采，现捣，现用，能迅速止血定痛生肌；外科要药"拔毒膏"，以芙蓉叶为主药，经采药、配药、研粉、熬膏、收贮完整的工序制成，清热解毒、拔毒排脓，疗效显著。

3. 省级非遗项目

客家巫氏医药为福建省第七批省级非物质文化遗产代表性项目——传统医药项目。

（五）畲药锤板拍打疗法

畲药锤板拍打疗法是畲医传统疗法，通过涂抹草药液后，先用竹板刮痧，再拿药锤拍打，通过拍打，使草药液渗入人体皮下肌理，打通人体经络，达到治病的目的。畲医的特点是既懂医又懂药，治病多采用草药。多数野生植物的叶、根、茎、花、果实、皮都可用于治病。古畲医出诊常身背布袋，边出诊边采药，随用随取，对常见病疗效好又方便实惠。

1. 传承情况

家传畲药锤板拍打疗法为远古畲医学家雷敫首创。畲药锤板拍打药物渗透疗法，早在《黄帝内经》中就有记载，以口传身教方式在畲族中传承、发展。霞浦盐田畲族乡为畲族人聚居地，该疗法在当地传承发展，民国年间曾为缺药的村民解除病痛提供了极大方便。

雷月莲从11岁起就跟着长辈学习畲医药知识、采药问诊，经过40多年的努力，她在畲医畲药领域颇有建树。畲医畲药古往今来有一个不成文的规定：传内不传外。为了消除传承"断层"的隐忧，雷月莲夫妇积极创新非遗文化传承路径，打破"口传身教、传内不传外"的陈规，对外招收学生，使畲药锤板拍打疗法得到更好的发展，让更多的人受益。

这些年，雷月莲夫妇除了悉心教授女儿畲药锤板拍打疗法外，还将这一祖传疗法传授给了58名徒弟，其中有不少曾是原来的患者。此外，雷月莲夫妇一起深入研读《本草纲目》《黄帝内经》《伤寒论》等中医经典书籍，兼收并蓄，融会贯通。他们还积极参加各种义诊活动，普惠大众，使曾经鲜为人知的畲药锤板拍打疗法渐渐有了名气。

2018年，畲药锤板拍打疗法被列入市级非遗项目名录；2021年，畲药锤板拍打疗法被列入国家中医药传统知识保护项目；2022年，畲药锤板拍打疗法被列入福建省第七批非物质文化遗产项目。经过这些年的传播，畲药锤板拍打疗法的诊疗门店已在福州市区、罗源县、霞浦县、福安市甚至美国"开花"。

2. 特色疗法

畲药锤、药竹刮板和自制青草通经活络液，是畲药锤板拍打疗法的"三宝"。雷月莲说，畲药锤的锤头部分是按祖传配方，由100多斤草药熬制而成的膏药，制作过程耗时费力；药竹刮板要用8~10年的老竹，截取适当长度，在草药缸中浸泡3~5年而成；自制青草通经活络液，由几十种畲族青草药按古法制作工艺配制而成。

治疗操作时，在发病疼痛相关部位，涂上祖传青草药通经活络液，经竹刮板刮痧（有的部位无需刮痧，如膝关节），再涂药水以畲药锤拍打，使皮肤充血，药物有效成分从皮肤渗入到病变部位。由于药竹刮板与畲药锤经特殊草药浸泡制成，本身也具有药物治疗作用，如此起到疏通经络、消肿止痛、祛风拔毒、驱寒除湿、活血化瘀的作用，进而调理人体阴阳平衡，达到治疗的效果。对于风寒湿痹、偏头痛、颈椎病、肩周炎、跌打损伤、骨质增生、腰椎间盘突出、月经不调、减肥、坐骨神经痛、风湿性和类风湿关节炎等疾病，有明显的治疗效果。这种独特的治疗方法具有简、便、验、廉的特点，适用于日常治病保健，目前为全国独有，堪称一绝。

3. 省级非遗项目

畲药锤板拍打疗法为福建省第七批省级非物质文化遗产代表性项目——传统医药项目。

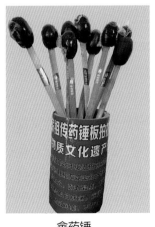

畲药锤

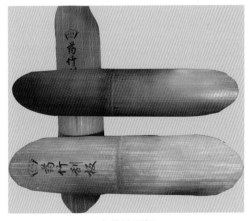

畲药竹刮板

（六）林氏膏药拍打疗法

1. 传承情况

清朝雍正年间，因南少林寺武僧藏匿反清人士遭到围剿，四大武僧铁珠、铁鞋、铁头、铁棒和尚得幸逃脱，流落至闽东、闽中深山。铁珠、铁鞋和尚著有《南少林伤科要旨》一书，上册由铁珠和尚编写，下册由铁鞋和尚编写，该书详细地介绍了伤科的治疗方法，其中包括"药膏拍痧拍"的制作方法。铁鞋和尚流落到了福州仓山高盖山一带的深山中，被村民收留，为了报答恩情，便向村民传授南少林拳法和医术，将药膏拍痧拍、药膏、药酒的制作工艺以及药膏拍打疗法的治疗方法倾囊相授，由于疗效奇佳，深受当地人的喜爱。在福州流传开后，尤其在台江区产生了很大的影响力，成为具有重大价值的传统医药方式。

20世纪80年代，台江区达江路住着一位名叫梁云森的居民，擅长武术、拍痧疗伤和中医正骨，且小有名气。1985年，年过50的台江区居民林依水，因为年轻时摔伤留下后遗症，身体经常疼痛难忍，看过中医、西医，也尝试过各种民间疗法，但都没有效果。经过一番波折，林依水在亲戚的介绍下找到梁云森，通过南少林武僧的拍打膏药治好了他身上的伤病，效果惊人。林依水亲身体验了膏药疗法的神奇之后，跟着梁云森学习。林清榕是林依水的儿子，年纪轻轻就患有腰椎病和风湿病，尝试着用这种方法治疗自己的病，获得了出乎意料的效果。从那以后，他就跟随父亲学习膏药拍打疗法，包括膏药、药酒、药膏的制作方法，同时也学习了中医的医术、外科、中药、方剂，以及《本草纲目》等典籍。随着时间的推移和经验的积累，林清榕对于膏药拍打疗法的运用越来越熟练。拍打膏药疗法较其他疗法独到，效果佳。然而膏药拍打疗法的技术要求很高，膏药、药酒的制作工艺也比较复杂，福州其他几个家族都已经失传了。林清榕认为自己有责任传承保护好这门传统技艺。2014年，林氏膏药拍打疗法获得台江区级非物质文化遗产的称号，并于2015年列入福州市第四批非物质文化遗产名录。

2. 特色膏药

经过改良后，林氏膏药拍打疗法的治疗步骤并不烦琐，施行起来较为便利。具体分为四步。

第一步，在药膏拍痧拍的表面，用特制的竹签敷上特制的药膏。至今"药膏拍痧拍"仍遵循清朝武僧传授的古法工艺，由几十种中药定型成扁平状药膏，再插入薄竹片作为手柄后晾干制作而成，使用拍打时在药膏拍表面敷上一层软药膏。

据林清榕介绍，刮痧和拔火罐只能将平整的皮肤表层的瘀血拔出或刮出皮肤表面，而"药膏拍拍打疗法"则能将皮肤深层、骨膜、骨缝、凹陷部位的瘀血都拍打出皮肤表面。在这一点上，林氏膏药拍打疗法可谓治标又治本，患者接受过完整的疗程后，跌打损伤这类伤病基本可以治愈，而对于风湿骨痛等疾病也有十分出色的疗效，较之刮痧、拔火罐等治疗方式可以起到更为彻底的化瘀消痛效果。

第二步，拍痧，拍出瘀血。林氏膏药拍打疗法采用特殊的手法和技巧拍痧。拍出瘀血的过程伴随着痛感，所以在拍打过程中，每个部位在开始时都应该轻拍，直到拍出可见瘀血后，再加大力度拍打。

第三步，涂抹药酒。这里所采用的药酒是林氏膏药拍打疗法所秘制的，林清榕经过多年的研究，采集临床数据，研制出一款疗效拔群的药酒。他将几十种具有活血化瘀、祛风除湿等功效的中药磨成细粉，在每年农历五月初五午时（即中午 12 时），用 50 多度的白酒浸泡。之所以选择这个特殊的时间点，是引入福州道家和民间医学理论，认为五月初五日午时是一年当中阳气最旺的时刻，此时制作药酒可以吸收天地阳气，药酒的疗效能达到最佳水准。

第四步，外敷药膏，再贴上风湿膏或保鲜膜粘贴胶带。外敷所采用的药膏也是出自林氏特制。林清榕介绍，中国传统膏药多数是黑膏药，制作中加入铅丹，对人体具有一定的副作用。黑药膏采用植物油高温熬制，高温熬制具有火毒，且黑膏药外敷时还要进行一次火烤软化，患者外敷时有可能产生过敏反应，皮肤可能出现类似湿疹的情况。出于这种考虑，林氏膏药拍打疗法所制作的外敷药膏采用了独家配方，既可以避免副作用，又有很好的疗效。

林氏膏药拍打疗法与其他疗法相比较，具有自身的特色。药膏拍的制作完全使用活血化瘀、祛风止痛的中药，而不用化学胶水；林氏膏药拍打疗法的拍打手法十分巧妙，可以有效地将体内的瘀血，包括皮肤深层、骨膜、骨缝、凹陷部位的瘀血拍打至溢出皮肤表面，深度治疗，尽快消除瘀伤。膏药拍打疗法的治疗过程并不复杂，从清朝时的武僧传授给福州本地人，在福州人中间逐渐传播开来，靠的多是口耳相传和现场演示传授，较为简单易学；林氏膏药拍打疗法疗效显著、确切可见，适应证也非常广泛。

林氏膏药拍打疗法适合多种疾病的治疗，除了风湿、类风湿、痛风、跌打损伤等较为基础的疾病，关节炎、肩周炎、颈椎病、腰椎病、坐骨神经痛、纤维肌痛综合征、强直性脊柱炎、头痛、筋腱粘连、腰椎间盘突出引起的腰腿痛等也都在其治疗范围内。采用大复方，使得药酒疗效更全，这也是其独特处之一。

林氏膏药拍打疗法的主要方式是在治疗风湿骨痛、跌打损伤、关节炎等疾病时，用手指捏住药膏保健拍的手柄，在人体疼痛的穴位、经脉筋腱和其他部位，采取独特的拍打手法进行有节奏的拍打，同时配合药酒的涂抹，将体内瘀血拍打溢出到皮肤表面，以尽快消除瘀伤，减轻疼痛，从而达到治疗疾病的效果。

一般而言，瘀血在 7~14 天后可以全部化掉，此时再进行第 2 次拍打，经过 3~5 次的拍打，直到没有瘀血拍打出、伤患部位不再有痛感时，就已经治愈，前后耗时 30~50 天。

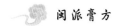

3. 市级非遗项目

林氏膏药拍打疗法为福州市第四批非物质文化遗产项目。

（七）陈氏中医外科膏药疗法

福州陈氏中医外科学术流派祖传系列膏药有：陈氏玉红膏（消炎生肌膏）、陈氏三黄膏（三黄膏）、陈氏白油膏、陈氏拔毒膏、陈氏风伤止痛膏、陈氏消肿化结膏、陈氏化核膏、陈氏紫草油（膏）、陈氏疤痕膏、陈氏擒蛇油（膏）等，其制作和使用技艺最早在福州阳岐陈氏家族中流传。

二十世纪二三十年代，福州阳岐民间中医师陈耕园先生，继承家学并结合自己的炼制和使用经验，对祖传系列膏药制作技艺与疗法进行改进，使其临床疗效更好，副作用更少，他在仓山、台江、永泰一带行医，具有一定的影响力和医名。福建省人民医院刚成立不久便聘请陈耕园中医师到中医外科坐诊，因其擅长使用膏药和丹药治疗中医外科各类疾病，求医者络绎不绝。因为膏药、丹药使用量激增，1958 年，陈耕园先生将祖传膏药秘方贡献给国家，由当时的福建省中医研究所实验药厂生产。实验药厂几经辗转，最后改制为现在的福州屏山制药有限公司，可惜的是，目前仅有消炎生肌膏（陈氏玉红膏）、三黄膏（陈氏三黄膏）在生产和销售。陈耕园先生也将该项传统制作技艺和疗法传授其子陈鳌石，陈鳌石在 1958~1995 年期间，一直担任福建省中医研究所实验药厂陈氏中医外科祖传系列膏药制作技艺的主要负责人和指导老师，2001~2019 年期间，他又将该项传统制作技艺和疗法传授给陈仲伟、陈伯仪、季炳武和其他弟子们。陈氏中医外科几代人主要在福州及周边县市行医，在福建省其他地市及江西省、浙江省、广东省、香港特别行政区和东南亚等，都有一定影响。

陈氏中医外科祖传系列膏药历史悠久，临床运用广泛，毒副作用小，见效快。其疗法诊治疾病涵盖范围广，特别是治疗疔疮疖肿、慢性溃疡、烧烫伤、痈疽、臁疮、瘰疬、瘘管等方面有特效，很好地弥补了现代医疗手段的局限和不足，具有很高的临床应用价值。

陈氏中医外科祖传系列膏药制作技艺与疗法是祖国医药的一部分，也是福建省中药炮制技艺和福建省传统膏药制作技艺和疗法的延续。其炼制方法在家族中世代口传心授，是福州地区民间医药秘技之一，是中医文化的传承。它为我们提供了活态性的资料，不仅对我们研究发扬传统中药制剂、探索其治病防病养生原理有重要作用，而且对保护民间传统医药也有不可或缺的作用，并可以降低诊疗费用，减少药品消耗，减轻国家和个人的经济负担。2022 年，福州市人民政府批准陈氏中医外科膏药疗法列入福州市第七批非物质文化遗产代表性项目名录。

1. 传承情况

该项目目前已传承至第六代。第一代陈廷庸，第二代陈继起，第三代陈耕园，第四代陈鳌石，第五代陈仲伟、陈伯仪、季炳武等，第六代廖水亨、姚哲媛等。

该项目目前主要传承人如下。

陈仲伟，福建中医药大学国医堂副院长，从小跟随其父亲陈鳌石学习中医及陈氏中医外科祖传系列膏药制作技艺与疗法。

季炳武，医学硕士，中医专长医师、执业中药师，跟随陈鳌石主任学习中医及陈氏中医外科祖传系列膏药制作技艺与疗法，并结业出师。

2. 特色膏药

（1）陈氏玉红膏（消炎生肌膏，市面有售，福州屏山制药有限公司生产）

【来源】《福建省药品标准》（1977年版）。

【主治】用于各种慢性溃疡久不收口。

【功效】清热凉血，去腐生新。

【组成】当归、白芷、紫草、甘草、轻粉、血竭。

【制法】将药物粉碎，过筛；麻油浸泡；炸枯；去渣、滤过；炼油；加蜂蜡、轻粉搅匀成膏；分装。

【用法】外用，刮取适量药膏摊于纱布上贴敷患处或涂于患处再用纱布覆盖。每隔1~2日换药1次。

（2）陈氏三黄膏（三黄膏，市面有售，福州屏山制药有限公司生产）

【来源】《福建省药品标准》（1977年版）。

【主治】用于痈疽，发背，疔疖，日久臁疮，一切深浅溃疡，汤、火烧伤。

【功效】解毒，消肿，拔脓，去腐，生肌，促进疮口愈合。

【组成】黄柏、黄芩、黄连、栀子。

【制法】将药物粉碎过筛；用麻油浸泡；炸枯；去渣、滤过；炼油；下丹成膏；分装。

【用法】外用，刮取适量药膏摊于纱布上贴敷患处，或涂于患处再用纱布覆盖。每隔1~2日换药1次。

（3）陈氏白油膏

【来源】福建省药品标准（1977年版）。

【主治】用于一切年久湿热诸疮、痈、疽、毒症，溃疡，久不收口。

【功效】祛瘀，生肌。

【组成】防风、白芷、鸡蛋黄。

【制法】将防风、白芷碎断；用麻油浸泡；炸枯；去渣、滤过；炼油；加蜂蜡、

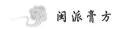

鸡蛋黄，熔化成膏；分装。

【用法】摊于纱布上，贴敷患处。

（4）陈氏拔毒膏

【来源】福建省药品标准（1977 年版）。

【主治】用于疔、疖、疮、痈、无名肿毒。

【功效】拔脓、去瘀、生肌、收口。

【组成】槐枝、癞蛤蟆干、铅丹。

【制法】将槐枝碎断；药物用麻油浸泡；炸枯；去渣、滤过；炼油；下丹搅拌，再入松香成膏；去火毒。

【用法】温热后展开，贴敷患处。每日换药 1 次。

（5）陈氏风伤止痛膏

【来源】福建省药品标准（1977 年版）。

【主治】用于新久痛风，麻痹酸痛，跌打损伤。

【功效】舒筋活络，行血止痛。

【组成】桂皮、丁香、桂子、甘松、八角茴香、苍耳子、白芷、大黄、羌活、独活、蓖麻子、细辛、生天南星、桂枝、海风藤、生半夏、当归、生川乌、生草乌、豨莶草、麻黄。

【制法】将桂皮、丁香、桂子、甘松、八角茴香粉碎，过筛；其余 16 味药碎断，麻油浸泡，炸枯；去渣、滤过；炼油；下丹成膏；去火毒。

【用法】温热后展开，贴于患处，每隔 3~5 日换药 1 次。

（6）陈氏消肿化结膏

【来源】福建省药品标准（1977 年版）。

【主治】用于新久伤痛，阴疽，结核等。

【功效】活血，散瘀，消肿，化结，止痛。

【组成】生草乌、木瓜、荜茇、没药、乳香、桂枝、穿山甲、麻黄、生半夏、槟榔、石菖蒲、花椒、生天南星、赤芍、甘松、丁香、桂子。

【制法】将甘松、丁香、桂子粉碎成细末，过筛；其余药物碎断；用麻油浸泡；炸枯；去渣、滤过；炼油；下丹，再加松香熔化，搅拌均匀后收膏；去火毒；取膏文火加热熔化后，加入甘松等细粉，搅拌均匀，分摊于布上即得。

【用法】温热后展开，贴敷于患处。每隔 5 天换药 1 次。

（7）陈氏化核膏

【来源】福建省药品标准（1977 年版）。

【主治】用于寒痰凝结，瘰疬结核，淋巴结肿。

【功效】软坚，化痰，化结。

【组成】大黄、昆布、牵牛子、夏枯草、大皂角、乳香、没药、白芥子、白芷、紫荆皮、石菖蒲、海藻。

【制法】将乳香、没药粉碎，过筛；其余10味药碎断；用麻油浸泡；炸枯；去渣、滤过；炼油；下丹成膏；去火毒。

【用法】温热后展开，贴于患处，每隔3~5日换药1次。

（8）陈氏紫草油（膏）

【来源】《悬壶传薪——陈鳌石中医外科临证精华》。

【主治】用于水火烫伤、冻疮溃烂、久不收口等症。亦可皮肤溃烂、湿疹、疮疡，神经性皮炎等病症。

【功效】清热凉血，解毒透疹，燥湿止痒。

【组成】黄连、紫草、冰片。

【制法】紫草、黄连碎断；用麻油浸泡；隔水炖1~2h，滤过（若制成膏剂则加入蜂蜡）；放凉后加入冰片搅拌均匀；分装。

【用法】用棉签蘸取直接涂患处，或用无菌纱布浸渍后敷于创面，每2天换药1次，有感染者清除分泌物后上药。

（9）陈氏疤痕膏

【来源】祖传秘方。

【主治】用于治疗因烧伤、烫伤、疮痈、创伤、手术等所致的增生性瘢痕。

【功效】软坚散结，活血消疤。

【组成】五倍子、蜈蚣、红花、蜂蜜、黑醋、冰片等。

【制法】将五倍子、红花研末，加蜈蚣、黑醋、蜂蜜煎煮3~4h成膏，放凉后加入冰片即可。

【用法】将膏药涂于患处，一天涂1~2次，直至消除为止。

（10）陈氏擒蛇油（膏）

【来源】祖传秘方。

【主治】蛇串疮（带状疱疹）。

【功效】解毒疗疮。

【组成】保密。

【制法】将组方浸泡于油中，一周后使用。

【用法】将药油涂于患处，干后再涂，一天涂5~8次，直至结痂为止。

3.市级非遗项目

陈氏中医外科膏药疗法为福州市第七批非物质文化遗产代表性项目。

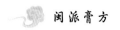

（八）泉州柯世德青草丹膏

明、清时期，泉州各地开设的药行药铺遍及市区及乡镇，曾涌现出许多知名的中草药铺，以祖传秘制的技艺制作丹膏、草药膏、丸散等，专治各种无名肿毒、疔疮脓肿、热毒、痈疽等皮肤外科特效药，柯世德丹膏铺便是其中之一。

柯世德青草丹膏始创于1736年，至今已有280年的历史，据《泉州地方志》记载："柯世德丹膏铺，始创于清乾隆年间，已有一百多年历史，是泉州老药行中的老字号。"清朝乾隆年间，泉州一带民间流行"风邪""赤脚"等疾病。不少百姓因为病情不严重，一开始并没有在意，但随着病情发展，后期便会出现红肿、溃烂等症状。当时有很多郎中都不知道这是什么病症，只能开些汤药。"柯世德青草丹膏"正是在这种情况下应运而生。

柯世德草药铺位于泉州鲤城区城南新桥头38号，是一家有200多年历史的老字号药铺，历代传人坐堂就诊，施医赊药，悬壶济世，医治患者不计其数，为患者解除病痛。其制作的柯世德青草丹膏在民间享有盛名，长期以来治愈了来自鲤城及周边县、区的皮肤病患者不计其数，丹膏不但在泉州地区享有很高的声誉，还成为馈赠亲朋好友的居家良药，远销东南亚及港、澳、台，被人们誉称神奇的"万应药膏"。

1. 传承情况

柯世德丹膏的创始人柯长春，生于清·康熙五十五年（1716），祖籍浙江瑞安，济阳堂第26世，早年入闽居泉州城南，于清·乾隆元年（1736）在城南顺济桥新桥头开设柯世德丹膏药铺，是一位德高业精的名医。为了让柯氏子孙世代积德行善，为药膏取名"柯世德丹膏"，并冠以店号，世代相传，延续至今，历史悠久。柯世德丹膏成为同类丹膏的佼佼者，其制作技艺既有传承又有创新。第七代传承人柯波桥，在皮肤病症的诊疗中锐意创新，将祖传秘方融会贯通，把马齿苋、落地生根、鱼腥草等中草药捣烂，作为辅助草药，配合丹膏外用，发挥神奇的疗效。

2. 特色膏药

柯世德丹膏是一种治疗皮肤疾病的特效药，与其他药膏不同之处在于它是由拔毒膏、收口膏和辅助草药组成，治疗皮肤患者时两种药膏必须配对使用，方能药到病除。拔毒膏是将茶油、生松香、麻油、黄芩等药碾成粉末，筛子筛好后经炭火炼制；收口膏是将麻油、生松香、炉甘石药碾成粉末，筛子筛好后经炭火炼制；辅助草药由马齿苋、落地生根、鱼腥草等捣烂成浆配合丹膏外敷。柯世德青草丹膏以祖传秘方结合现代医术强化药膏疗效，治愈了不计其数的皮肤病患者，丹膏的药理药效不但具有很重要的医学研究价值，还具有一定的科学研究价值。

（1）拔毒膏

【主要配料】茶油、生松香、麻油、黄芩（碾好并筛好）。

【备用制药工具】木炭、风炉、搅拌棒、瓷壶子、筛子、石臼。

（2）修口膏

【主要配料】麻油、生松香、炉甘石（碾好并筛好）。

【备用制药工具】木炭、风炉、搅拌棒、瓷壶子、筛子、石臼。

（3）熬制过程：以上两种丹膏熬制过程相似。把要熬制的丹膏配好剂量，倒入壶中点燃炭火，把备好的药放入瓷壶中，用炭火煮沸，边煮边搅拌，经过一小时熬煮，瓷壶中的药溶成一体，煮至深橙色和咖啡色，然后试水。将搅拌棒蘸上溶液放入冷水中，当溶液遇冷时凝成膏状。试水后软硬根据气候冷暖合适即可，试水后把壶中的药膏倒入另外一壶中冷却，熬制好的药膏要能浮在水面上即是成功，最后将其放在瓷盘中自然冷却成膏状。用时取出所需药膏放在牛皮纸上或纱布上贴在患处即可。

（4）辅药：马齿苋、落地生根、鱼腥草等捣烂配合丹膏外用。

3.市级非遗项目

泉州柯世德青草丹膏被列入泉州市第五批市级非物质文化遗产名录。

（九）南少林戴良鸿跌打膏药

书画、武术、中医学是我国的三大瑰宝，三者之间，理学互通互渗，相辅相成。武术又称国术、功夫，民间俗称拳术，源远流长，既可健身，又可防身。诸家拳法，各有其长，琳琅满目，不胜枚举。

位于福建中部的莆田市，是南少林和南派武术的发源地。南少林寺遗址位于福建省莆田市西天尾镇林山村。南少林寺不但是一个宗教及武技胜地，而且还是一个天然的中草药宝库。众多草药生长于峰峦谷壑之间、岭岳崖壁之上，看似杂乱无章、无规可循，然经医药界先哲们长期观察、细心研究之后，条分缕析，种区类别。不同外形的植物具有不同的功效，如肉质之药用植物清凉祛热，有毛植物消炎退肿，有乳汁者多含毒性，方茎者长于疏散发表，扁干者善治胃肠病，空心者用于驱风散寒，有刺者取以排脓引流，披针者用以渗湿利水，黄花者善于清热解毒，味辛臭者有驱蚊杀虫之功，气味芬芳者多缓急止痛之效等。又据其性味不同，归经亦异：如味苦者入心经，能降心火；味辛者入肺经，能治感冒；味酸者入肝经，能收敛固涩；味咸者入肾经，能软坚散结；味甘者入脾经，能补益和缓；味淡者能利窍渗泄。观其形而知其性，闻其味而谙其能。

在南少林寺遗址周围，有传说中主治"十八罗汉"宿伤之青草药，如七叶莲、两面针、铁孩儿等。在山门前，有善于疏肝理气，可用于制成中成药健肝合剂之垂盆草。遗址四周到处可见既能开胸利膈、活血化瘀、化痰止咳，又可疗伤止血之唇形科植物山藿香；民间传说的"贼腰带"之主药，性温味甘辛，有毒，能消肿散结、清热解毒、祛瘀活血、逐水峻下之瑞香科荛花属植物了哥王；常用于治疗头痛之马鞭草科植物马鞭草及马鞭草科赪桐属植物大青，及兰科植物石仙桃等；善治腰痛之性凉味咸，能凉血降火、祛瘀生新、调中益气、滋肾润肺的漆树科植物盐肤木；治高热不退之球兰；治蛇伤之性微寒味甘淡，能清热祛湿、解毒消肿、散瘀活血的菊科植物鬼针草及瓶尔小草；抗癌药物如伞形科当归属植物隔山香；治气管炎如芸香料植物芸香草及消炎解毒的兰科植物金线兰；治耳鸣不止之酒盘车；治疗坐骨神经痛及关节炎之"望三石"合剂的三种草药，性平味苦，能解毒清热、健脾通便的苏木科扁豆属植物望江南，性寒味苦，能清热解毒、燥湿止痒的芸香科吴茱萸属植物三桠苦，性温味酸涩，能涩肠止泻、驱虫止痛的石榴科植物石榴根。

1. 传承情况

戴良鸿医术精深，擅长内、外、妇、儿、皮肤诸科，尤其擅长中医骨伤，除予内服药物外，还配合外治，结合针灸推拿、气功导引。早年师从南少林鹤拳名师陈圣标门下，继而转师武林高手李燕青，携胞弟行医卖艺，于闽中、东南一带亦颇负盛名，堪称一代名医拳师。中华人民共和国成立后，开设鸿山药店，后参与创办联合诊所（江口卫生院前身），又曾在福建省中医进修学校（福建中医学院前身）深造，医术精进，实践日笃，结合主治骨伤科临床，撰写了大量中医学论著，成为著名的骨伤科医师。先后受聘为福建省中医研究院研究员，莆田地区中医学会理事，莆田地区武术顾问，省针灸学会理事等，曾应邀参加全国青草药观摩会。其毕生精研成果已由传人义龙、义石昆仲整理成《袖珍草药图本》正式出版，被视为民间中医药实践升华的一朵奇葩。

戴义龙自幼随父亲习武学医，耳濡目染父亲之高超武艺与精湛医术，熟读《药性赋》《医学三字经》等中医药学专著。医校毕业后，精研中医骨伤科，对中草药也有较为深入的研究，熟识千余味草药的形态功用。发表学术论文 30 余篇，出版《袖珍草药图本》《南少林拳医汇宗》等多部专著，其中《南少林拳医汇宗》汇集了家传及民间骨伤科学与草药之特色，以及祖传拳路、拳谱、南少林伤科内伤拾要、南少林骨伤常用青草药 100 余种等内容，有较大的学术参考与实用价值。

2. 特色膏药

涵江区江口戴氏家族总结先辈行医记及南少林疗伤秘籍《护身宝鉴》、内伤拾要、跌打损伤验方、武僧骨伤常用青草药及方剂，研发出许多治病救人的膏药。

（1）灵仙膏。当归 60g，川芎 45g，赤芍 60g，生地黄 30g，豨莶草 90g，麻黄 75g，川乌 90g，草乌 60g，半夏 90g，海风藤 90g，白芷 60g，天南星 40g，桂尖 90g，羌活 90g，草麻仁 90g，独活 60g，大黄 60g，苍术 60g，乳香 60g，细辛 60g，白芥子 60g，黄芪 30g，广木香 60g，轻粉 60g，威灵仙 120g，升麻 60g，麝香 6g；姜 1kg 取汁；白凤仙花茎 0.5kg、葱 1kg 取汁；沥青 1kg，加热溶化后加麻油 2.5kg；另加广丹 1.5kg，煮成吊膏，外敷。

（2）截血膏。花粉 60g，姜黄、赤芍、白芷各 30g，共为末，茶调，周边敷之，用于刀斧所伤、血流不止、发肿，能止血定痛。若伤创面血冒不止，即敷颈项周围，伤足敷腿上，截其血，不使血涌流。如疮口内硬不消，此破伤风也，可加独活用酒敷。若再不消，风毒甚盛、肌肉结实加紫荆皮和敷即消矣。

（3）枪刀铳伤膏药方。白蜡 4.5g，樟子 18g，乳香、没药各 9g，黄蜡 6g，轻粉 6g，血竭 15g，朱砂 6g，象皮 6g，白蜡虾 9g，水龙骨 9g，桐油 120g，黄丹 30g，共研末，杵成膏，外用。

（4）吊膏方。归尾 12g，杜仲 6g，桂枝 6g，郁金 9g，红花 15g，桃仁 12g，泽兰 12g，三棱 12g，莪术 12g，小茴香 9g，香附 12g，木香 9g，防风 9g，白芷 9g，黑丑 9g，川乌 12g，草乌 12g，首乌 12g，九层塔 12g，五加皮 9g，丹皮 9g，苏木 12g，牛膝 12g，细辛 6g，羌活 12g，独活 12g，白及 15g，骨碎补 12g，续断 12g，马钱子 4 粒，穿山龙 12g，白芥子 6g，穿山甲 12g，蛇床子 15g，延胡 15g 等。

上药按真香油 1.5kg，冬天浸 7 日、秋天浸 6 日、春夏浸三四日，用文武火炼过，去渣，再加自然铜 18g，乳香、没药各 12g，无名异 12g，丁香 12g，川三七 6g，同炼滴水成珠，再下黄丹 0.5kg 过炒，油桂 15g，研末，搅匀成膏，任意摊用。

（5）跌打生吊膏方。川乌 9g，草乌 9g，栀子 6g，白芥子 3g，苏木 3g，大黄 3g，木瓜 6g，续断 9g，研末，姜汁 1 盏，韭菜汁 1 盏，酒调煮热贴之。

（6）列陈枪刀伤全效金医紫膏危急大方。万兰 15g，麝香 0.6g，象皮 3g，血竭 6g，大片 3g，儿茶（去油）3g，红丹（炒）6g，草粉（去油）2.4g，乳香 3g，没药 3g，轻粉 1.5g，川连 3g，川三七 3g，大黄 3g，朱砂 3g，琥珀 1.5g，胭脂粉 3g，白松香 15g，白蜡心 9g，锦蛇胆 12g，共研末调茶油、猪油杵烂成膏，贴伤处用乳洗。

（7）打伤骨肉烂方。珍珠，琥珀，大片，朱砂，血竭，石脂，龙骨，水粉，乳香，没药，海螵蛸，白蜡，象皮，白及，木香，甘石等，共研末，另用猪油杵烂调成膏敷之，每日 1 换，3 日后 2 日 1 换，连贴之自愈。

（8）枪刀伤药膏。乳香、没药各 3g，血竭 6g，儿茶 6g，赤石脂 4.5g，海龙骨 3g，白及 45g，象皮 3g，雄黄 45g，朱砂 4.5g，大片 1.5g，共研末，加猪油杵成膏，外用。

（9）正骨外敷方

【功效】活血舒筋，接骨消肿止痛。治外伤各类骨折，外用之方。

【组成一（火龙膏）】生姜 360g，葱头（取汁）60g，百草烟 60g，生栀子（为末）150g，水胶 30g，面粉 120g。醋 60g。

【用法】以上合煮成膏，取适量外敷患处。

【组成二（正骨膏）】无名异 9g，乳香 9g，赤芍 6g，白芷 6g，血竭 6g，儿茶 6g，松香 30g，紫荆皮 9g，姜汁适量。

【用法】以上研细末，调醋外敷。

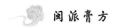

3. 市级非遗项目

南少林戴良鸿跌打膏药被列入莆田市第四批非物质文化遗产名录。

（十）塔兜膏药

塔兜膏药是莆田民间享有盛誉的百年老字号外科妙药。2013年4月被莆田市人民政府公布为莆田市第四批非物质文化遗产名录。

1. 传承情况

具有100多年的传承历史，是吴氏家族祖传几代的秘方，经几代人的临床实践，成为传统中医外用药的一个瑰宝。清代光绪年间，世代居住在莆田内塔兜街高吕巷的民间医师吴二十一用祖传青草秘方研制成"聚峰膏药丹散"，为百姓医治外科疾患，药到病除，声誉日隆。当时著名画家高吕傲人特作一幅画赠之，并题款誉之"聚峰膏药丹散，世上驰名；专治奇难杂症，灵验如神"。此画至今保存完好，可为佐证。

民国时期，吴森继承祖业，并致力于吴氏祖传膏药的研制，疗效不断提高，对外科疾患疗、疖、痈、疮的治疗有神奇的效果，具有显著的拔毒去腐生肌、愈合伤口的功能。因为吴氏膏药的药铺开设在塔兜，民间就称之为塔兜膏药，吴森也被冠名为膏药森。

2. 特色膏药

塔兜膏药，具有拔毒去腐生肌的作用，深受民众推崇，驰誉四方，不仅成为莆田百姓家庭必具良药，港澳台地区和东南亚各国侨居的同胞也视为珍宝，回家探亲时都要购买一些带出去备用。

3. 市级非遗项目

塔兜膏药被列入莆田市第四批非物质文化遗产名录。

（十一）了乙膏贴

1. 传承情况

"了乙膏贴"问世至今已160余年，共传承五代，每代均是单传一人。"了乙膏贴"继承了先人们中医药学的精髓，其精湛的制药技艺和诊疗技能，凝聚了几代传承人的智慧和经验。

"了乙膏贴"的历史可追溯至1860年前的清朝太平天国时期（1851—1864）。时值战乱，百姓居无定所，为了用药更加安全方便，秉持对患者负责的态度，第一、二代创始人燎原医师、虚心医师形成以外用膏贴治疗内科疾病的行医特点和风格，从而独创"了乙膏贴"，并形成一套完整的理论和专门的诊疗体系。

据介绍，传承人在几年前将"了乙膏贴"寄放在香港，在那里流传使用了一段时间。对于百姓来说，不管中医、西医、中药、西药，关键在疗效。当时，"了乙膏贴"

因其功效显著，受到当地群众的欢迎，反响很好，也没有副作用的反馈。

正因为"了乙膏贴"配方精妙、制药技艺精湛，所以疗效确切，治愈患者无数，且较少副作用，百姓有口皆碑，因而传承至今。

目前，"了乙膏贴"第四代传承人曾焕乙因为是政府公务人员，只能利用业余时间向群众宣传介绍"了乙膏贴"这项非遗文化，保护挖掘这项传承技艺。尽管如此，曾焕乙始终谨记传承精神，尽心为患者服务，尽己所能发挥"了乙膏贴"的功效和价值。

深受父亲的教导和影响，当今第五代传承人曾国燊（曾申）毕业于中医临床专业，目前主要在研究这项技艺。现今两代传承人将"了乙膏贴"结合现代中医中药发展技术，不断创新、精进技法、匠心传承，使"了乙膏贴"传承系列配方和诊疗技艺以更好的面貌服务于广大患者人群。

2. 特色膏药

"了乙膏贴"有别于传统膏贴，它不仅是药贴，更是一种诊疗技艺，使用时通过（通用）膏贴对穴位或经络的贴敷和给药的作用来观察患者的病理体征，从而达到确诊病症的目的。（通用）膏贴是一种试探诊断型膏贴，是一种比较直观准确的诊断手段。"了乙膏贴"就是通过处方与诊疗技艺相结合，是建立在"气、痰、血"专门理论之上的一套完整的中医治疗方法。

"了乙膏贴"传承至今，在不断地推陈出新中，现今共有 30 余个种类、200 多个处方，全部由纯中草药、鲜草药精选配制，经过特定的工序、工艺，手工制作而成。

中医博大精深，俗语说"药治百病，不医百人"，每个人的体质和病症不一样，适用的诊疗技艺和药物也不同。为此，"了乙膏贴"传承人主张因病制宜，因人而异。"了乙膏贴"处方是随每个疾患个体的不同而变化，对症施技、对症下药。

哮喘：以哮喘为例症型，可分为风、寒、热、燥、湿，患者体质可为壮体、幼体、老弱体，体位可分为肺部感染、胃气上逆、痰证等，在这些辨证的基础上才能谈得上合成膏贴治疗。

脏腑各种结石类："了乙膏贴"最近推出脏腑各种结石类的诊疗，包括息肉、囊肿及腺肌方面疾病，以胆结石为例，诊疗以"一人一症一膏贴"为原则，现场诊疗现场配药，一疗程连续贴药 10 天，每天连续贴药 10h 以上。特别说明的是，使用膏贴前后，需遵循医嘱，配合相关检验和 B 超检查，以便前后病情对比，观察疗效。

3. 区级非遗项目

了乙膏贴被列入泉州市丰泽区第五批区级非物质文化遗产保护名录。

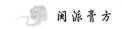

（十二）通络祛痛秘制贴

1. 传承情况

周子和（1874—1926），字永宽，号宽宽，自署郁山道者，侯官县（今闽侯县）南屿镇芝田村人。从小喜爱武术，初拜永泰县南派少林高手李昭北为师，习虎形拳术（俗称虎桩），后得蒲岭名师指点，练就"铁砂掌"和"一指功"。清光绪二十三年（1897年），琉球学生上地完文来榕拜子和为师，学拳练武13年，其间精心研制治疗内外伤的伤科草药配方。惠真堂生物科技有限公司将伤科草药配方与现有的秘制贴技术结合，经过49天、81道工序，生产了通络祛痛秘制贴。现代秘制贴外敷工艺可以融合多种中药的药性、中和药物的微毒性，并通过氧化热透皮自热加温技术，将理疗与药疗融为一体，具有药借热力、热助药性、物理和药理双重功效。使用保健液与秘制贴相配合外敷，可迅速打开患部的毛孔和毛细血管，促进十几种中药的微量元素通过热效迅速渗透患处，通络活血化瘀，疗效显著。解决因痛胀麻酸肿瘤瘀堵等引起的气血不畅、经络不通、代谢不顺等问题。

2. 特色膏药

惠真堂通络祛痛贴的特点：①无毒副作用：一般的内服药，服用后经过肠胃、肾脏代谢、排泄，对内脏有一定的刺激作用。而膏药只局部用药，对内脏无毒副作用。②药性比较平和：膏药通过皮肤慢慢渗透，药性平和，不会让身体不适应。③充分利用，无浪费：膏药贴在皮肤上，药效就会完全渗透进皮肤，不会造成浪费。④吸收率高：浓缩的就是精华，这些"精华"在制作过程中被高度浓缩，使药性增强，药效强劲。

秘制贴的疗效机制：关节痛原因多样，明确的发病机制是感受风、寒、湿三种邪气，结合人体气虚、血虚、血瘀，加之年老体虚、气血不足，从而形成风寒湿痹证，症见气血运行不畅，不通则痛。故予肉桂、炮附片等温热类药物辅助阳气散寒祛瘀，丁香、白芷等芳香类药物化湿开窍、通利血脉，当归、川芎等补血活血，草乌、川乌则协助君臣等药物温经通络止痛、扶正祛邪，从而治疗关节痛症。

3. 县级非遗项目

通络祛痛秘制贴为福州闽侯非物质文化遗产项目。

二、与膏药相关的非遗项目的传承和发展问题

（一）关于草药资源和合法应用草药问题亟待解决

"中草药外治疗法（尚干林氏中医）"善用青草药膏。但很多草药尤其是青草药的使用缺乏相关标准，无法应用到医疗机构中；加上采收、加工的辛苦，利润微薄；

许多中草药资源不断枯竭，草药疗法和草药医逐渐淡出人们的视线，也面临着后继无人的窘况，因此，保护和推广草药疗法的工作刻不容缓。

（二）关于医院制剂支持非遗项目产品转换

"泉州市正骨医院吊膏"作为一种古老的剂型和医院制剂，在中医药发展进程中发挥着重要作用。虽然我国允许医疗机构开展制剂工作，但因为我国医疗体制改革中关于医院制剂管理制度还不够健全，限制了医院制剂的发展。

（三）关于传承模式与传承机制问题要予以理顺

泉州王氏中医痔科将现代治疗方法和传统治疗方法结合，为临床提供更好的治疗方法。该项目传承人认为，现代中医科班教育已经脱离了传统的跟师模式，应该加强和改进中医的跟师模式，努力寻找适合现代社会的中医药人才培养模式。比如在前辈的指导下，挖掘整理中医流派的学术思想、特色疗法和特色方药，传承发扬，创新发展，培养后继优秀人才。王坚院长非常重视继承传统，守正创新，坚持中西医结合，注重中医与西医的互补，在发扬中医痔科的学术思想、特色疗法、特色方药的基础上，兼收并蓄国内外各种肛肠科新技术、新疗法。在临床实践中，他运用各类新设备、新材料，对专科诊疗和治疗进行深入的探讨。比如，将吻合器技术与传统的硬化剂注入技术结合起来，很好地解决诸如直肠黏膜脱垂之类的问题。此外，他还经常将现代医学的多种治疗方法和传统的治疗方法结合在一起，如应用各种散剂、膏剂、中药制剂等，为临床提供更好的治疗方法。

"客家巫氏医药"传承方式主要是家庭传授，还没有建立较为完善的传承人认定体系，理论传承上也缺乏相应的措施。这种简单粗浅的师徒关系并不能确保学徒终生跟从师傅学习传统医学知识和技能。只有师徒之间进行有效的沟通交流，才能有利于传统医学技能与知识的传播和继承。

"了乙膏贴"至今已 160 余年，共传承五代，每代均是单传一人。"了乙膏贴"第四代传承人曾焕乙因为是政府公务人员，只能利用业余时间，向群众宣传介绍"了乙膏贴"这项非遗文化，保护挖掘这项传承技艺。可以建立合理科学的传承模式助力特色中医药的发展。

（四）关于非遗项目应用的合法性要予以明确

"陈氏中医外科膏药疗法"的陈鳌石先生已将该项传统制作技艺与疗法传授给陈仲伟、陈伯仪、季炳武等弟子们，他们将承担起该项制作技艺与疗法的主要传承工作，深入挖掘和创新，并培养后续传人和项目推广的特殊责任。但在传承中也遇到较大问题，就是非遗项目中传统自制的膏药缺乏相关资质，不能上市销售，只能作为临床治疗，制药中许多辅助费用无法纳入收费标准，因此也会影响制作和使用者的积极性，

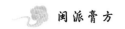

最终导致非遗项目产品缺乏。

 ## 三、值得推广的非遗项目的传承保护方法

（一）著书立说

"南少林戴良鸿跌打膏"多配合拳法，传承难度大，为了避免失传，戴义龙开始整理自己所学的知识，并出版成册，至今一共有九本著作，约三四百万字，其中涵盖了1000多种中草药的用途以及2000多个处方，流传后世，让后人在此基础上继续研究。

尚干林氏中医为了更好地保护、发扬中草药外治疗法，第五代传承人林祥崧开始收集、整理林氏百来年的临床经验，汇编林氏中草药书籍。

（二）宣传展示

"中草药外治疗法（尚干林氏中医）"经常利用民俗文化节、非遗宣传日等重大节日，通过展示牌、义诊等方式，多渠道展示林氏中草药疗法，提高市民参与保护非遗的意识。建设中草药园，培育疗效确切的中草药，建立中草药研究所及实验室，探索中草药疗法的药理以及临床使用的奥秘，让更多人认识青草药。

（三）培养后人

"中草药外治疗法（尚干林氏中医）"开设传承人培训班，林其迟老院长每日上午接诊，下午带林祥崧及其他徒弟上山采药，面授草药的鉴别及使用，让技艺后继有人，同时进行青草药环境保护教育，推广草药疗法。

"林氏膏药拍打疗法"传承者林清榕先生也非常注重下一代的学习和继承，致力于培养下一代对林氏膏药的兴趣，让他们了解和认可林氏膏药拍打疗法的价值和意义，以利于共同发扬。

（四）自建医药博物馆、药博园

客家巫氏世世代代传承600余年，19代传人巫祯来在桃源镇自建医药博物馆，保存客家巫氏医药文物近万件；自建平阳书院，作为客家巫氏医药传习基地，保存了数千件医药文物和一万多册明清医药典籍。客家巫氏医药既传承了古老的医术，又重视当地的中草药。东坂村现建有药博园，占地20余亩，种植各种客家草药数百种。桃源巫氏医药博物馆配套百草园，占地300m²，种植各种客家草药100余种。

（五）建立畲药基地和畲药研制药厂

"畲药锤板拍打疗法"对中草药的需求与日俱增，为了解决这个问题，雷月莲夫妇在罗源县碧里乡西洋村建立了畲药基地和畲药研制药厂。据不完全统计，仅在闽东地区，雷月莲带领女儿、女婿等 500 多人从事畲药种植和生产，成立"福州畲族佬中依生物技术有限公司"，并拥有"畲药锤""药竹刮痧板""药竹枕"等注册商标。

（六）扩大影响

"畲药锤板拍打疗法"传承人成立了福建壹拍康健康发展有限公司，在福建福州罗源县、连江县，宁德福安市、霞浦县，浙江宁波及美国开设诊疗店。目前畲药锤板拍打疗法社会影响逐渐扩大，患者口口相传，许多人慕名前来，已让越来越多的患者受益。

（七）改进工艺

"林氏膏药拍打疗法"用到的拍打膏药对中医的要求很高，膏药、药酒的制作工艺比较复杂，不仅耗时，而且不能频繁使用，因此很难普及。但是，林清榕在继承父亲的祖传技艺后，不断地试验与创新，改良了配方，使药膏拍、膏药等的制作变得简单容易。

塔兜膏药以保护和继承祖先的膏药制作工艺为基础，不断学习提高，精进工艺，严格制定实施，使其得到传承和发扬，走上规范化、科学化的发展道路。

"了乙膏贴"的传承宗旨：在传承和发展过程中，讲求实事求是，继承传统，不断研究，用现代技术不断提升。

（八）开展科研

"通络祛痛秘制贴"在传统医药的基础上融入高分子凝胶纳米科技。应用穿透技术如何使微量元素更好地发挥中医药特色，可以开展一些临床系统研究得以验证，以便其推广应用。但因选药组方成分复杂，有效成分不明确，制约其规范化发展，建议与科研机构合作开展成分分析和工艺研究等。

（九）校企合作

"通络祛痛秘制贴"所在单位福建惠真堂生物科技有限公司与福建生物工程职业技术学院开展合作研讨会等，希望能够借助高校的优势，进一步建立体制机制，开展非遗项目的传承与发展研究，同时进一步丰富校园文化。

 四、关于开展非遗项目工作的建议

（一）让非遗项目的用途从罕见病扩展到常见病

"陈氏中医外科膏药疗法"的陈鳌石先生提出，现如今疔疮疖肿等相关疾病发病率较低，而湿疹、痛风、糖尿病足、褥疮等的发生率逐年上升，传统的膏药可以探索

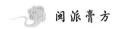

现代社会常见病、多发病的治疗效果和使用方法，甚至可以对常见病有针对性地研制传统膏药，以期取得更好的疗效。

（二）验证并发挥非遗项目的价值

"泉州柯世德青草丹膏"经过长时间的实践检验，代代相传，是祖先留给后代的宝贵财富，随着岁月的冲刷，它变得更加珍贵，值得我们继续珍藏。所以我们要加强对柯世德青草丹膏治疗方法的验证，使其发挥特色。

第三节　俞氏外科膏药承家学妙手，创时代新方

在福清玉屏街道有一个传承百年的中医世家——俞氏家传中医外科，尽管时代变迁，始终深耕在城市一隅，执着地继承并发扬父辈留下的岐黄之术，三代人用平生所学回馈着父老乡亲，用医者仁心守护着一方百姓的健康。

一、传承研究经典膏

通过对俞氏中医外科现场开展调研，根据俞老先生口述的膏名，结合文献查找资料整理出来的经典膏方如下。

1. 白油膏

【来源】《寿世新编》。

【主治】臁疮、秃疮、坐板疮，及一切年久湿热诸疮脓血不止、久不收口等证。

【功效】祛风杀虫。

【组成】桐油90g，防风、白芷各5g。

【制法】将防风、白芷放桐油内泡一夜，入锅慢火熬枯，去药沥净渣，将油再熬，俟将开时，用鸡蛋1个（去壳）放油内，炸至深黄色，去蛋不用。再将油用火慢熬，俟油色极明，能照见人须眉，入白蜡1.8g，黄蜡1.2g，熔化，赶紧用竹纸10余张，乘热浸入油内，一张一放一起，冷透火气，须张张隔开，风前吹透（若放在一起，数日火气难退，贴上毒气内逼，难以收功）。

【用法】视疮大小，裁纸贴上，顷刻脓粘满纸，弃去再换。一日换10余次，数日脓尽肉满生肌（脓尽后不贴，亦可生肌）。脓多者黄蜡1.8g、白蜡1.5g，不生肌者用白蜡1.8g、黄蜡1.5g，不得稍有增减。

2. 神效疗膏方

【来源】《傅山临证医书合编》。

【主治】疗疮。

【功效】解毒止痛，消肿敛疮。

【组成】松香60g，百草霜150g，乳香90g，白蜡60g，没药90g，黄蜡300g，麻油180g，铜绿150g。

【制法】用桑柴灰煎汁澄清，入松香煮烂取出，纳冷水中，少时再入桑柴灰水中

煮至白如玉。取百草霜法，先刮净锅底，要专烧茅柴百草，取烟煤刮下筛净，研极细无声为度，树柴烟煤无用。去油乳香研极细，白蜡切为粗末，去油没药研极细，黄蜡刮取片，铜绿研细过绢筛，研无声。用桑柴火先将麻油入锅煎滚，次下松香，候稍滚再下白蜡，候稍滚再下黄蜡，候稍滚再下乳香，候稍滚再下没药，候稍滚再下铜绿，候稍滚再下百草霜。滚过数次，于锅内冷透，搓成条子，丸如龙眼核大，收藏磁（瓷）器内。

【用法】临用取一丸呵软捏扁（切勿见火），贴于患处，顷刻止痛，次日肿消即愈。已破烂者，贴之亦可霍然，神效之速，百发百中，疗疮药之至宝也。此方活人甚多而需费无几。

【注意事项】忌食荤、腥、煎、炒、辛辣沸汤、大热、生冷面食、豆腐、茄子、王瓜、酒、肉等物。

3. 生肌象皮膏

【来源】《疡科纲要》。

【主治】慢性溃疡创口久不愈合者。

【功效】生肌敛口。

【组成】象皮 90g，当归、血余各 60g，生地黄、龟甲各 120g，石膏末 150g，黄蜡、白蜡各 180g，制甘石末 250g，麻油 2500g。

【制法】将药物入麻油内，先煎生地黄、龟甲、象皮，后入当归、血余，煎枯去渣，再加入黄蜡、白蜡、石膏、甘石末，文火上搅匀，贮罐备用。

【用法】换药时，摊于消毒纱布上，贴敷创面。

【备注】1983 年，著名外科学家姜树荆报告，应用生肌象皮膏治疗血栓闭塞性脉管炎肢体溃疡颇有疗效，有促进创口愈合作用。

4. 乌云膏

【来源】《外科大成》卷三。

【组成】松香末 60g，硫黄末 30g。

方中松香、硫黄用量原缺，据《医宗金鉴》补。

【主治】

①《外科大成》：头癣并坐板脓疖及下部寒湿等疮。

②《医宗金鉴》：胎癣疮痒甚。

③《疡医大全》：奶癣。

④《青囊秘传》：一切疮痍破津脂水作痒。

【功效】活血，止痛。

【制法】和匀，香油拌如糊，摊南青布条上，少半指厚，卷成条线扎之，再用油浸一日，取出，刮去余油，以火点着一头，下以粗碗按之，其布灰陆续剪去，取所滴药油浸冷水内一宿，出火毒。

【用法】搽用。

二、三代同迈岐黄道

在俞昌同中医（外科）诊所里，俞昌同领着第三代传人俞巧云、俞颖玲、俞秀敏3个女儿为前来就医的患者诊治、敷药、换药，来这里治病的患者多是被各类慢性溃疡、烧烫伤、创伤等伤口类病痛困扰的人，因治疗效果显著，一传十、十传百，无需广告，患者就络绎不绝地找上门来，大夫们的时间表每天都排得满满的。

在诊所的显眼位置上，挂着一家三代人的照片和每一代传人所擅长的医术简介。第一代医生俞其馨，号友山，生于1887年，擅于治疗疔疮，臁疮，内、外、妇科杂症，又精通针灸，医术十分高明，在当时小有名气。1952年，俞其馨与人合作开设福清第二联合诊所，后又任职于第六联合诊所、城关公社联合诊所及城关保健站等，1963年退休，在南门兜利桥尾开办友山诊所。

1945年出生的俞昌同，自幼随父学医，父亲坐堂诊病、抓药配药，他都在一旁。父亲的医书就是他的识字启蒙读本，中药就是玩具，从小就泡在中药里长大，看着患者获得医治，看到父辈受人尊敬，成为一种潜移默化的熏陶。在这种水到渠成的氛围中，1958年，13岁的俞昌同在父亲诊所跟师侍诊，入行中医，一边学习一边实践。俞昌同说，他平时的爱好就是看书，把老式床上的床橱位置改装成三层书架，上面摆满了收藏的医书，他沉浸于中医书籍的海洋之中，撷取精华，攻读各类医书和经典医书，自学第2版、5版、6版高等中医院校教材。

少年时期，他看到父亲用白油膏治好了许多老烂腿；用神效疗膏治疗疔疮有显著的拔脓止痛效果；用草药熏洗治疗蛇头疔疮初起，能起到消肿止痛作用；用白降丹攻溃拔核，治疗瘰疬，取得良好效果……这些都给俞昌同留下深刻的印象。父亲还精通膏、丹、丸、散的配制技术，俞昌同亲历了炼升丹、熬膏药、搓药线等传统中医实用技术的操作过程，传承外用药的制剂技术，为此后开展外科药物外治疗法打下了基础。

三、博古览今研医术

1971年，俞昌同的父亲逝世后，他独立行医，自学中医外科，阅读了以《中医外科学》为重点，并参考一些较为著名的中医外科古籍，随后学习顾筱岩、赵炳南、朱仁康、李竞、凌云鹏、尚德俊、奚九一、赵尚华、王沛、徐荣祥等现代中医名家的外科著作。1982年省卫生厅对社会个体医生进行考试发证，1989年福州市卫生局换证考试，1999 年国家第 1 次实行医师资格考试，均顺利通过。2000 年，国家卫生部门向合格的中医诊所发放"医疗机构执业许可证"，俞昌同中医外科诊所成为当年福清市唯一一家持证诊所。

他深知"师古而不泥古"的道理，认为学习中医既要传承，又要创新，与时俱进，更新发展，要切合临床实际，重视实践经验，讲究实用。"我在中医这条路上走了 60 多年，专攻外科 50 年，中医外科内容非常丰富，内治、外治、手术不一而足。我选择的是敷贴外治这一门，因为脏、臭、累，属于不被同行重视的业务。"俞昌同说，他之所以重视这个领域，是因为他发现古籍《周礼·天官篇》记载：疡医掌肿疡、溃疡、金创、折疡之祝药劀杀之剂。祝药就是敷药，劀杀是指清创，说明古代疡医是以敷药为主治疗疮疡疾病的。清代名医徐灵胎在《医学源流论·围药论》中更强调指出"外科之法，最重外治，而外治之中，尤当围药"，说明敷药疗法是中医外科的精髓所在。因此他决心把"外科敷药"这一传统特色疗法发掘传承下来。

经过数十年潜心研究实践，他积累了丰富的临床经验，技艺日趋精湛，取得独特疗效，前来求诊的患者无数，不少人慕名远道而来。品性敦厚加上术业专攻，俞氏家传中医外科在俞昌同这一代继续声名远播。

家住青口，86 岁的老杨 6 年来饱受静脉性溃疡折磨，四处寻医问药，2020 年 11 月 17 日，老杨听说俞氏中医外科擅长治疗这类疾病，立即找上门来，俞氏第三代传人俞巧云接诊时，发现老杨的腿内外侧严重溃烂，已经烂到骨头，俞巧云对其进行清创、敷药、换药……内侧经过 2 个月的治疗后愈合，外侧部分目前正在恢复中。"每次来换药，肉眼可见我这腿在愈合。"老杨说。

还有一位患者患糖尿病足，足部溃烂严重，住院治疗 3 个月未见效果，医院建议截肢处理。经人介绍来到俞昌同诊所问诊，由于情况严重，俞昌同亲手给他治疗，后来他的病足奇迹般地保住了。"感谢俞氏中医让我重获新生，我的孩子将这恢复后的照片发给以前建议我截肢的医院，整个医院都震惊了。"患者说。

像这样的例子数不胜数，不论久治不愈的老臁疮腿或是一些糖尿病足、带状疱疹引发的大面积溃疡，以及烫伤烧伤的溃疡伤口……患者们来这里诊治总能看到希望，无数患者，受惠于俞氏妙手。

俞昌同说："早年行医时，治疗的常见外科病，主要是痈、疽、疔、疖之类的疮疡病。近二三十年来，随着时代的变化，人们生活水平提高，营养不良状况改善，环境卫生改变，皮肤感染类疾病明显减少，外科病谱发生改变，疮疡类疾病减少。秋冬季节，每日排队求诊的手足部疔疮患者数量减少约 90%，一般疔疖患者也减少约 50%，流注、阴疽、瘰疬等症已极少见。由于抗生素的广泛使用，内服清热解毒的中药治疗，也已少用。目前各类慢性溃疡、烧烫伤、创伤等的伤口类疾病成为诊所的常见病。"

俞昌同说，他发现熬膏药时，油在提取药物后，还需加热至 300℃ 以上，才能与铅丹起反应成为膏药，这时油中的药物成分在高温下已被破坏殆尽，所以他认为"膏药肉"的作用，主要是物理作用。另外，他对油膏的制法，重视掌握提取药物的油温、油与药的比例、油与蜡的比例等因素，配制方法适宜，才能发挥药物的最大效果。例如"生肌象皮膏"中的制甘石末、石膏因熬制温度不同，而作用不同。在实践中他发现甘石、石膏二药，按照张山雷《疡科纲要》书中的制法是不经高温熬制则起收敛生肌的作用，经过高温熬制，起的是祛腐生肌作用。又如"三品一条枪"中的砒、矾，他认为不应该采用煅烧方式，既污染环境，又无法精确控制含砒量。经测试，他发现只需在枯矾中加2%左右的砒石共研即可达到同样效果，虽然此药久已不用，但也提高了对该药的认识。经过反复实践观察，他还对"乌云膏"的制法提出了改良方法，无论质量及疗效均得以提高……

"活到老、学到老""孜孜不倦地探索钻研"，是俞昌同一贯的作风，他表示中医不能因循守旧，要与时俱进，不断创新发展。通过不断的实践研究，摸索出更有效的治疗方法。中医的"医、药、护"三者是不分家的，要了解药物的化学成分和药理作用，要掌握外用制剂的药理、物理作用，积累临床经验、对比分析病例，才能不断地推动俞氏中医外科不断发展前进。

四、精益求精德为先

近年来，俞昌同致力于把长期积累的零散临床经验，整理出"肿疡敷药四法"、"溃疡护理八法"和治疗溃疡的两个治则——"祛腐生新治则"和"湿燥均衡治则"等，形成俞氏中医外科的一套理论体系，便于后人更好地发扬传承，也为了发展中医外科贡献一份力量。

为了医术传承和满足患者需求，20多年前，俞昌同就把三个女儿巧云、颖玲、秀敏，带在身边跟师学习，亲授中医药相关知识和外科外治敷贴技术，作为第三代传人。每天诊所一开门，三个女儿就忙着给前来的患者治疗，俞昌同大多数时间或在一旁指导，或阅读他所订阅的医学杂志，不断学习医学新思维、新成果。

他注重女儿们的中医理论学习，也注重她们的动手实践，还重视病案的整理，他让女儿们把每个患者每次来换药的情况用高清相机拍摄，制作图文并茂的详细病例留档，便于分析对比，温故知新。

经过一天的忙碌，下班前，俞昌同还要与三个女儿开个短会，对当天遇到的病例进行分析，组织女儿们学习新的知识，传授新的诊疗技术，隔一段时间，俞昌同还会出"考卷"测试女儿们的学习成果。

俞昌同教育女儿们道："目前，党中央和政府提出中医药事业发展的'十四五'规划，是对我们传统中医的认可和期望，也是中医药事业发展的契机。我们作为中医

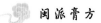

传承人，应当能够守正也能创新，重视学术精华的传承，为广大患者带来福音，为健康大中国做出奉献。"

俞昌同还说："学医行医是我的毕生心愿，治病救人是我正常的职业行为，何需夸奖。治好一例疑难患者，只是完成一次任务，如果没治好，却使我辗转难眠。虽然也想能像橐驼种树，所种皆活，但是像糖尿病足患者如果没有血供，只能截肢；临终患者的压疮如何回生，只能靠所有医务工作者共同努力吧。向患者索要锦旗、牌匾，不是我的作风。我也只是一个平凡人，不是神，世界上也没有包治百病、百发百中的神药，只能是尽力而为。"

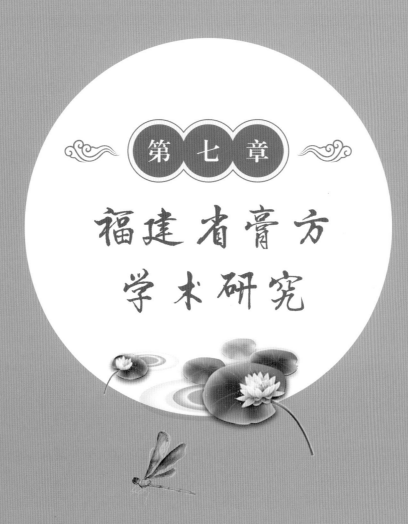

第七章

福建省膏方
学术研究

第一节　福建省膏方学术团体

福建省历来重视中医药特色优势，21世纪初开始探索中医膏方发展之路，先后成立了福建省膏方研究会和福建省中医药学会中医膏方分会。

一、福建省膏方研究会

福建省膏方研究会成立于2014年9月，并于2018年11月进行第二届换届选举，现有会员272名，其中理事81名、常务理事25名、顾问14名，博医汇名医馆的吴宝金担任会长，陈可冀院士为研究会荣誉会长，杨春波国医大师为研究会顾问。

膏方研究会自成立以来，每年均举办讲座、义诊及膏方节等活动，提高了膏方在大众中的认知度和接受度；参与编撰《清宫膏方精华》一书，该书为国医大师陈可冀院士的心血之作，体现了清代宫廷医疗经验中的膏方精华，并荣获2018年中华中医药学会学术著作一等奖。

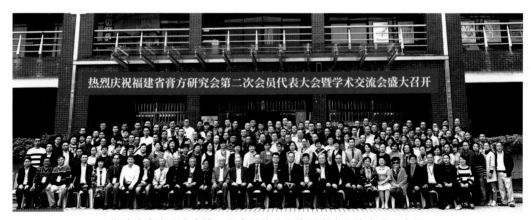

福建省膏方研究会第二次会员代表大会暨学术交流会成员合影

二、福建省中医药学会中医膏方分会

福建省中医药学会中医膏方分会成立于2019年10月12日，福州市中医院为主委单位和挂靠单位，福州市中医院副院长郑立升主任中医师担任主任委员，黄秋云主任中药师为顾问委员，分会现有委员127人、副主任委员8人、常务委员27人、秘书3人，并设置功能型党小组。

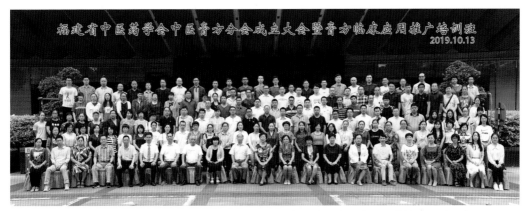

2019 年福建省中医药学会中医膏方分会成立大会暨膏方临床应用推广培训班成员合影

中医膏方分会成立之初确定了几项工作任务和目标：①建立完善福建膏方医药人员技术队伍；②建立国家级膏方人员培训机构，作为膏方人员师资培训基地；③规范膏方制作标准；④发挥中医药特色，普及膏方知识，惠及老百姓；⑤全面总结福建膏方工作，撰写膏方专著。

中医膏方分会成立以来，开展了系列学术工作。

（1）每年举办国家级或省级继续教育培训项目，开展膏方学术交流，培养膏方专业人才。

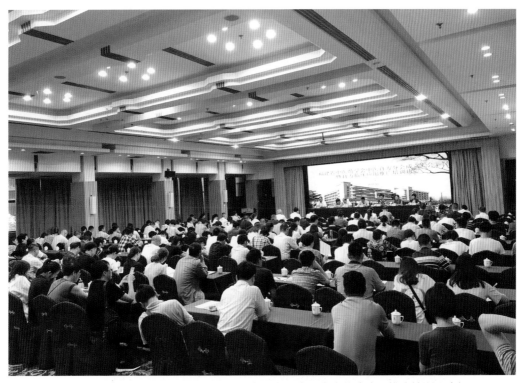

2019 年福建省中医药药学中医膏方分会成立大会暨膏方临床应用推广培训班会场

（2）推进膏方临床应用，开展膏方临床研究、创新工作。

（3）开展膏方调研活动，了解膏方工作开展情况，针对存在问题提出下一步工作思路和建议。

（4）举办膏方文化节活动，包括义诊、膏方专题讲座、膏方产品展示、膏方制作演示等，普及膏方科学知识。

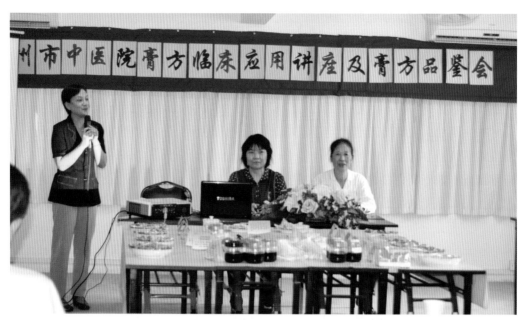

2011 年福州市中医院膏方临床应用讲座及膏方品鉴会

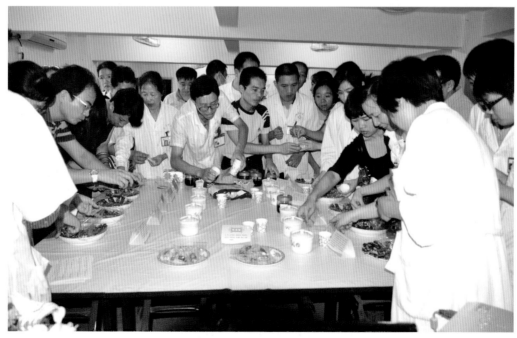

2011 年福州市中医院首届膏方节品鉴会现场

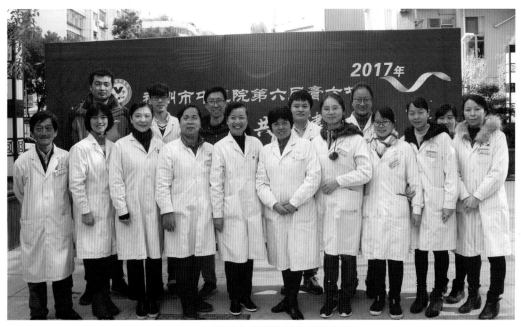

2017 年福州市中医院第六届膏方节

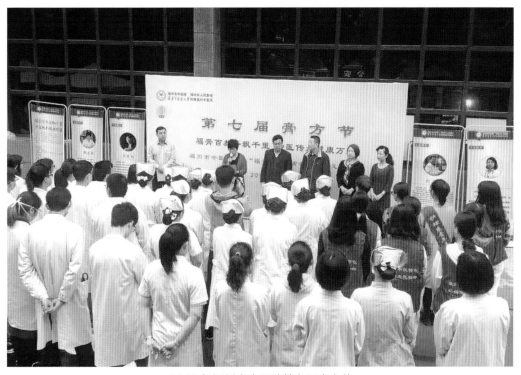

2018 年福州市中医院第七届膏方节

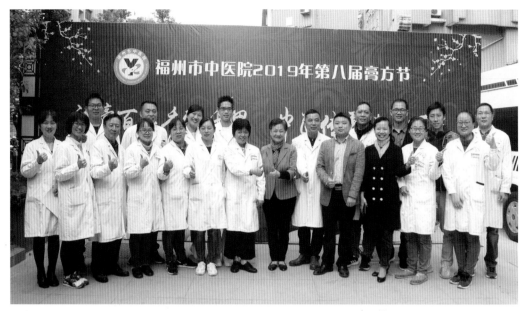

2019 年福州市中医院第八届膏方节

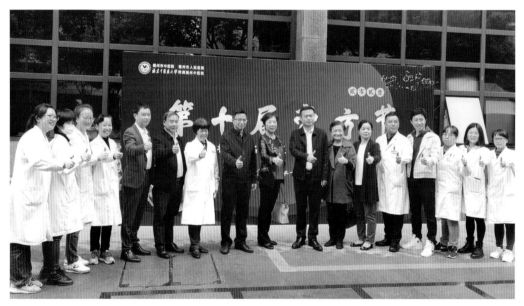

2021 年福州市中医院第十届膏方节

（5）开展膏方科普宣传，制作膏方宣传与教学视频、宣传材料，郑立升、华碧春等专家带头推出膏方健康养生访谈节目或视频，提高大众对膏方的认知度和接受度。

（6）开展义诊，指导基层单位开展膏方工作，同时接收基层单位医务人员来单位进修学习膏方，提高基层单位膏方工作认识和技术水平。

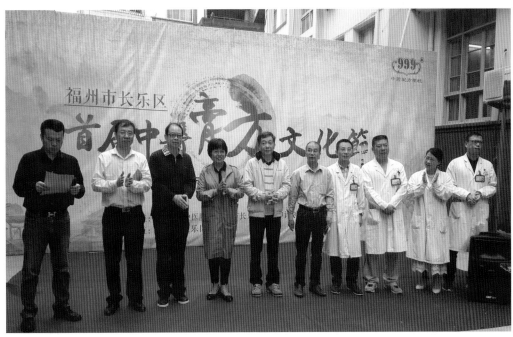

2019 年福建省中医药学会中医膏方分会专家赴长乐参加长乐区首届中医膏方文化节

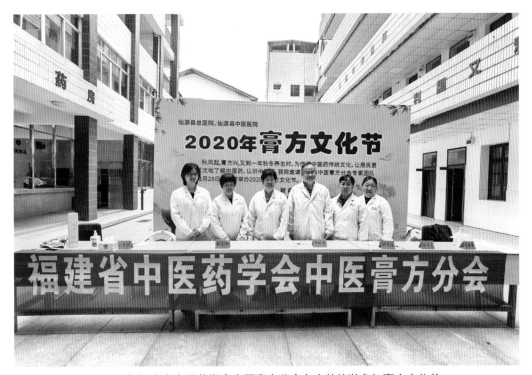

2020 年福建省中医药学会中医膏方分会专家赴仙游参加膏方文化节

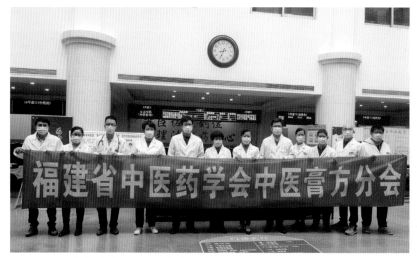

2021 年福建省中医药学会中医膏方分会专家赴漳州指导膏方工作

（7）高校开设膏方课程，提升膏方学科内涵（黄秋云主任中药师在福建生物工程职业技术学院进行国药膏方专项师承教学工作）。

（8）参加中华中医药学会膏方分会学术年会，汇报福建省膏方工作情况，学习交流先进的膏方工作实践经验（福建省共有 10 名入选为中华中医药学会膏方分会委员，其中郑立升、华碧春、吴宝金 3 人当选为常务委员）。

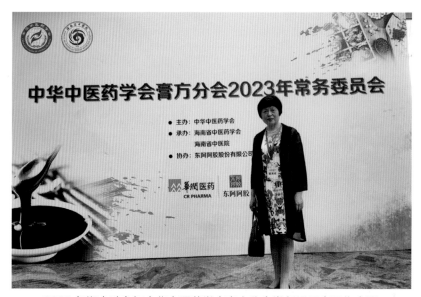

2023 年郑立升参加中华中医药学会膏方分会常务委员会工作会议

膏方的效用已被历史证实，膏方的临床应用与研究在福建省方兴未艾。福建省中医药学会中医膏方分会系列活动带动了福建省膏方学术的繁荣，促进了膏方特色技术不断传承创新，推动了膏方事业的向前发展。

（林娟）

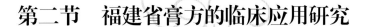

第二节　福建省膏方的临床应用研究

近年来，由于人们生活水平的提高以及健康意识的增强，膏方得到大量的应用，在膏方的制作工艺、药效、药理、毒理、质量标准和临床应用等方面，都取得令人瞩目的进步，膏方包装也不断改进和更新。养生延年和防病治病是内服膏方调治的两大重点。过去人们比较重视膏方在养生保健、延年益寿方面的作用，近十年膏方在疾病治疗领域的发展极为迅速，远远超过其在养生方面的成就。无论是临床研究、实验研究、理论著作研究方面，还是中医膏方学，都取得长足的发展。

2020年8月福建省卫健委组织开展膏方专项调研并形成了调研报告《福建省中医膏方发展情况调研报告》。①福建省膏方品种较丰富。各地各单位报送的著名膏方有33种，如益肾健骨膏、健脾和胃膏、补虚平喘膏、舒心膏、吴氏痛经膏、固卫膏、固本培元膏、秋梨膏、蜂花膏、复春养颜膏、薯蓣膏、益气养元膏、扶阳平喘膏、扶阳益元膏、养阴益元膏、通窍膏、止咳膏、平和保养膏、积乳膏、更年康乐膏、健胃消食膏、清胃解郁膏、温经膏、补肾健骨膏、八珍膏/阿胶糕、玉屏风膏、吴氏补血健脾固冲膏、扶正抗癌膏、和畅膏、南少林戴良鸿跌打膏药、塔兜膏药(聚峰膏药丹散)、骨质疏松膏、神奇养胃膏，其中福州市中医院历年常用的膏方有30余种，福州市博医汇中医馆常用的膏方有23种(报告没有统计在内，后补)。②膏方临床应用较广泛。膏方已广泛应用于内科、儿科、男科、肿瘤科、伤科、妇科，还用于脑病、皮肤、美容、失眠、风湿痹病、腰腿痛、亚健康状态的调理，福州市中医院将确有疗效的膏方处方经过认证程序列入临床诊疗常规中，应用时再辨证加减，彰显中医特色，福州博医汇中医馆应用一人一方和一病一方的数量均遥遥领先。

福建省自2008年开展中医膏方服务与临床研究以来，共开展省市级科研项目20余个，发表在国内各级中医药专业期刊论文20余篇，参与编写专著1部，涉及内容主要有膏方的临床应用、制作工艺、药效、药理、质量标准等方面，其中临床应用的科研项目和论文占80%以上，主要参与单位为福州市中医院、福建省人民医院、福建中医药大学、漳州市中医院等。

福建省以膏方作为干预手段进行临床或实验研究的文献报告虽然不多，但是运用膏方的病案报道、经验体会类的文章相对较多。现代中西医结合的趋势，对膏方的发展产生重要的影响，主要表现为结合西医的诊断与对中药药理的有关认识来制订膏方，如治疗小儿哮喘的固本蠲哮膏、脾胃虚寒证腹泻型肠易激综合征的小建中膏、非酒精性脂肪肝的降脂膏、老年颤证的血府逐瘀膏、肺肾阴虚型眼干燥症的增液明目膏等。膏方的临床病案报道涉及儿科、脾胃科、呼吸科、中医妇科、中医外科、老年科、皮肤科、中医骨科、脑病科及药剂科等部门。

刘玉凤等做的紫草油膏治疗褥疮的临床观察及其对大鼠褥疮模型治疗作用的研究；林燕云等做的体外冲击波联合伸筋膏治疗慢性腰肌劳损的临床疗效及对 IL-6、TNF-α 的影响；李宇等做的多指标正交试验优化更年安膏成型工艺及质量标准研究；李玲慧等做的川贝秋梨膏的质量标准研究……这些都是对膏方开展的基础研究，取得了一定的成果。另外，林汉钦等在 2019 年做了题为"关于福建省膏方发展存在的问题与对策建议"的调研报告，通过以调研形式，全面深入了解当前福建省中医膏方传承发展存在的问题，提出合理的对策建议，为完善福建省中医膏方传承发展政策提供参考。

福建省膏方在临床研究评价、实验研究水平（从细胞水平、分子水平探讨膏方防治疾病的作用机制）以及膏方质量标准研究等方面，还处在临床研究初步发展阶段，应多向江苏、上海、北京、广东、浙江及湖北等中医药先进兄弟省份学习，在今后的临床科研和实验研究上需要更加刻苦钻研和更多资金投入，努力迎头赶上，争取让福建中医膏方事业跟上先进兄弟省份的步伐。

第三节　中医特色护理在膏方推广应用中的作用

福州市中医院是福建省最早开展膏方临床应用的医疗单位。临床上发现，由于患者对膏方的使用方法、配伍禁忌、不良反应等不了解，导致膏方不能在实际运用中发挥其最大的药效。作为中医护理人员，中医特色护理是我们的职责，在临床膏方的推广和运用的工作实践中，护理人员做好患者的膏方健康教育显得十分重要。

1. 配合合理中医饮食进行健康教育

（1）由于患者应用膏方调理时间较长，服用膏方期间的饮食、方法不当都可能导致副作用发生，如胸闷、腹胀、腹泻、咳嗽痰多、发热、感冒、便秘、食欲不振等并发症，进而使服用膏方的效果下降。因此，护理人员要学会将膏方的相关知识运用到健康教育中，选择恰当的时机，采取适合不同患者的有效健康教育方式，做到因人、因时、因地、因证指导患者使用膏方。

（2）辨证饮食。膏方自身具有一定的滋补作用，在使用中从整体出发，对患者进行全方面的调理。应结合患者的情况进行辨证施治，采用辨证饮食观察患者服用膏方后的临床疗效。《黄帝内经·素问·脏气法时论》中说："毒药攻邪，五谷为养，五果为助，五畜为益，五菜为充，气味和而服之，以补益精气。"所谓"药食同源"，中药在发挥其祛邪调脏功能，患者使用后能够有很强的吸收效果是凭借偏性来实现的，而膳食调理则注重于调整气与味，以将脏腑的精气进行充盈，这样二者合一，才能让膏方在使用中发挥独特的优势和效果。

（3）饮食禁忌。一般无特殊禁忌，茶叶具有解药作用，服膏方时一般不宜用茶水冲饮；服用含有人参、黄芪等补气药物的膏方时，应忌食生萝卜；忌猪血、羊血等；忌烟限酒；慎食生冷、油腻、海鲜、虾蟹、辛辣等不易消化及有较强刺激性的食物。

（4）个体化指导。因服膏方致便秘患者，应适当减少膏方的剂量，同时在饮食中增加膳食纤维，多喝水，多吃水果蔬菜，或早晨起来喝一杯蜂蜜水，一般就能解决便秘问题；食欲不振者要减少服用剂量，或加服助消化的药茶，如陈皮茶、山楂茶等。

2. 根据体质辨识结果给予护理干预

（1）护理干预主要侧重于情志、运动锻炼以及患者对气候环境适应性的指导方面，配合中医膏方调理，能有效地指导患者加强治疗目的性，培养患者的依从性，减少患者的盲目性，使膏方运用既能符合时令、地域，又能符合个体差异，提高中医临床疗效。

（2）在进行体质干预治疗护理时，注重个体化因素，做到一人一法一方案。突出中医特色，充分发挥"整体观念""辨证施护"和"辨证论治"等因素，为体质偏颇人群制定有较强针对措施的具体方法，可操作性强，有客观的理论依据。如湿热质患者，调治原则为"泻肝平胃、清利湿热"。具体方法为：经常经络按摩，拔火罐除湿热，饮食宜清淡为主，忌辛辣，可多食赤小豆、绿豆、冬瓜、西瓜等，少食羊肉、狗肉、蜂蜜等甘温滋腻及火锅、烹炸、烧烤等辛温助热的食物，戒烟酒，可以进行中长跑、游泳、爬山、各种球类、武术等运动。

（3）此外，还可指导患者进行一些自我调节，推荐有氧运动如散步、八段锦、穴位操等，阳光心情、规律生活均有利于健康状态及体质类型的调整，平时应注意掌握体能运动方式和运动的强度。

3. 膏方服用时间和用量

膏方宜饭前空腹服用，如果空腹服用肠胃有不适感，也可改在餐后 0.5~1h 服用。一般是每天早晚各 1 次，每次约 15mL，用开水化服。从药效角度分析，每次服药应该定量、定时。

4. 膏方储存注意

膏方应分罐装，存储于冰箱内冷藏保存，服完一罐再开另一罐。一般每罐盛放 10d 的用量，既可防霉变，又方便外出携带。需要注意的是，服用膏方时使用的勺子一定要干净干燥，不含水分，否则易引起霉变。

5. 膏方辅料的选用

在心内科护理中发现，传统膏方的收膏多采用冰糖、阿胶、蜂蜜、鹿角胶、鱼鳔胶等胶类作为基质和矫味剂，这类性质滞腻之品对高血压病的调治，尤其是合并高脂血症、糖尿病、肥胖症、高尿酸症等或有倾向者不适合，患者服用后血糖血脂控制不佳。此类患者的膏方应尽量不用上述辅料作基质或矫味剂，可改用木糖醇、元贞糖、龟甲胶、鳖甲胶等，以取得更好的疗效。膏方辅料的选用对膏方早期制作工艺改进起到一定的推动作用。

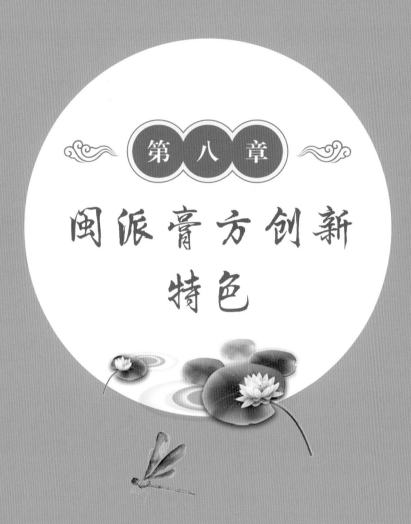

第八章

闽派膏方创新特色

第一节　闽派儿科膏方

闽派膏方源远流长，轻灵甘滋，清补为要。清代著名医家长乐陈修园在《医学从众录》中收录不少膏方，"雪梨膏""梨藕汁膏""紫菀杏仁煎""文蛤津脐膏""五倍子膏""噎膈膏"等，为闽派儿科膏方打下很好的基础。

膏方养生、强身疗疾效果显著，但是小儿属纯阳之体，生机蓬勃，毋须进补；因膏方滋腻，不宜小儿服用，故往往被儿科医师所忽视。然而，闽派儿科膏方通过十几年的实践摸索，总结优化，却匠心独运，别树一帜。

长期以来，我们组织专家团队对闽派儿科膏方的研究展开了热烈的讨论，认为小儿膏方可以针对小儿禀赋不足、易虚易实、留邪伏痰等诸多薄弱环节，结合小儿不同体质，综合既往病史及当下体质状态立药遣方、补虚复损，调整小儿脏腑阴阳气血，祛除痰瘀食积，对防治小儿疾病具有重要意义。

闽派儿科膏方一年四季皆可服用。刚开始，我们认为冬三月乃"生机潜伏，阳气内藏"的季节，万物春生夏长秋收冬藏，人亦应之，故膏方传统多在冬季服用，一般从冬至日起连续服用约50天，也就是冬至以后的"一九"到"六九"，或服至立春前结束。具体来说，我们会选择冬令调补，可谓"天人相应""顺天者昌"。后来，我们逐渐体会到膏方药力温和持久，只要于病有利，应不囿于冬三月，"春夏养阳""秋冬养阴"，对于反复呼吸道感染之易感儿或哮喘患儿，一年四季皆可服用，通过合理的全年调治，以期气血充盛、阴平阳秘。

闽派儿科膏方调补作用也跟成人膏方一样，在服用膏方前，也会让患儿先预服些调理的中药，即"开路方"，或者进行饮食调整。小儿膏方不主张在疾病的急性期服用，如出现发热、呕吐、腹泻、咽痛、痉咳等，要先治愈或基本缓解后再服调补的膏方。

闽派儿科膏方当下主要致力于讲究小儿服用膏方的依从性，辅料多以冰糖、饴糖收膏，使得膏滋怡人，口感甘甜中有药香，易于被患儿接受，也便于较长时间的服用。有时也选植物胶做收膏剂，如用银耳、草燕把儿童膏方做成果冻式的。

闽派儿科膏方主要研究治疗小儿脾胃和肺系疾病，倡导轻灵甘滋、清补为要，不主张过用攻伐，常多用药食同源之品，特别在用好白色食材上下功夫。闽派儿科膏方还喜用蔬果种子，如萝卜、丝瓜、枇杷、雪梨、柑橘、橄榄、山楂、荸荠、乌梅、柿饼、核桃、龙眼肉、桑椹、覆盆子、枸杞等，有的食材直接辅粥入膏，有的结合辨证选药成膏，讲究滋味清甘怡人，使小儿易于接受而持久建功。

闽派儿科膏方严格强调注意事项，服用膏方时应避忌生冷、油腻、辛辣等有较强刺激性的食物，以免碍胃而影响膏剂的吸收。如膏方中含有党参等补气药物，应忌食萝卜、芥菜等破气食物。服用膏方宜从小剂量开始，每天早晨减半膏量开水烊化，空腹服用，服用 2~3 天后，观察如无不适反应，则可在晚上临睡前增服 1 次。小儿膏方服用讲究灵活辨证，分期调治，相对成人而言疗程可适当短些。

"闽派儿科膏方"实例分享。

1. 川贝秋梨膏

【组成】川贝母、蜜款冬花、麦冬、百合、蜂蜜。

【制法】按膏方常规制作方法制作成膏。

【功效】利咽化痰，理肺生津。

【适应证】小儿急慢性咽炎、支气管炎等。

2. 保和膏

【组成】山楂、焦六神曲、焦麦芽、炒莱菔子、姜半夏、茯苓、制陈皮、连翘、山药、炙甘草。

【制法】按膏方常规制作方法制作成膏。

【功效】消积运脾，开胃增食。

【适应证】小儿功能性消化不良、厌食等。

3. 水晶膏

【组成】核桃仁、柿霜饼各等分，饴糖（麦芽糖）适量。

【制法】先将核桃仁、柿霜饼切碎，捣碾成末（亦可用家用破壁机进行碎料操作），先蒸核桃仁，候熟后再入柿霜饼同蒸，融化为一后，入饴糖收膏。

【功效】补肺调中益肾。

【适应证】用于体虚调复，小儿反复咳喘缓解期尤宜。

4. 青果膏

【组成】鲜橄榄、鲜余甘各等分，蜂蜜适量。

【制法】先煮沸水，将橄榄、余甘入锅，数焯后去涩、去核、捣烂，仍入原汤煎腻出汁，易水再煎，煎至无味，去滓，以汁共归一锅，入蜂蜜慢火煎浓成膏。

【功效】利咽消积，开胃进食。

【适应证】用于小儿急慢性咽炎、功能性消化不良等。

5. 小儿消食膏

【组成】党参、苍术、茯苓、甘草、葛根、藿香、木香、神曲、姜半夏、麦芽、谷芽、陈皮、连翘、山楂、山药、竹茹、白芍、麦芽糖、蜂蜜。

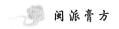

【制法】按膏方常规制作方法制作成膏。

【功效】健胃益气，消食化湿。

【适应证】适用于小儿脾胃虚弱、饮食积滞所致的食欲不振、脘腹胀满、消瘦等。

6. 小儿健脾膏

【组成】党参、山药、白芍、茯苓、稻香陈、麦芽、稻芽、南山楂、厚朴花、枳壳、车前子、甘草、饴糖。

【制法】按膏方常规制作方法制作成膏。

【功效】健脾理气。

【适应证】适用于小儿消化不良属脾虚气滞的厌食、偏食、积食及小儿疳积症。

膏方是中医学体系的重要组成部分，是在中医"治未病"思想指导下产生的，具有充分的理论依据和坚实的临床基础。闽派儿科膏方研究内容首先是辨证应用，遣方得当，在辨证论治原则指导下结合小儿生理病理特点，以清补调治为其最主要特色，或补虚复损，或兼清余邪，相体裁衣，且不囿于四时。其次讲求三因制宜，善用闽产风物及药食同源之品成膏，讲求清滋不腻、口感相宜，以及开发膏糖等便携剂型，以利于提升小儿服用的依从性。

第二节 守正创新研究"一病一膏"

2007年以前，全国各地膏方临床应用的方式多为一人一方，价格比较昂贵，个体适用性强，不利于推广普及。那时候临床应用"一病一膏"存在违规的风险，但笔者始终认为，研究"一病一膏"是中医药传承的一个重要内容，因此也做了大量的相关理论研究。

一是研究中医膏方历史源流：很多膏方是来自历代文献记载，如《景岳全书》两仪膏、《韩氏医通》霞天膏、《摄生总要》龟鹿二仙膏等，一直流传至今。

二是通过对现代膏方进行探究：有许多老字号药店自制的膏方至今还广为流传，如首乌延寿膏、八仙长寿膏、葆春膏、参鹿补膏等，来自北京同仁堂、杭州胡庆余堂、上海雷允上、江阴柳致和堂。

三是借鉴前辈专家对膏方概念的阐述：如吴师机《理瀹骈文》说："膏方取法，不外于汤丸，凡汤丸之有效者，皆可熬膏。"

四是研究借鉴清宫的内服膏方：清宫膏方使用面广、种类多，如用于保健抗衰老的菊花延龄膏、用于补益的扶元和中膏、用于治眼病的明目延龄膏、用于治咳嗽的润肺和肝膏、用于治脾胃病的理脾调中化湿膏、用于治疗肝病的清热养肝和络膏等。

福建膏方工作起步较晚，2007年前福建省口服膏方制作技术基础研究几乎为零，要把膏方引入福建，需要营造临床应用的创新与研究氛围。福州市中医院在分析各方面情况后，认为要进行"一病一膏"研究，对福建膏方启动工作有多方面好处：①"一病一膏"可有效降低制作成本，让患者吃得起膏方，提高群众应用膏方的接受度和依从性。②福州市中医院当时有多个省市级临床重点专科建设，在没有制剂室的情况下，需要"一病一膏"的支持。③"一病一膏"，患者每次开药无需太多，服完再开，若药不对症可适时调整，减轻患者单次经济负担。④有利于膏方的临床经验总结。

福州市中医院进行"一病一膏"研究，主要有以下几个优势路径：①将医院传承验方的传统发扬光大，如流传200多年的福州孙氏妇科传承下来的当归补血膏、更年调节膏；儿科的川贝秋梨膏；传承福州市中医院名医李楚銮主任经验方拟定的益气养血通络膏。②根据临床治疗经验总结用膏：如神经科的安神膏、益脑膏，消化科的养胃膏、通便膏，呼吸科的固本平喘调理膏、补肾纳气平喘膏，骨科的健骨通络止痛膏，儿科的固本蠲哮膏，有的是以协定处方的形式在重点专科临床运用后总结的，如省级重点专病的糖尿病1~4号膏方。③他山之石，为我所用，相得益彰：如2008年医院开展膏方制作及临床研究时，采集上海曙光医院全国名老中医黄吉庚教授的临床经验方，并经医务科组织专家讨论拟定的补肾健脾和胃膏；2010年受南京中医药大学教授、博士生导师黄瑾教授临床经验启发，推荐给临床使用的炙甘草膏等。④应用养生、保健、美容的基本方进行处方加减，思路上融会贯通，功能上可补可调，阶段性应用或长期使用兼顾，如美容科的回春驻颜膏。⑤发挥中医药特色在健康活动中研究应用，如受福州抗烟（鸦片）英雄林则徐中药戒烟的研究思路影响，在配合医院开展戒烟活动时研究制作了戒烟糖。⑥对古方名方进行研究优选利用，对专科临床有价值的处方加减应用，如儿科选取清末民初名医张锡纯食疗名方"水晶桃"加味创制而成的水晶膏。这些有的是福州市中医院的历史瑰宝，有的是临床精华，有的是研究方法，既是"一病一膏"研究的最佳道地基础条件，又是给福州市中医院老前辈的临床经验注入传承生机，更是一种发扬光大"一病一膏"处方精髓的好办法。

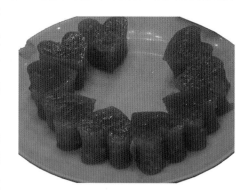

水晶膏

十几年来，医院领导顶着压力，坚持研发"一病一膏"，通过多方协调（卫生系统、药监局、物价部门），取得各职能部门支持，得以让"一病一膏"临床应用至今，让"一病一膏"的精华得以流传不衰，关键要点在于及时总结，不断提出新问题，不忽视细节问题的研究和解决。通过总结、分析、传承、优化、应用，使"一病一膏"理法方药做到药优料纯，处方有出处，应用有依据，总结有数据，流传有文章。

现在随着发展的脚步，我们欣喜地看到全国各地越来越多的医疗机构也开始研究并应用"一病一膏"的膏方，"一病一膏"终将步入正轨。

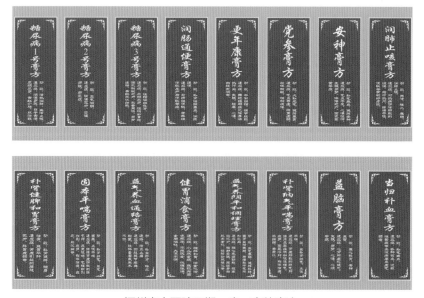

福州市中医院早期一病一膏的膏方

第三节　创新应用植物胶收膏

　　膏方制作过程中，收膏是个重要环节，收膏材料直接影响收膏的质量。胶类、糖类等有助于收膏成形，增加药汁的黏稠度，还有补益虚损的功效。膏方经常使用的胶类有阿胶、龟甲胶、鹿角胶、鳖甲胶，这些胶类都为动物胶，多具温性，且味重而滋腻。也有的膏方只用冰糖、红糖、蜂蜜等收膏。1949 年前后常有"荤胶素膏"的商品名称出现在中药商铺广告中，荤胶素膏包括胶类中药和膏类中药两大类型，临床应用各有一定的优点，现在的中医师大部分对荤膏比较熟悉，素膏已经少被知晓。

　　近年来，我们注重对素膏的研究，在进行清宫膏方研究过程中，发现清宫口服膏方基本上都是素膏，特别是那些具有明显养生保健功能的膏方。在对清宫膏方重现的过程中发现，有些膏浓缩过程比较困难，成膏难，且不同的膏方服用剂量相差很大，与现代膏方理论有冲突。因此，我们尝试把具有植物性胶质的食材引入膏方制作中，进行了植物胶收膏的反复实践，认为用植物胶收膏对改善膏方成型、口感、控制服用量等方面具有优势，同时根据各种膏方的功效和作用，通过针对性地挑选植物胶，可对膏方功效产生互补作用，对提高疗效还有独到之处。

　　这几年，经过反复试验，我们将黑木耳、银耳、雪燕、皂角米（雪莲子）、桃胶、草燕等具有胶质或黏液性质的植物性食材应用于膏方制作中。首先，这类食材含有一定的黏稠度，可以替代很多收膏剂，对不适合使用动物胶的膏方尤为适宜；其次，这类食材性多平或凉，具有不同的功效及特点，应用于不同的膏方，还可以替代或增加部分中药的功能。

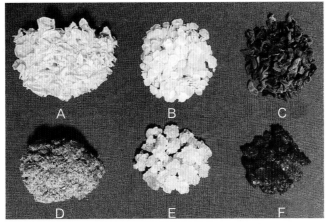

A. 银耳；B. 皂角米；C. 黑木耳；D. 草燕；E. 雪燕；F. 桃胶

常用的几种植物胶质材料

在用植物胶收膏实验过程中，我们设计了几个研究点，然后逐项展开研究。

第一，根据含植物胶质食材的功效，应用到不同的膏方制作中。如雪燕为珍贵植物木髓的分泌物，是一种滋补营养品，具有补水保湿、减脂润肠、提高人体免疫力、增强儿童大脑开发、抑制肿瘤细胞生长及转移、调节人体胶原蛋白使皮肤紧实有弹性等功效，可用于养颜美容膏和儿童保健膏收膏。此外，雪燕膨胀系数高，而糖尿病、高血压、癌症患者的膏方，选用滋腻性、淀粉多的药材少，且不适合采用动物胶、糖类、蜂蜜做收膏剂，故可首选雪燕。再如草燕性凉，具有清热润肺、解渴消暑的作用，营养价值高，可用于夏季保健膏、秋天清肺膏，还适用于儿童膏方收膏，可把儿童膏方做成果冻式的。又如桃胶性味甘、苦、平，可与黑木耳一起做成主治石淋、血淋的膏方；同时桃胶为嫩肤养颜保健之佳品，可以用于美容膏收膏；桃胶也是妇科膏方的良好收膏剂。

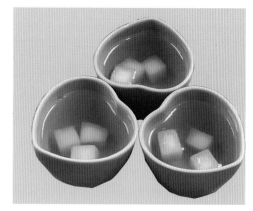

草燕芒果冻

第二，含植物胶质食材替代收膏剂，在发挥自身功效的前提下，便于计算膏方单次服用量。如慈禧太后最喜欢的菊花延龄膏，处方中仅有菊花一味，菊花浓度再高，也难成膏。我们就按照单味菊花剂量比如3g或5g，设置每次食膏的重量如15g或20g，把菊花投入煎煮3遍，合并滤液浓缩到设置饮服的量，加入植物胶如雪莲（皂角米）浸泡、炖熟，放搅拌机中搅拌成浆，分装即可。这样可以把没有黏性、无法成膏的菊花水做成晶莹剔透的膏。由于雪莲富含蛋白质、藻角质、氨基酸，有降血压、养心性的作用，同时雪莲防晒系数高，可有效保护皮肤免受紫外线侵害，改善皮肤色素沉着，延缓人体衰老，这些功效与白菊花互补，协助白菊花保肝润肺、养颜美容，故可作为防晒养颜美容膏。此外，雪莲味微甜，还是天然调味剂。

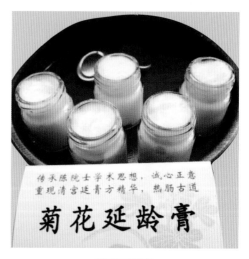

菊花延龄膏

第三，植物胶质加工成胶质状（小分子）能更好地被人体吸收的原理，与膏方文火慢煮，殊途同归。有人说，银耳煮到烂透效果不亚于燕窝，虽然夸张了些，但当银耳炖煮至释放出小分子胶质状时，其作用不容小觑。我们将银耳尽量撕碎或者剪碎，使用高压文火久煮，使银耳胶质充分溶出，当银耳滤汁由烫变温凉后，便会黏稠起来。银耳还含有蛋白质、脂肪、多种氨基酸、矿物质及肝糖，具有滋肾益精、滋阴润肺的作用，既能增强人体免疫力，又可增强肿瘤患者对放、化疗的耐受力。根据银耳富含天然植物性胶质的特点，加上具有滋阴润燥的作用，我们将其制成百合银耳蜜，作为一个良好的润肤膏方，可长期服用；根据银耳的颜色与白色药材配方，制成系列白色膏方，健康人群可用其作为节气养颜美容保健膏，肿瘤、心血管患者也可首选其作为辅助调理膏。2022 年，我们将银耳单品制成银耳液，既作为夏季保健品，内服补气生津，也可外用于紧肤美容和治疗外伤，疫情防控期间，还将其用于含服治疗咽喉肿痛，均取得良好效果。如果只是把银耳按常规方法煮食，则无法实现这么好的效果，必须把植物胶质加工成小分子的胶质状，才易于被人体吸收。目前我们正在研究小分子银耳胶用于制作外用膏，以增强对皮肤的渗透性，营养皮肤，促进药物的皮肤吸收，保护皮肤黏膜，养肤润肤等，这也必将成为植物胶研究的新亮点。

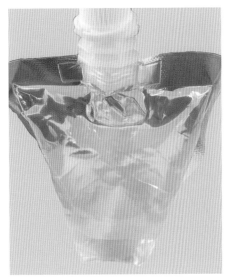

银耳水

　　第四，含植物胶质的食材如果用于调理身体，不能以食品的方式，而要以药品的方式食用。如黑木耳具有养胃润肠、活血去栓等功效，很多人平时都是炒食或炖食，这样按照传统吃法，不易消化，吃多了还会伤胃，且受其他食材和调味品的影响，不易做到对症、定量、定时。我们把黑木耳制成膏方后，让它以小分子形式散布在膏方中，把它胶质的吸附作用充分发挥出来，能化解各种体内结石或误吸入的异物，且能养胃润肠；同时黑木耳含有丰富的维生素 K 及多糖，能降低血液黏稠度，预防血栓形成及防治动脉硬化，可降低心脑血管疾病的发病概率。特别是化石膏方、心脑血管疾病膏方，使用的中药成膏率低，此时用上黑木耳，无疑是首选，它在发挥协同疗效的同时还是很好的收膏剂，如黑木耳红糖膏、黑木耳蜂蜜膏、黑木耳丹参膏、黑木耳山楂膏等。更重要的是，这样食服，实现了以药品的方式食服，易于吸收，凸显奇效。此外，黑木耳入膏，每次服用量较少，菌菇过敏者也不受影响。

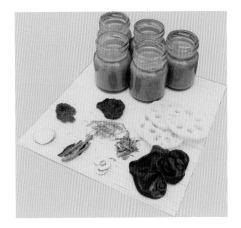

木耳藕片调经膏

　　对内服膏方用含植物胶物质收膏，我们还在持续试验中，其用药比例、融合方法、消除泡沫、质量稳定性、保存期还有待于继续研究和摸索，以期形成数据。但这些含植物胶物质用于收膏也有其缺点，要加以注意，比如黑木耳有一定的滑肠作用，故脾虚消化不良或大便溏稀者宜少用或忌用单味膏；银耳制膏前可用开水泡发，除去杂质后在流水下反复冲洗，这样易除净亚硝酸盐；使用黑木耳和银耳收膏，要询问患者是否有真菌过敏史，以确定用量或不用；雪燕味有一丁点酸，配方时应加以注意，并告知患者。

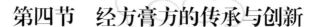

第四节 经方膏方的传承与创新

福建省中医药学会中医膏方分会主任委员郑立升很注重学经方，带动同行一起学经典、提高疗效，熟读中医经典，把握膏方根源，把经方运用到膏方中，以经方为典范，在临床中谨守病机为根，辨证论治为准，在突破经方在膏方应用的瓶颈过程中，融会贯通地丰富了经方运用，同时高度重视经方膏方的制作工艺和临方炮制。现从以下几方面对经方膏方进行传承创新研究。

一、提高应用经方的能力

在膏方中应用经方，医生易辨证，临床疗效好，由于经方立法严谨，选药精简，来源于实践，千百年来临床医家都用的得心应手。近几年，我们陆续推出以经方为基础方的膏方，应用于临床，显示出很好的疗效，如薯蓣膏、温经膏、金匮肾气膏、补中益气膏、五子衍宗膏、归脾膏、十全大补膏、建中膏、保和膏、当归补血膏、炙甘草膏。福州市中医院坚持每月一期"经方沙龙"的历练，让学员在应用经方的辨证施治过程中，能最大限度地抓住疾病的本质，最低限度地避免辨证失误，最广泛地杜绝对方证的失治，应用经方比较娴熟，让经方更加显现出其生命活力。

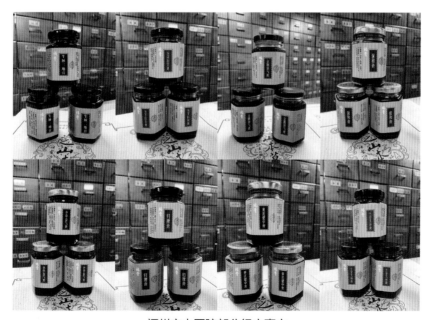

福州市中医院部分经方膏方

二、挖掘经方中的特色

《伤寒论》中的"猪肤汤"，是药膳也是膏方。笔者在福建生物工程职业技术学院进行传承教学过程中，结合药膳知识和做法，把《伤寒论》中的"猪肤汤"方，做成"猪皮冻"。后来发现猪肤与驴皮本质上有近同之意，"猪皮冻"的做法与膏滋的做法有所雷同。在熟读原文、理解文意的基础上，我们用猪肤、白蜜、米粉，做成了白色膏状，类似于膏滋剂，并延伸应用。在《伤寒论》中，"猪肤汤"有养阴润燥和中、止痛止利之功，用于治疗咽喉疼痛、下利、兼有心烦咽燥、脉细数等。在制作过程中，我们认为猪肤（皮）中含有大量的胶原蛋白和弹性蛋白，经过《伤寒论》文中所述加温清水久煮可转换成明胶，明胶能结合许多水，可增强细胞生理代谢，减缓机体细胞老化，有延缓衰老和抗癌的作用，可延伸用于养颜美容。后来还对"猪肤汤"食材与药材方面做了些调整，拟出多个处方，运用现代设备，制作了各种膏滋类膳食，扩大了应用范围。

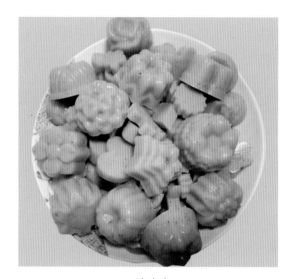

猪皮冻

三、注重中药的临方炮制

在膏方中应用经方，我们非常注重中药的临方炮制，如经方中用到炙甘草的处方很多，我们查阅了很多资料，从经方所处年代、炮制历史演变、蜜炙甘草与炒制甘草的性味功效区别、炙甘草的用量等多方面综合分析，研究认为经方中的"炙甘草"应采用干炒甘草，不可用蜜甘草，特别是"炙甘草汤"用于"脉结代、心动悸"之证时，用甘草量大为君药，是巧取"通经脉，利血气"之功，如果用蜜甘草，性过于滋腻碍脾，影响运化，难以引导全方共奏养血滋阴、益气通脉而复脉之功，把"炙甘草汤"改做"炙甘草膏"，在服药时间上还会有所延长，用炒甘草入剂更为恰当。注重中药的临方炮制，把经方膏方制作得更精准。

四、尝试块状膏方的制作

在经方膏方制作中，为了让更多的人接受膏方，也为了丰富经方膏方内容，我们挑选了经方膏方中的炙甘草膏、薯蓣膏、温经膏制作，对其中一部分人群，增加核桃仁、黑芝麻，或枸杞子，或柏子仁做辅料，制成咀嚼型块状膏，让上班族携带方便，剂量准确，服食可口。我们挑选经方膏方中的炙甘草膏、薯蓣膏、温经膏制作成咀嚼型块状膏是有依据的，一是这三个方从原方组方上分析，方中药性为比较平和，制作咀嚼型块状膏调味比较容易；二是炙甘草膏、薯蓣膏原方中都有用到大枣，温经膏加大枣也有适用人群，在制膏过程中保持大枣原味，是制作咀嚼型块状膏的有利条件；三是这三个方如果加上核桃、芝麻与原方所具功效没有矛盾，对其中人群还有协同作用。做法是把核桃仁、黑芝麻、大枣去核剪半粒状分别炒香备用，阿胶另放备用，需要研粉的预先研粉备用，其他药按膏方常规制作，浓缩到稠膏时，加入细粉搅拌均匀，加入阿胶粉搅拌均匀，再加入核桃仁、黑芝麻、大枣（如果有加入枸杞子或柏子仁等也在此时）搅拌均匀，起锅，放在方形盒中，冷却成型，计算每次服用量，切块，包装。

第五节　应急任务膏方显身手

 一、疫情来临急匆匆，自研膏方应悠悠

这几年，疫情来势汹汹，中医药在其中发挥了很大作用。新冠肺炎疫情伴随我们走过的这三年时间，结合疫情实际情况，我们认真学习古人防疫经验，如《说疫全书》中有关"姜糖饮"治瘟疫的记载："姜糖饮，治瘟疫兼治伤寒，白糖一两，生姜五钱捣，滚水和服，不应再服。"我们应用膏方知识，在防疫与辅助治疗方面起到了一定作用。

早在 2020 年新冠疫情初始，我们根据福州正处于阴冷的冬春交界的时令特点，以及寒湿瘟疫流行期，适时推荐预防疫情服用"姜汤饮"，并在此基础上推出自研膏方"艾姜糖"，其组成是艾叶、生姜、大枣、红糖，兼具暖宫温胃、温经通脉、祛寒除湿等功效。该膏方应用于临床适合的人群（如湿气重、寒气重、阳虚肥胖、脾虚湿盛者）。每天 1~2 包，温开水或温奶调服；或取 1 包加水 1 碗、鸡蛋 1 个，煮蛋花；或稀饭煮好后，加 1 包搅拌均匀后服用。由于体积小，携带方便，可随时服用，很受欢迎。

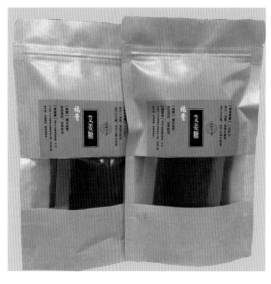
艾姜糖

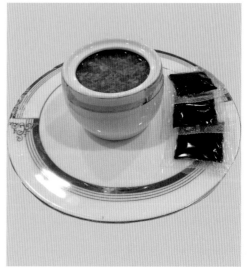
艾姜糖煮蛋花

2020 ~ 2022 年夏末至秋季，我们陆续推出了白色膏方"养脾润肺膏"和"百合银耳蜜"膏方，此类膏方清甜润滑爽口，可直接含服，也可兑水成饮料，口感上就赢得广大群众的喜爱。更重要的是，在 2020 ～ 2022 年疫情严峻期间，"养脾润肺膏"通过养脾润肺、提高免疫力，"百合银耳蜜"通过滋阴润肺、清肺养肺，凸显很好的防疫效果。

2022 年，奥密克戎快速传播时，咽喉肿痛、声音嘶哑、干咳的症状普遍且严重，在患者多、物流受障、药物紧缺的情况下，我们又制作了银耳液（小分子），辨证给药，对大面积出现的咽喉疼痛和口腔溃疡起到了缓解症状的作用。

三年疫情小膏方起了大作用。小膏方采取一些特殊的制作方法，容易快出产品，小包装携带邮寄方便，可泡水饮用，口感好、吸收快、疗效好，在防疫抗疫中发挥了很好的作用。

二、传承林则徐禁毒精神，制作戒烟糖致敬英雄

2010 年 5 月，配合福州市下达的戒烟任务书，福州市中医院发挥中医特色在戒烟工作中的作用，传承林则徐 1838 年研制戒烟断瘾药方经验，组织专家探讨吸食鸦片烟致瘾的原理，进而拟定"戒烟糖"处方。药剂科同志进行了一系列论证制作中药戒烟糖工艺的可能性，论证结果是可以按块状膏方制作，但要考虑到包装问题。经试制品尝，块状戒烟膏方口感很好，只是剂型配方偏软，调整处方和工艺后继续试制成功。由于处方中含有白砂糖、葡萄糖，所以取名"戒烟糖"。戒烟糖功能补气扶正、醒脑提神、解毒祛痰，用于辅助戒烟，改善由于吸烟引起的咳嗽、多痰、口干、舌燥等症状。制作戒烟糖不仅仅是一个中药专业行动，还饱含着我们对民族英雄深深的敬意。

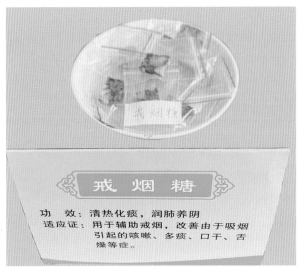

戒烟糖

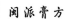

第六节　闽派特色膏方

闽派膏方研究，不单单研究滋补膏方，更多的是对治疗疾病的膏方进行研究，特别是治疗慢性疾病的膏方。秦伯未尝谓："膏方非单纯补剂，乃包含救偏却病之义。"说的就是一个道理，此为一。

闽派膏方也不单研究"一人一方"，更研究"一病一膏"，福州市中医院填补了闽派膏方的空白。福州市中医院是福建省中医药文化底蕴最深厚的一家，世代老中医总结出很多临床经验用方，以前有中药制剂室时，其制剂疗效之好深受福州百姓好评，引进膏方时首当其冲是要抢救、传承前辈经验结晶，此为二。

福建人研究膏方涉及面广，疗病的、养生的、保健的，内外妇儿肛肠等都有，当有突发医疗卫生紧急事件时，发生疫情时，也都会先考虑膏方剂型，因为膏方是汤剂的精品，在携带、保存、口感各方面又优于汤剂，此为三。

福建还开展了清宫膏方研究，创新，改良，临床应用，总结等，此为四。

闽派膏方研究，除通常的膏方制作以外，还引进植物胶收膏理论，此为五。

福建地产果蔬繁多，清代著名医家长乐陈修园的《医学从众录》中就收录不少含果蔬的膏方，如"雪梨膏""梨藕汁膏"，为闽派膏方留下闽派特色膏方的墨迹，此为六。

福建中医药人员热爱膏方，利用每年膏方节、中医中药中国行、中医药进社区进学校、膏方品鉴会等，不懈地推广普及膏方治未病、强身健体、提高生活质量及疾病治疗等方面的知识，此为七。

鉴于以上诸多因素，闽派膏方研究呈现出理论渊源深厚、学术特色鲜明、制作工艺独特、风格特异、独树一帜。现择几个特色膏方与大家分享。

一、白色膏方举隅

膏方，人之初印象颜色皆为黑。国医大师杨春波另辟蹊径，精心拟方，让我们成功试制了白色膏方"养脾润肺膏"。此款膏方采用膏方制备工艺，由于选用的原料多为白色，用银耳与蜂蜜收膏，成膏呈黄白色，清甜爽滑可口，令人回味无穷，具有养脾润肺之功效，在疫情防控期间，通过提高免疫力，以凸显防疫奇效。

养脾润肺膏

【组方】薏苡仁、白扁豆、莲子、荷叶、银耳、冰糖、蜂蜜。

【方解】方中薏苡仁利水渗湿、健脾止泻；白扁豆健脾化湿、和中消暑；莲子补脾益肾、养心安神；此三味是益气健脾渗湿常用搭档，并能达到一定的"培土生金"之效。荷叶清暑化湿、升发清阳，现代药理研究显示，荷叶还具有促进胃肠蠕动、排毒消脂等作用。银耳富含天然植物性胶质和酸性多糖类物质以及蛋白质、脂肪、多种氨基酸、矿物质、肝糖，具有滋阴润肺、滋肾益精、强健机体的作用；冰糖、蜂蜜具有补中润燥、

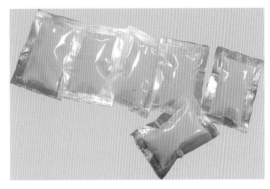

养脾润肺膏

润肺止咳的功效。几味药食两用材料合用，共奏健脾润肺、消暑化湿之功，是夏末秋季对付"秋老虎"、提高免疫力的理想养生食品。

【特殊制法】①备料。薏苡仁（超细粉）：白扁豆（超细粉）：莲子（超细粉）：银耳（超细粉）：冰糖：蜂蜜：荷叶，按比例配备。②荷叶加水煎煮 3 遍，合并滤液。③炼蜜。将少量水烧开，加入蜂蜜，使用炼蜜法炼制成嫩蜜。④炼糖：将少量水烧开，加入冰糖，煮开，溶化，过滤，去除杂质，按炼糖法炼至糖全部熔化呈老黄色。⑤将薏苡仁、白扁豆、莲子、银耳超细粉分别用荷叶煎煮液化开，混合均匀，炖煮30min，放至室温后与炼蜜、炼糖一起移到破壁机中，加剩余的荷叶煎煮液到一定的量，搅拌均匀。⑥分装。

【制膏创新】①四种材料使用超细粉，使膏方细腻口感好。②制膏加热方法主要用隔水炖煮法，由于用的都是超细粉，使银耳短时间炖煮达到出胶黏稠，只要用料比例掌握好，就能达到自然成膏。③利用银耳含有丰富植物胶的性质，用胶质黏性的特点进行收膏。④银耳在方中是主要材料，又承担收膏作用，这样既保证了主要成分银耳的足量，又体现了以膏收膏的优势。

【保存方法】冷藏保存 10 天。

【用法用量】每天 1 次，每次 20g，直接含服或温开水调饮。

【创新理论】国医大师杨春波，把白色入肺理论引进秋季膏方、润肺膏方的创新中。《黄帝内经·素问》"金匮真言论"篇记载："西方色白入肺，开窍于鼻，其味辛、病在皮毛……。"根据杨春波国医大师的智慧，我们融会贯通，在秋季还选择一些白色食材与药材制作膏方，如白萝卜、白菜、银耳、薏苡仁、白扁豆、梨、山药、百合等。

白色食物大多具有滋阴润燥、健脾祛湿的作用。秋天，福州的龙眼又多又好，男女老少好食龙眼且益处多多，缺点为容易"上火"，出现咽干咳嗽、消化不良、不欲饮食等，此时养脾润肺膏就成了最佳搭档；秋天，常用电脑、手机一族容易免疫力下降而导致皮肤斑疹、色素沉着，服用养脾润肺膏可有针对性地预防；秋天，大气污染对肺部的伤害比较大，经常食用养脾润肺膏能缓解大气污染对肺部的伤

害，对于患有呼吸系统疾病的人群，养脾润肺膏在秋天有较好的调理保健作用；秋天，是收获的季节，朋友相聚难免饮酒、抽烟，油腻饮食和烟酒过后，来一杯清甜可口的养脾润肺膏无疑是最佳饮品搭配（取养脾润肺膏 100g，用凉开水烊化兑凉开水 500 mL 即可）。通过收集反馈，养脾润肺膏非常适合秋天燥热咳痰或干咳无痰者以及易痒皮肤干燥的人群使用，通过养脾补肾、滋阴润肺对付秋老虎更是胜券在握，食用过的人，每每回味，自然处在期待中。近两年疫情，赋予养脾润肺膏时代特殊意义，秋天常喝可清肺健脾，提高免疫力，为冬天抗疫打下基础。

【应用】2022 年制作"养脾润肺膏"时正处暑假后期，小孩即将入学，家长们想着怎么让孩子上学后少得病、不得病，"养脾润肺膏"成了防疫年秋季养脾润肺滋肾、清热解暑祛湿、提高免疫力的关键词，它甜美润滑可口，深受学龄孩子们的青睐。疫情防控期间，"养脾润肺膏"兑温开水，成了防疫饮料。

【推广】①在应用推广上，养脾润肺膏可推广用于某些适合人群作为长期食用的食品，上面虽然只提到用于秋天，但对于以上所提"可缓和大气污染对肺部的伤害，可减轻电脑手机一族皮肤免疫力下降而导致斑疹、色素沉着，且有较好的美容作用"，是可以经常性食用的；同时在接受艾灸的人群中，可以把养脾润肺膏作为消除副作用的保健食品；在新冠肺炎疫情防控期间，经常食用养脾润肺膏对患有肺部疾患者人群有抗衰老、提高免疫力的保健作用；经常抽烟喝酒人群中有适应证的可以作为长期保健品食服。②在制作上，也可以选择银耳、薏苡仁、白扁豆、莲子等原材料洗净，浸泡，移入破壁机，加水到比例的量制作成糊，但量要少，一般 3~5 天的量，适合在家庭经常性地应用推广制作。③在个性化应用方面，可以选择甜杏仁、白萝卜、梨、百合、山药等食材加减使用，效果更佳。④我们团队一位中药专家，应用"百合、银耳、山药、蜂蜜"，研制了"百合银耳蜜"等一系列白色膏方，起到很好的清肺润燥、排毒滋养的作用。

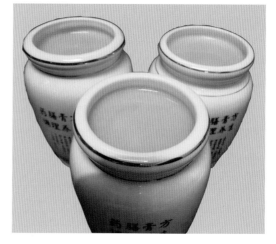

百合银耳蜜

二、绿色膏药（千捶膏）举隅

说起绿色膏药，市场上并不少见，但都属于西药抗菌药物，主要成分是抗生素。现在介绍两款福建省采用纯中药（草药）千锤百炼而成的绿色膏药，也称千捶膏。

千捶膏为用蓖麻油或含油质的药物如蓖麻仁、苦杏仁、松脂和少量植物油等混合捣成的油膏,如福州陈氏千捶膏;或者采用青草药直接捣制成的膏药,如林氏千捶膏(青草药为主)。《医宗金鉴·外科心法要诀》载有神效千捶膏:"此膏专贴疮疡、疔毒初起,贴之即消。治瘰疬连根拔出,大人臁疮,小儿蟮拱头等证,并效。"

1. 陈氏千锤膏

【组成】蓖麻仁、松香、乳香、没药、木鳖子、铜绿等。

【功效】消肿止痛,提脓去腐。

【主治】痈疽、疮疡、疔毒、瘰疬、癫癣、臁疮、小儿热疖、一切无名肿毒等。用以治疗具红肿热痛的阳性疮疡及某些阴性疮疡初起以及脓肿脓栓形成难以拔出者,有较好的疗效,特别是对初期发生于面部的疮疡效果更为突出。

【制作】首先将乳香、没药、木鳖子、铜绿分别研成细末,过筛备用;其次将蓖麻仁放入石臼中捶烂如泥,再放入拣净的松香捣碎;接着,将研末的余药缓缓加入,可适当加入茶油捶打千余次至成膏为止,成药色泽微带绿色,取出放入水中静置,临用时取药摊薄贴患处。

陈氏中医外科膏药疗法被列入福州市第七批市级非物质文化遗产项目名录(项目编号Ⅸ–17)。

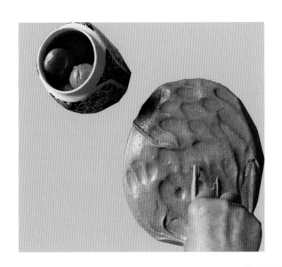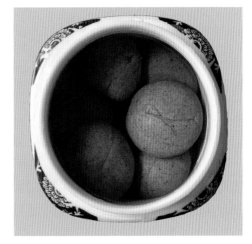

陈氏千锤膏

2. 林氏千锤膏

闽侯尚干林氏千捶膏是中草药外治疗法(尚干林氏中医)特色制品之一,又名五味千锤膏。

【组成】五种左右新鲜草药。

【功效】清热解毒,消肿止痛。

【主治】对疔疮、无名肿毒、皮肤溃疡、带状疱疹等各种皮肤病有显著疗效。

【制作】将鲜草药放置石臼中用木槌捣至少千次，使其质烂如泥，成药色泽绿色。

林氏膏药拍打疗法被列入福州市第四批市级非物质文化遗产项目名录（项目编号 IX -10）。

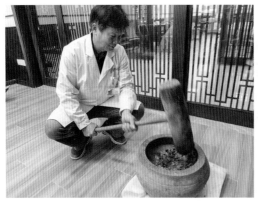
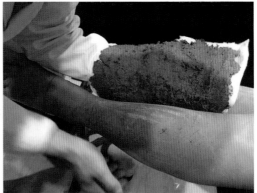

林氏千锤膏

三、植物胶收膏举隅

丹参黑木耳膏

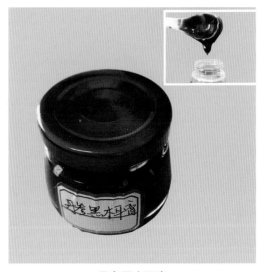

丹参黑木耳膏

（1）黑木耳功效。黑木耳是大家熟知的天然保健品，是补血佳品，特点是具有较强的吸附作用，对胆结石、肾结石、膀胱结石、粪石、误吞食的泥沙、头发等异物也有比较显著的化解作用，素有"肠道清道夫"的美誉。现代医学研究表明，黑木耳含有维生素 K 和丰富的钙、镁等矿物质，能减少血液凝块、软化血管，防治高血压和动脉粥样硬化，预防血栓。缺点是黑木耳不易消化，烹调前需要一定时间的充分泡发，且无法做到每天烹饪定量食用。因此，我们尝试把它做成保健膏方，便于长期服用，且不伤脾胃，做到扬长避短。

（2）研究最佳配方。在多位临床中医专家指导下，筛选出既有保健功效又适合制膏的黑木耳丹参膏。黑木耳有益气强身、滋肾养胃、活血养颜等功能；中药丹参具有活血祛瘀、凉血消肿的功效，可以增强心肌收缩、改善心脏功能、抗血栓形成。丹参黑木耳膏以丹参和黑木耳为主，辅以葛根，熬制成膏，具有润肺清肠、养血活血之功效，适用于高血压、高血脂、高血糖、心脑血管病、各种结石、血液热毒患者以及以上伴便秘者，还可以用于有适应证的需要美容的群体。值得一提的是，黑木耳在方中有两重作用：一是取黑木耳的特殊功效；二是取黑木耳含有丰富的植物胶质，是一种优质的收膏辅料。在本方中，糖尿病、高血压患者可选用甜叶菊作为甜味剂调料，非糖尿病患者可适当用点红糖调味。

（3）摸索制作方法。在制作这款丹参黑木耳膏时，主要是采用日常食材结合古方中的制作方法，黑木耳本身含有大量胶质，正好可以用于收膏，其他药按照制膏程序进行炼膏。

（4）难点及其解决办法。难点就是黑木耳的处理方法，用黑木耳煮汁，出汁量难以人为控制，我们尝试把黑木耳先破壁成超微粉，较好的控制出膏的量，经过不断重复实验，将黑木耳超微粉用水调成糊状后，分次加入中药浓缩膏中，文火熬煮至收膏。此方法证实可行。

（5）对植物胶质认识。我们把黑木耳、银耳、雪燕，雪莲、草燕等具有植物性胶质的食材引入膏方制作中。原因如下：一是根据植物胶质要加工成胶质状才能更好地被人体吸收的原理，膏方文火慢煮，可以把这些物质外观转化成胶质状；二是根据含植物胶质的食材本身具有的功效，可应用到不同的膏方制作中；三是含植物胶质有一定的黏稠度，可以替代很多收膏剂。在制作丹参黑木耳膏过程中，要抓住黑木耳特性，如黑木耳植物性胶质具有水溶性膳食纤维特性，具有整肠、通便、降胆固醇、滋养益生菌等生理机能，这些是动物性胶质不可能拥有的。

四、家庭养生膏

开展家庭养生膏制作和应用有几方面好处：在家做膏方花钱少，对卫生条件比较放心；针对自己或家人身体情况，在自家制作适宜的养生膏方，服食过程中可以密切观察效果；可因地制宜，物尽其用，选择以药食两用食材制作，口感好、安全性高。

果蔬入膏是家庭养生膏的一大特色。福建属于亚热带季风气候，温暖湿润，阳光充足，热量丰富，雨量充沛，果蔬作物多，用果蔬入膏，在家庭制作膏方中易于实现。目前做过的家庭膏方有莲子百合膏、萝卜膏、枇杷膏、雪梨膏、橄榄膏、桑椹膏、柿饼膏等，有的用龙眼肉或南瓜调味收膏，收膏量根据需要和保存条件可少可多。

随着老龄化社会的到来，老年群体越来越庞大，老年人在家时间较充裕，基本也都会烹饪，且对健康长寿的愿望有较强的迫切性，当前60～80岁退休老人，大多具备一定的文化水平及健康养生知识，动手能力强，是制作家庭健康养生膏的主力军。因此，我们在对家庭养生膏方的知识进行普及和推广时，更多地对老年人养生保健膏的制作和应用进行研究。

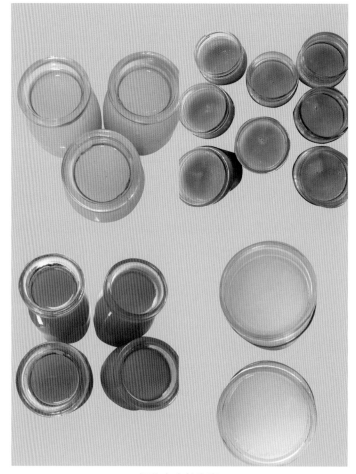

部分家庭养生膏

家庭养生膏可助老人长寿。我们团队一位主任中药师的婆婆，据调查家族没有明显的长寿遗传迹象，一生中经历两次癌症手术，一次髋关节置换术，92 岁那年，多次因心衰而住院抢救，在出院回家疗养的 8 年时间里，她每天不间断地服用儿媳妇自制的膏方（膏方组成以简单中药为主，用五谷或植物胶收膏，配蔬果坚果调味），竟奇迹般地康复并活到了 100 岁。

家庭养生膏适合老年人调理。我们一位老中医师，年近 80，曾因重摔致胸椎压缩性骨折，肢体麻木，小便失禁，卧床不起，经治疗稍能下床，但还不能走稳，此时她想到自己是中医，便自拟处方，自制麦芽糖熬制膏方，开始自我调理。经过几个月的调理，效果竟奇迹般地发生：从原来小便失禁到现在晚上可以整夜不起床小便，双膝退行性骨性关节炎疼痛明显减轻，肺结节变小，每年秋冬时节发作的严重支气管炎症状也减轻了。现在可以照常做家务活，还坚持走路锻炼，甚至还可以独自坐动车从福州到上海出差。她亲身体会到膏方特别适合虚症的老年人，对老年斑、须发早白、骨质疏松、早衰的人群很有效。

五、咀嚼型块状膏方

早在 2009 年，膏方小包装还没普及时，膏方都是用瓶子装，当时保存上遇到一些问题：同一批次的膏方，患者在使用过程中，有的患者长期服用从未发生霉变现象，有的患者却在服用不久后膏方即发生霉变；在膏方说明书看到的服用剂量是"一汤匙"，剂量较模糊，患者难以把握；即使标记剂量患者也不方便量取（或无量器，或每次量取都要损失点膏方）；同时存在携带不方便等弊端。针对膏方发给患者后质量不好控制，服用、携带不方便的问题，我们在认真分析原因后，一方面严谨说明书的用词，叮嘱使用者保管注意事项，严防水分带入；另一方面随即着手对工艺进行市场调查、反复摸索，将核桃芝麻膏的分装工艺应用于其他的适宜膏方，把一部分膏方做成咀嚼性块状膏方，解决了当时膏方携带不方便和剂量不准确的难题。医院养颜美容块状膏还销往台湾，补肾健骨块状膏等也深受患者欢迎。

2015 年以后，咀嚼型块状膏方在博医汇推广，很受专家和患者的欢迎，如张小如主任的美颜养生膏很受女性朋友的追崇，曹光裕主任的淡斑膏和通督壮骨强脊膏很受骨科患者青睐，蒋远征老师调理各种癌症的膏和邱峰主任的小儿健脾膏等，由于组方性味比较平和，使用核桃、芝麻，或大枣、枸杞子，或其他种子类，做出来的膏方口感好、气味香，易携带，剂量准确，一直深受患者喜爱。

咀嚼型块状膏方在个性化膏方中的应用和研究有几个方面意义：一是使膏方口感、定量、携带有一个大的突破；二是让膏方展示出往零食发展的趋向；三是促进医生对中药品种口感问题的深层次研究；四是提高果实类的中药如柏子仁、枸杞子、芝麻、核桃仁、大枣、甜杏仁等的使用率，同时节省了这些果实类中药在处方中的使用比例。总之，咀嚼型块状膏方在福建的应用和研究，在量与品种方面均有所突破，具有很大的发展前景。

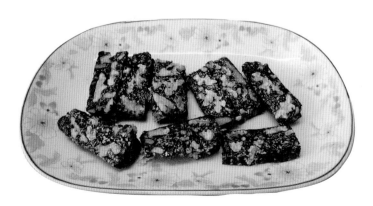

咀嚼型块状膏方

第七节　福建膏方推广应用存在的问题与改进建议

　　膏方充满着中医药的学术元素，既可防病治病，又可养生与保健，在注重健康价值观的当今时代，膏方作为全民追求健康的重要选择方式之一，已不容置疑。膏方是一门大学问，不但包含了学术内涵、深厚的临床经验，它更是一个中医药文化的集大成者。国家《"健康中国2030"规划纲要》给中医药的发展指明了方向，膏方是中医养生健康文化创造性转化的一个亮点，中医药健康产业将迎来广阔的发展空间。

　　福建省膏方学术团体成立较晚，膏方工作历史还比较短暂，2014年9月成立了福建省膏方研究会，2019年10月成立了福建省中医药学会中医膏方分会。福州市中医院是福建省较早开展中医膏方临床应用研究的三级中医医疗机构，各医疗机构以及团体虽然积极地参与膏方的创建工作，每年举办膏方讲座、义诊、膏方节，开展内服膏方与外用膏方、成方膏方和个体膏方等特色工作，进行膏方科研，出版"清宫膏方精华"等专著，得到老百姓一定程度上的认可，但是膏方的使用量和江、浙、沪、粤等兄弟省会城市比较起来仍有明显的差距。中医药人员包括膏方医师和膏方炮制技术人员的人才队伍建设还非常薄弱；老百姓对膏方的认知度还亟待提高；膏方的宣传氛围、企业的参与程度也都非常有限；膏方制作标准不一，加工质量良莠不齐，中药膏方制作和使用过程缺乏质量监管；膏方未能与医保挂钩，也极大地限制了膏方的普及使用。

一、膏方推广应用存在的问题

　　（1）膏方定位有待进一步明确。膏方不仅能够补虚也能够治疗疾病，是一种特殊的剂型，是目前中医健康领域发展较快的治疗手段之一，深受广大群众的喜爱。部分医疗机构、药店、诊所把开展膏方业务作为吸引患者的一种手段，没有符合相关要求的资质，盲目上马，最终可能导致负面效应，影响膏方的有效性。

　　（2）膏方宣传存在片面的行为。部分商家利用群众喜好滋补的心理，把膏方说成万能的补品，有可能误导患者，延误病情。

　　（3）膏方辨证论治不到位。膏方也是以中医药整体观念和辨证论治为指导思想的，但是个别医师对膏方认识有误区，千人一方没有体现因人而异的个体化膏方特点，这就大大影响膏方调补治病的疗效。

　　（4）膏方消费理念出现偏差。有些消费者将膏方当成奢侈品，出于虚荣心，盲目追求名贵药材。有些患者不把膏方当成药，甚至一人开膏，全家共享，不利于膏方发挥个体化疗效。部分医师在经济利益的驱使下开大处方，使膏方变成滋补品的简单组合，把膏方变成了贵族药，使人望而生畏。

（5）膏方制作水平参差不齐。膏方对制作工艺和质控标准是有严格要求的，但是一些机构膏方制作人员没有经过培训也进行膏方制作，难免出现膏方质量的参差不齐，出现发霉膏、老嫩膏、焦煳膏、泥沙膏混杂其中，严重影响膏方的疗效和患者的信任度。

（6）膏方储存保管不当。膏方储存保管不当就会出现发霉等情况，因此膏方储存保管的医嘱必要且重要。

（7）膏方服用方法随意性大。膏方虽然以滋补为主，但以治疗为主的调理膏方还是应该遵循特定的时间与方法，不守医嘱随意服用，必然会降低其治疗效果。

（8）协定膏方备案复杂。经方、名方及其他一些临床协定膏方，疗效确切、使用成熟、群众使用基础好，但按《福建省医疗机构应用传统工艺配制中药制剂备案管理办法实施细则（试行）》的要求进行备案，其申报与审批过程十分复杂，一定程度上限制了临床应用，也影响其批量化制备。

（9）膏方未纳入医保支付目录。膏方没有监管部门颁发的注册号或中药制剂备案号，膏方的药材费和加工费用无法纳入医保报销，极大地限制了膏方的使用。

二、膏方推广应用改进建议

（1）严把膏方行业准入关。受膏方热影响，许多不具备加工膏方的企业和个人也参与其中，使得膏方质量良莠不齐。卫生和药监等部门应按照全国统一的膏方加工管理规范，从制度上把好行业准入关。同时加强日常监管督查，严格打击非法加工膏方行为，加强膏方行业自律建设，引领膏方行业诚信经营，引导消费者正确快捷地选择膏方加工单位。

（2）加强和规范膏方宣传行为。卫生行政部门和医疗机构要加强协作，多途径、多形式开展膏方的特殊性宣传，尤其是加强膏方在基层医疗单位的宣传，营造膏方推广使用氛围，形成膏方地域文化，提高广大群众对膏方的正确认识，保证膏方的安全有效使用，进而发挥膏方在中药治未病中的特色和优势。

（3）加大膏方知识培训。政府部门、医疗卫生行政部门及医疗机构医药人员要提高对膏方的重视度，通过举办膏方师资培训班、膏方工艺规范培训班等，积极培养膏方医药人才队伍，建立培训、考核和持证上岗制度。膏方知识培训包括医生队伍的培训和膏方制作人员的培训，要充分利用膏方学术团体和研究机构，加强对膏方医生和药师的正确培训，以更好地开展膏方服务工作。

（4）加大膏方制作水平的提升。依托省级膏方学术团队，制定膏方地方性统一制备工艺和管理要求共识以及标准，制定相关的有效监管机制，促进膏方工作有效有序发展。严格膏方的制作流程和质量标准监督管理，不断提升膏方制作水平，服务老百姓。

（5）加强膏方质量标准的控制。膏方原材料的选择至关重要，建立膏方质控档案是保证膏方质量不可或缺的举措之一，能保证药物质量和患者的信任，便于沟通和交流患者，避免差错和服用不当造成不良后果，同时也为药学工作者临床提供第一手资料。

（6）重视膏方的储存保管。膏方一般服用时间都比较长，科学储存保管才能最大限度地发挥疗效。存膏的容器一定要清洁干燥，膏方最好放在阴凉通风处，或者放在冰箱里冷藏，近期要服用的部分可以分装在另外一个容器里先服用，避免干扰发霉。

（7）保证膏方服用科学合理。通常调理体质膏方服用时间要求在立冬到次年立春前后，治疗性膏方一年四季都可以服用。膏方具体的服用时间一般早晚各一次，适合空腹服用。治疗性膏方根据需要也可以在饭后服用，减少对胃的影响。

（8）鼓励医疗机构开展膏方科学研究。采用引进来走出去的模式，引进国内膏方开展较为成熟地区的专家或人才，派出专业技术人员研修学习提升。要使膏方科学健康发展，有必要进行大样本的调查总结，进行严谨求是的膏方疗效研究，以期找出其疗效的规律。积极开展膏方相关的动物实验，以客观真实的数据证明膏方的疗效。

（9）提升膏方学科内涵。膏方要走得远，学术支撑是根本的核心，把中医膏方学列入高层次中医学生的选修课，培养以膏方为研究内容的研究生，使膏方真正成为中医学的重要分支，全方位体现中医内涵的特色。

（10）沟通协调药监、医保部门。建议与药监部门沟通简化备案手续，使协定膏方批量生产合法化。医保部门从加强国民"治未病"能力建设出发，出台医保报销惠民政策，将膏方纳入中药饮片管理范畴，使膏方中药饮片费用及膏方加工制作费等纳入医保支付目录，减轻患者使用膏方的经济负担，更好地提高中医特色优势。

总之，好的膏方必须具备3个条件，即具有丰富经验的开方医师、优质的药材和有资质的委托加工企业或有资质的医疗机构制剂部门。膏方推广应用中出现一些问题不可避免，只要相关管理部门加强引导，加工单位规范膏方制作行为，消费者正确使用，膏方定会持续健康发展。

第四篇

国医大师陈可冀院士的膏方研究

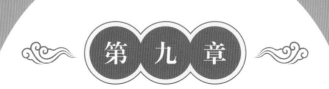

第九章

国医大师陈可冀院士
的膏方研究成果

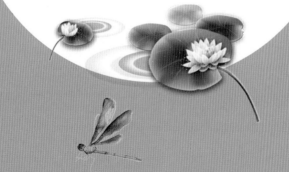

第一节　陈可冀院士对闽派膏方发展的贡献

福建外用膏药历史悠久。口服膏方虽然起步晚，至今才走过 15 个年头，但闽派膏方却充满活力，一路向前，这离不开国医大师陈可冀院士对闽派膏方工作的悉心指导和殷切鼓励。

一、关心闽派膏方发展

陈院士难舍故乡情怀，用心用情，为福建家乡中医药事业贡献自己的力量。2014年，福建膏方研究会成立，陈院士任第一届荣誉会长，给福建膏方工作注入了蓬勃的生机。陈院士非常关心福建膏方工作，经常询问福建膏方发展情况，多次莅临福州博医汇中医馆指导，并对其研制的膏方表示高度赞赏。

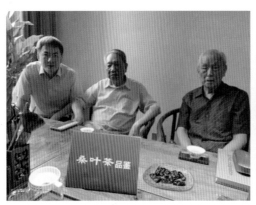
陈可冀院士、杨春波国医大师品鉴茶点"补肾固元块状膏"

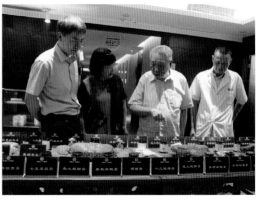
陈可冀院士参观膏方产品展示

2018 年，陈院士出席福建膏方研究会第二届换届大会，并对闽派膏方发展工作做了重要讲话。他对福建省膏方研究会工作予以充分肯定，并指明膏方未来研究的方向：文献整理，临床应用经验交流，膏方制作技术总结等。陈院士还亲切鼓励膏方研究会的同志们，要团结起来，多探讨，多总结，注重辨证施治，辨证施膏，并强调闽派膏方事业大有可为。

二、开启闽派膏方的创新研究

陈院士主编的《清宫膏方精华》保留了许多清代宫廷原始医药档案，膏方数量众多，涉及临床各个学科，既有内服膏方，也有外用膏方，陈院士分门别类地给予载录整理，包括膏方组成、制法及适应证等，并对每个膏方都做了精准的评议，同时还阐述了现代膏方的发展创新和具体的临床应用。可以说，这本书稽古振今，不仅开启了清宫膏方研究之路，更为闽派膏方研究打开了一扇门。福建生物工程职业技术学院中药团队，用创新的方法重现了一批清宫口服膏方，通过对《清宫膏方精华》中膏方案例的筛选，让宫廷膏方更贴近临床各级医师，赋予清宫膏方现代精神，凸显宫廷膏方的临床实用性。

陈院士主编的《清宫膏方精华》中，对膏方的 1000 多年历史沿革进行了系统的总结，从中可以看出清宫膏方特色鲜明，

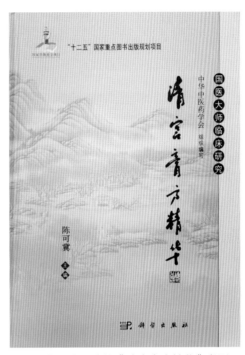

陈可冀院士主编的《清宫膏方精华》书影

值得进一步研究。清宫膏方的特点有：①组成简单，如菊花延龄膏、五味子膏、明目延龄膏、二冬膏；②四季皆可服用，如调气化饮膏适用于 4 月份，扶元益阴膏适用于 7 月份，润肺和肝膏则适用于 9 月份；③膏方品种繁多，疾病治疗范围极为广泛；④既有治病疗疾膏方，又有养生保健膏方；⑤补益膏方中，外用膏方与内服膏方并用，其中外用的有脐膏、涌泉膏、贴腰膏；⑥使用香药多，如丁香、沉香、木香、乳香、没药、麝香等；⑦内服膏中有的也含重金属成分，要引起重视。

《清宫膏方精华》对 230 个清宫膏方分门别类地给予载录整理，该书获 2018 年中华中医药学会学术著作一等奖。

《清宫膏方精华》记录的每一道膏方，都是清宫医疗活动中的每一个真实历史小片段，所有的膏方都是个体化膏方，我们研究这些膏方时，发现现代还有很多具有相同适应证的患者可以应用，这是清宫膏方的现代研究意义。我们对《清宫膏方精华》所载的膏方进行学习和探讨，选取其中组方精炼、药材易得、制作不难以及在目前还颇具适用性和代表性的膏方进行研究，研究方法主要是结合现代用药规范对处方用药及其数量进行优化和筛选，尽量少用有毒的中药饮片如黄丹，禁用国家已经禁止使用的中药饮片如穿山甲，适量使用贵重药材。

膏方制法在继承的基础上进行探索与创新，如清宫膏方外用膏中黑膏药比例较大，我们把清宫膏方外用膏中黑膏药大多改制成软膏穴位贴，以便于推广应用；清宫外用膏方同一处方的药都采用一次性下药加热提取，黄丹收膏。我们对药物性质进行分析，

采用先入、后入、研细粉加入等不同方法处理，以减少有效成分损失，节约一些药材；在清宫膏方中膏药都用香油，我们大部分改用茶油，以增强对皮肤的保护作用。《清宫膏方精华》的外用膏内容非常丰富，让我们了解到清代是穴位贴敷疗法较为成熟的阶段。《清宫膏方精华》中许多病的治疗擅用膏药敷贴，把穴位贴敷疗法治疗疾病的范围推及到内、外、妇、儿、皮肤、五官等科，淋漓尽致地描述了"膏治百病"的繁荣之象。通过对清宫外用膏的研究，为我们今后进一步研究穴位敷贴疗法的作用机制具有很大的启发意义。我们还用了很多时间研究清宫膏方中的内病外治膏和外科用膏药，如用松香替代处方中含有重金属有毒成分的黄丹，以保证用药安全；对药味组成偏多的予以简化处方，以突出主药，使古代的外用膏方与现代用药形式更为贴近；增加具有助发热的药物，仿照现代三伏灸贴的做法进行改良，经过临床试验达到预期效果。

清宫口服膏方大都是素膏，以蜂蜜收膏，我们在研究过程中少数适量使用动物胶，还开展了植物胶收膏和以药收膏的研究，以提高成膏的稳定性。同时，对《清宫膏方精华》所载膏方进行传承创新现代应用研究，如对"健脾和阳膏"进行分析提炼，使古方今用制成了"成人健脾膏"；并根据儿童的生理病理特点，延伸制作"儿童健脾膏"，用于儿童脾胃虚弱、消化不良，收到较好的临床效果；对"和肝调中膏"的配伍特点、应用特色进行研究后，制作出"养肝明目膏"，对手机电脑族的现代疾病起到了很好的调理作用；把"乾坤膏"延伸改制成"补肾固元膏"的块状膏等。把学习清宫膏方与现代临床推广应用膏方相融合，与膏方发展历史相结合，把传承宫廷膏方渗透到现代膏方研究中，通过对《清宫膏方精华》有效膏方案例筛选，让宫廷膏方更贴近临床各级医师，赋予清宫膏方现代精神，古为今用，凸显宫廷膏方的临床实用性。

中药外治膏剂非常丰富，有脐疗、足疗、穴位疗、肤贴疗，治疗范围遍及内、外、妇、儿、骨伤、皮肤、五官等科，有急用救治，有慢病调理，更有养生保健，可谓应有尽有，这给外用膏应用历史悠久的福建人带来了福音。福建外用丹膏在早期缺医少药的年代为福建人民解决了很多病痛之苦，甚至还远销东南亚及港、澳、台，被人们誉称为神奇的"万应丹膏"，现在风靡全国的"肚脐膏"就来自于享有200多年盛名的福州陈氏儿科。结合福建这些外用膏药历史，我们福州市中医院中药团队对清宫膏方中的一些外用膏进行研究试制，把清宫膏方中的黑膏药改制成软膏穴位贴，通过对清宫内病外治膏和外科用膏药进行研究，对今后进一步研究穴位敷贴疗法作用机制产生很大的启发意义，也使古代的外用膏方与现代用药形式更为贴近。

三、闽派膏方古为今用，绽放时代异彩

陈院士的学生吴宝金，作为福建膏方研究会会长，组建了膏方研究会专家团队，把清宫膏方与现代临床应用膏方相融合，对《清宫膏方精华》所载的膏方进行全面系

统的研究。作为团队的中药专家，笔者责无旁贷地参与膏方研制工作，针对现代社会的临证特点，我们选取一些颇具临床实用价值的代表性膏方进行研制及演化，相继制作出 10 余种现代版的"清宫膏方"，包括养肝明目膏、养心解郁膏、补肾固元膏、川贝雪梨膏等，这些膏方在福州市博医汇中医馆的临床使用中均取得良好的效果。

展望未来，我们将继续坚持传承与创新，遵循陈可冀院士的殷殷嘱托，多探讨，多总结，围绕清宫膏方拓"广度"，挖"深度"，研制出更多临床疗效显著的口服膏方和外用膏药（贴），谱写闽派膏方事业的新篇章，为广大人民群众的健康服务。

陈可冀院士支持闽派膏方的一言一行，将给闽派膏方史以厚重的文化积淀；陈院士主编的《清宫膏方精华》，将给闽派膏方研究者的研究思路提供有益的借鉴和启发，铺垫有效的创新思维，催化更多的膏方产品。

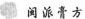

第二节　陈可冀院士清宫膏方学术思想传承记

　　《清宫膏方精华》是国医大师陈可冀院士对清代宫廷原始医药档案系统整理总结的系列丛书之一。清代宫廷中医药是中华医学史上一笔宝贵的文化遗产，其中医药内涵深厚、科学价值博大。该著作所收集的膏方涉及临床各个学科，既有内服膏方，也有外用膏方，分门别类，全面地展现了清代宫廷医疗经验中的膏方精华。

　　2017年，笔者开始研读《清宫膏方精华》，畅游书中，纵览了众多治病疗疾的有效膏方，如治咳嗽的润肺和肝膏、治脾胃病的理脾调中化湿膏、治肝病的清热养肝和络膏等；窥见了许多具有保健功效的膏方，如保健抗衰的菊花延龄膏、兼治眼疾的明目延龄膏、健脾益肾的扶元和中膏；惊叹那个年代外病内治丰富的膏方品种，有补益延年的益寿膏、调理情绪的助眠膏、优育助孕的种子膏；沉迷于清宫外科五彩缤纷的外用膏，如红玉膏去腐生肌、黄玉膏消肿定痛、绿云膏拔脓散毒、白玉膏生肌收口、黄连膏治皇帝茧唇等。

　　《清宫膏方精华》读后的第一个想法就是要力所能及地做些针对性传承工作。恰逢2019年4月笔者在福州市中医院的全国名老中医药专家传承工作室获批成立，于是带领工作室团队成员对清宫膏方的传承开展一些工作。

一、明确传承意义与脉络

　　《清宫膏方精华》所收集的文献资料非常珍贵，编辑形式新颖，很多资料都保留了档案原件相貌，具有很珍贵的史学研究价值。膏方在清代宫廷中应用范围之广、数量之多，向人们展示了清代宫廷膏方临床应用的壮观场面，这是在其他书籍难遇的一道景观，其学术观点鲜明，具有很高的中医药学术价值。《清宫膏方精华》专注膏方的角度反映膏方理法方药的辨治特色、方药配伍的丰富经验及膏剂制备的智慧技艺，全书字字珠玑，展现的都是原貌古义，具有进一步整理研究与挖掘应用的价值。同时，陈可冀院士（福建人），作为福建膏方研究会的荣誉会长，对闽派膏方工作给予很大的推进，为福建中医药事业做出卓越的贡献。因此，对于福建中医药人员来讲，赋予我们传承《清宫膏方精华》中医药学术的脉络与意义。

二、分析清宫膏方特点

1. 组方特点

（1）内服膏方处方组成比较简单，药量不重，药味不多，有的只有一味药，如菊花延龄膏、五味子膏、党参膏；有的只有两三味，如明目延龄膏、二冬膏；其他膏方也都只有十来味药，如理脾养胃除湿膏、清嗽止咳抑火化饮膏。

（2）外用贴膏药味组成偏多，最多达50种，如"益寿膏"，以温阳补肾药居多。

（3）清宫内服膏方素膏居多，大多用蜜收膏，有的不用蜜。

（4）清宫内服膏方多用于治疗疾病，使用补益药较少。由此可见，清宫膏方与现代膏方在用药特点上差别还是很大的，现代内服膏方至少都要几十种，福建膏方处方中药品种还少一些，有的只有十几味，而外省膏方处方多的可达百味。现代外用贴膏用得少，在这里不做比较。现代素膏少，大部分口服膏方都用动物胶收膏，也有只用糖和蜜收膏。现代内服膏方组方中补益类药材是常用药，如贵细药材冬虫夏草、参类、三七等用量较大。

2. 四季可用

清宫膏方不局限于冬季才使用，只要有利于病，一年四季皆可用。从清宫膏方中的病历记载可以看到"调气化饮膏"使用时间是四月份，"扶元益阴膏"应用于七月份，"润肺和肝膏"则用于九月份，等等。从这点上看，福州市中医院从启用膏方之时，就把膏方定位于一年四季皆可服用，是有历史依据的。

3. 方多效全

《清宫膏方精华》收载膏方数量众多，共有192个，其中外用膏102个，内服膏90个，分为10个章节，应用极为广泛，分别有理气、活血、通络、安神、健脾、化浊、通腑、固涩、滋补等不同应用，有用于延年益寿的，有用于补益身体的，有用于治疗疾病的，作为膏方应用，这很是令人振奋的。

4. 外用优势

清宫膏方中作为中药膏剂外治的占53%，外治优先度高于内治，其中有脐疗、足疗、穴位疗、肤疗，外治法治疗范围遍及内、外、妇、儿、骨伤、皮肤、五官等科，有急用救治，有慢病调理，更有延年益寿（养生保健），可谓应有尽有。而如今有些外治法已被忽视，特别是对那些难以服药的人群包括危重患者，很多医生觉得束手无策，外治应是最佳选择，我们有义务去挖掘和整理这些宫廷御医留下的外用膏药。良丁不废外治，精华切勿失传！

三、探究内服膏方辅料

1. 适当用辅料

清宫个性化的膏方中，内服膏方大多是素膏，有的有注明用蜂蜜收膏，少见用胶类和其他辅料收膏。在重现清宫膏方过程中，我们根据处方组成、应用，予以综合考虑，适当选用些辅料，特别是动物胶类，如阿胶、龟甲胶、鹿角胶等，辅助治疗的同时也有助于膏方成型。

2. 启用植物胶

清宫膏方中绝大多数是素膏，自有素膏的应用理由。在膏方重现过程中，为了保持素膏特色，我们启用了植物胶收膏，如雪莲子、雪燕、桃胶、草燕、黑木耳、银耳等用于收膏，这些食材不但有丰富的植物胶质，还兼有很多调理功效。利用植物胶质制备中药膏方，可完全避免荤膏滋腻等服用膏方的禁忌，加之植物胶质本身对人体的健康有益，植物胶制膏在未来将成为中药膏方研发和应用的一大热门领域。

四、创新外用膏方工艺

1. 内病外治膏

清宫中使用的内病外治膏方可谓琳琅满目，如治疗肺气不畅的"开郁六郁膏"，化滞理气的"调中畅脾膏"，专治痞疾的"乾坤一气膏"，调理不孕症的"参桂鹿茸膏"，还有很多补益膏方如千金封脐膏、毓麟固本膏、延年涌泉膏、益寿比天膏。这些膏剂处方虽有宝贵经验需要传承，但处方中含有一些重金属成分，有可能在疗效上确是需要的，但从研究其毒理学和毒代学的角度考虑，应率先从患者安全用药出发。因此，我们做了一些调整，如清宫外用膏方多用香油熬膏，常入黄丹，再入雄黄以及一些香药如丁香、沉香、木香、乳香、没药、麝香等。此类膏方外用多可通血脉、利关节，使气血流畅、精髓充满，还有强阳种子之效，其药味组成往往偏多，药物中含重金属且量不少。在重现这些外用贴膏中，我们的做法首先是简化处方，以突出主药；其次是不用黄丹、雄黄等有毒中药，以保证用药安全；再者是增加具有助发热的药物，仿照现代三伏灸贴的做法进行改良，经过临床试验达到预期效果。

2. 外科用膏药

清宫外科用的膏剂，用法主要是把膏涂在局部，每种膏必用黄丹，黄丹实际上就是四氧化三铅，是用铅、硫黄、硝石等合炼而成的，具有毒性。因此，我们对外科用的膏剂进行一些工艺改革和原料替换。如在做绿云膏与消核膏时，用松香替代黄丹，把原来黄丹膏做成松香膏，虽然松香膏黏性比黄丹膏强，但由于松香熔点比黄丹低，松香膏可塑性强，我们根据患者的疮口形状，把松香膏捏成一个小柱，塞进填满疮口，外面再捏一张平面的敷上。这样就克服了松香膏太黏的缺点，同时改外贴为填疮口，还会使疮口更快愈合。还有把红玉膏、黄玉膏、白玉膏、白药膏都进行改良做成蜡膏，用蜡膏来涂抹，与现代用药更为贴近。

五、传承创新现代应用

在清代，膏方虽然大部分在宫廷使用，但后期已经从官府传到民间，很多膏方效果确切，也易于制作，即使到了现代，这些膏方依然很接地气，易于推广。因此，从2017年开始，我们就对《清宫膏方精华》所载膏方进行逐一筛选，并与现代临床相结合，在继承的基础上加以创新，取得了较好效果。比如，受到《清宫膏方精华》"清金膏"和"清音百合膏"的启发，结合有关中药药理认识，研制出了"川贝冠梨膏"，深受群众青睐；又如，对《清宫膏方精华》中的"健脾和阳膏"进行分析提炼，使其古方今用制成了"成人健脾膏"，并根据儿童的生理病理特点，延伸出了"儿童健脾膏"用于儿童脾胃虚弱、消化不良者，收到较好的临床效果；再如，对《清宫膏方精华》中"和肝调中膏"的配伍特点、应用特色进行研究后，制作的"养肝明目膏"，对手机电脑族的现代疾病起到了很好的调理作用。此外，我们把"乾坤膏"延伸改制成"补肾固元膏"的块状膏，由于用了一些温阳药，对其适应证、适应人群做了严格规定，并完善了其独特的制作工艺。有了这些初步的实践经验，我们坚信，只要用心去研究、探索，守正创新，就一定能将清宫膏方及中医药文化发扬光大，造福广大人民群众。2021年开始，我们从《清宫膏方精华》中提炼一些膏方案例，从膏方组成、制法用法、处方分析、应用范围几方面进行分析、研究并编写成册，以供有识之士进行现代膏方研究时参考应用。

六、挖掘膏方学术内涵

清宫膏方出自宫廷，带有浓厚的神秘色彩，为了让更多的专业人员参与研究，从2019年开始，笔者就在全国中药特色技术传承人才培训项目培训班上开展与清宫膏方传承有关的学术讲座，介绍《清宫膏方精华》的学术特点，对其中重点内容进行宣讲，汇报团队重现清宫膏方的进展情况，把学习清宫膏方与现代临床推广应用膏方相融合，与膏方发展历史相结合，把传承宫廷膏方渗透到现代膏方研究中。通过对《清宫膏方精华》有效膏方案例筛选，让宫廷膏方更贴近临床各级医师，赋予清宫膏方现代精神，使其体现古为今用，凸显宫廷膏方的临床实用性。题为"重现清宫膏方我们在努力"

学术讲座活动，引起全国各地中药人员对清宫膏方的关注，安徽、宁波等地还点名要求笔者到当地轮讲该课程。

在对清宫膏方进行重现、创新研究制作的实践过程中，感受到清代宫廷膏方的丰富多彩，特别是每当我们读到作者对收录的膏方做出的适当评议时，仿佛在学习一个个临床医案，学习到很多课本上学不到、实践中看不到的知识。由于研究时间较短，还有很多问题还在摸索中，很多工作要做，如宫廷外用膏喜用香药，部分膏剂处方中使用了稀有动物药，特别是麝香……在重现宫廷膏方过程中，考虑麝香价格昂贵，故对一些具有开窍透皮引经作用的香药进行了研究，如白芷、冰片、薄荷脑、石菖蒲、侧柏叶等，这些替代品，临证还需多加研究；对内服膏方用含植物胶物质收膏还只是一个设想，用药比例、融合方法、产生泡沫、质量稳定性、保存期还有待于进一步摸索；宫廷外用膏特别是内病外治膏需要研究经络的临床医生予以配合（如取穴）；要以科研思路去重现宫廷膏方，还要有专项经费支持。总之，研究还在途中，我们尚需努力。

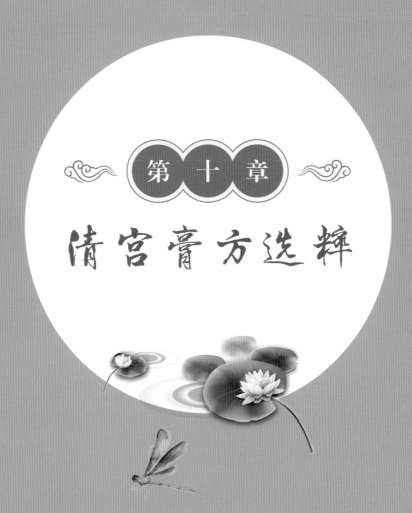

第十章

清宫膏方选粹

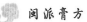

第一节　肺系病膏方

陈可冀院士的《清宫膏方精华》共收录了治肺病膏方26个，其中内服膏方25个，外用膏方1个。内服膏方中以清肺、润肺、化痰为主法，常用麦冬、天花粉、生地黄、橘红、枇杷叶等药，均以蜂蜜收膏。我们选取其中简、易、验、效的二冬膏、枇杷膏及开解六郁膏（外用软膏）进行重现并用于临床，效果甚佳。

1. 二冬膏

【膏方组成】麦冬100g，天冬100g，川贝母30g，蜂蜜200g。

【处方分析】本方用天冬清金降火、益水养阴；麦冬润肺清心、滋阴除烦；川贝母清热化痰、润肺止咳。全方共奏养阴润肺、化痰止咳、清热除烦之功。

【应用范围】咳嗽，干咳或痰黏，口干，烦躁。

【膏方制作】将蜂蜜炼成嫩蜜，过滤备用。川贝母研细粉另放；取麦冬、天冬按膏方常规制作方法进行煎煮三遍，合并滤液浓缩，加药汁润湿过的川贝母粉、炼蜜，文火炼成膏。

【用法用量】每天2次，每次按实际制膏量计算，温开水调服。

【制膏分析】本膏麦冬与天冬浓缩膏加川贝粉，用蜂蜜收膏。本膏收嫩膏为佳，以提高疗效，口感较好。本膏处方按10日药量设计，可根据实际收膏量计算每次服用量。

2. 枇杷膏

【膏方组成】枇杷叶（原方为56片洗净去毛）100g，秋梨（原方为二筒去皮心）250g，大枣100g，建莲子150g，蜂蜜（原方为半盅）100g。

【处方分析】本方以枇杷叶清肺化痰止咳、秋梨润肺化痰止咳，清润结合，痰化咳止；白蜜补中润燥；大枣益气健脾、培土以生金；莲子益肾健脾，既固先天又益后天。诸药合用，共奏肺脾双补、化痰止咳之功。

【应用范围】劳伤，虚损咳嗽，饮食不振，身体瘦弱，肺脾不足诸证。

【膏方制作】将蜂蜜炼嫩蜜，过滤备用。大枣去核后与建莲子用纱布袋另装，与枇杷叶放在一起备用。秋梨洗净去心，放榨汁机中榨汁，梨渣并入其他药中，按膏方常规制作方法进行煎煮3遍；取出大枣、莲子放破壁机中搅拌，过滤，合并滤液与梨汁一起浓缩成清膏，加入炼蜜，改文火炼成膏。

【用法用量】每天2次，每次按实际制膏量计算，温开水调服。

【制膏分析】本膏把煎煮过的大枣和莲子用破壁机搅拌，过滤时可反复用药汁冲

洗药渣，主要是提高收膏率。用蜂蜜收嫩膏，使疗效更佳，口感较好。本膏处方按 10
日药量设计，可根据实际收膏量计算每次服用量。

3. 开解六郁膏（外用）

【膏方组成】香附 30g，郁金 30g，枳实 24g，青皮 24g，姜黄 18 g，木香 18g，
苍术 15 g，莱菔子 18g，紫苏子 30g，栀子 10g，橘红 6g，红花 6g，当归 10g，沉香
6g，血竭（原方为麝香）6g，芥子 15g，茶油 200g。

【处方分析】本方重在理气活血、顺气祛痰、消食化湿，能解气郁、血郁、痰郁、
湿郁、食郁、热郁，故名开解六郁膏，属内病外治。

【应用范围】气血痰湿热兼食郁所致的胸脘痞闷、咳喘不适、胸背疼痛诸症。

【膏方制作】将栀子、橘红、红花、当归、沉香、血竭、芥子分别研粉，血竭粉
另放，其他粉混合均匀备用。茶油放锅中烧到将开时，将郁金、姜黄、苍术、紫苏子，
莱菔子等药先炸黄，改文火放入香附、枳实、木香、青皮炸枯，去渣，过滤，滤液放
凉后加入药粉调匀成软膏。

【用法用量】取软膏适量摊在膏贴上，敷贴在肺俞、上脘、膻中穴，每次贴足
4h，每日贴 1 次。

【制膏分析】本膏在清宫膏方中原是将所有药在麻油中炸枯，用黄丹收膏。操作
要点有：一是选择其中一部分中药用茶油炸枯，茶油本身有防治皮肤瘙痒的作用，本
膏作为解六郁的外用膏，使用时间相对要比较长，选茶油做基质，能有效避免贴膏部
位瘙痒，保护皮肤；同时选择质地较硬中药油炸，有利于较好地提取有效成分。在油
炸过程中针对本膏是开解六郁膏，理气行气是此方灵魂所在，因此在改进过程中通过
先炸后入，缩短理气行气药油炸时间，减少挥发油的损失，以保气行郁解。二是本膏
有一部分中药采用直接研粉，既可避免油炸高温造成有效成分损失，又能节约药材。
三是黄丹有毒，目前属于制剂室原料管控范围，本膏作为个性化临方制膏不用黄丹。
四是本膏既有油炸又有直接粉末入药，所以方中药物用量上做比较大的调整，从处方
上分析似乎用量有些悬殊，实际是研粉投料的药材在处方中比例减少。五是本膏用油
量是 200 ~ 300g，油炸时先取油 200g，炸后滤油与中药粉剂比例要准确计算，实际
操作过程中，可选择在油炸中药环节分次将中药油炸和文火炸枯，既保证中药有效炸
枯，又减少油的损耗量，如果炸油调膏太硬，可适量用剩下的生油调膏的硬度。六是
本膏中的血竭粉在调膏时一定要让油温控制在 20℃以下。

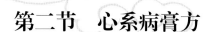

第二节　心系病膏方

　　《清宫膏方精华》共收录了6个治心系病膏方，其中育神养阴膏和养心解郁膏组方精当、药材易得、口感良好，临床颇为常用，效果亦佳。

1. 育神养阴膏

　　【膏方组成】生地黄180g，白芍150g，朱麦冬150g，酸枣仁120g，西洋参90g，朱茯神180g，石斛120g，柏子仁120g，橘红120g，肉苁蓉150g，淡竹叶90g，甘草60g，蜂蜜200g，黑木耳细粉（微米级）20g。

　　【处方分析】方中以生地黄、麦冬、石斛滋阴生津、清热除烦，枣仁、茯神、柏子仁养心安神，西洋参益气养阴，佐以补肾助阳的肉苁蓉，正如《景岳全书》所言，善补阴者必于阳中求阴，阴得阳升而泉源不竭；橘红理气宽中、燥湿化痰，以防一众滋阴药太过滋腻伤中；淡竹叶清热除烦，甘草调和诸药。

　　【应用范围】阴虚烦热，夜寐不安。

　　【膏方制作】将蜂蜜炼嫩蜜，过滤备用。西洋参另煎3遍，合并滤液，渣并入其他药中，按膏方常规制作方法进行煎煮3遍，过滤，合并滤液，取西洋参药汁把黑木耳粉调匀，放置（浸泡）2h以上，其他药液浓缩成近清膏时，加入炼蜜，改文火继续浓缩清膏，离火，加入黑木耳粉调液，冷却至80~90℃，移至恒温油浴锅控温浓缩成膏。

　　【用法用量】每天2次，每次按实际制膏量计算，温开水调服。

　　【制膏分析】本膏在清宫膏方中以水煎煮、过滤、浓缩、兑蜜收膏。清宫膏方处方用药都较小，且服用天数少，没有注明具体服用量，在膏方重现制作中对膏的浓稠、服用量多少的控制存在一定难度。在制作该膏时，加入黑木耳细粉，黑木耳含有丰富的植物胶原成分，能起到较理想的清膏作用，且营养价值比较高，对心系有较好的保健作用，具有补气养血、润肺止咳、止血、降压、抗癌功效。加黑木耳细粉是本膏制作的难点，一是黑木耳细粉要用药液浸泡2h以上，使之润透；二是黑木耳细粉加入前，温度要降到80~90℃，以防起泡沫，所以我们选择用恒温油浴锅控温浓缩。本膏处方按10日药量设计，可根据实际收膏量计算每次服用量。

2. 养心解郁膏

　　【膏方组成】炒酸枣仁60g，茯神250g，佛手150g，百合150g，当归150g，生地黄250g，白芍250g，香附250g，大枣250g，浮小麦250g，炙甘草100g，厚朴花150g，郁金250g，合欢花150g，玫瑰花100g，首乌藤150g，麦芽250g，蜂蜜

200g。

【处方分析】本方以酸枣仁、茯神养心安神；首乌藤、大枣养血安神；合欢花解郁安神；当归、白芍、生地黄、百合滋阴养血；香附、郁金、佛手、玫瑰花疏肝解郁；浮小麦专走心经，携甘草益心气敛心阴；麦芽、厚朴花健脾和胃护中土。诸药合用，共奏滋阴血、养心神、疏肝郁、助睡眠之功。

【应用范围】因情绪不畅或思虑、焦虑、劳倦等致阴血亏虚、心神失养的郁证、不寐诸病。

【膏方制作】将蜂蜜炼嫩蜜，过滤备用。将百合、大枣、浮小麦用煎药袋另装，与其他中药一起按膏方常规制作方法进行煎煮3遍；将百合、大枣、浮小麦提出来，放破壁机中搅拌成浆，过滤；合并所有滤液，浓缩成近清膏时，加入炼蜜，改文火继续浓缩成膏。

【用法用量】每天2次，每次按实际制膏量计算，温开水调服。

【制膏分析】养心解郁膏是我们受到育神养阴膏的启发而自创的一个方，现代社会因工作压力、生活压力大而致失眠的患者众多，严重的甚至产生焦虑、抑郁，并和失眠互为因果，恶性循环，用该膏治疗有适应证的失眠患者，效果良好。由于该方收膏率不高，所以把百合、大枣、浮小麦药渣粉碎成浆，达到提高收膏率的目的；百合、大枣、浮小麦药渣粉碎成浆后，可以用药汁反复冲洗药渣，过滤。本膏处方按10日药量设计，可根据实际收膏量计算每次服用量。

第三节　脾胃系病膏方

　　《清宫膏方精华》治脾胃病膏方收载较多，达 55 个，其中内病外治膏 2 个，内服膏 53 个。内服膏中有健脾养胃的，也有肝脾同调或调肝和胃的，有清热化湿的，也有调中养阴或化湿养阴的，我们选择其中组方精练或药材易得、方便制作的 6 个膏方进行阐述。

1. 滋阴抑火化湿膏

　　【膏方组成】玄参 90g，生地黄 90g，山萸肉 50g，泽泻 60g，茯苓 90g，山药 90g，牡丹皮 60g，滑石粉 90g，麦冬 60g，石斛 90g，竹茹 90g，天花粉 60 g，甘菊花 60g，茵陈 60g，川芎 60g，乌梅 90g，冰糖 100g，蜂蜜 200g。

　　【处方分析】本方以滋阴为主，清火化湿为辅，方中以六味地黄丸去熟地加石斛，配合增液汤说明重点在滋胃阴，菊花清肝火，花粉清肺胃之火，竹茹"气寒，可以祛温火，味甘可以缓火炎"（《本草经解》），茵陈、滑石粉清热化湿，乌梅酸涩生津，川芎行气活血，一收一发，则既不留湿也不伤阴，以期达到滋阴抑火化湿之效。

　　【应用范围】用于脾胃阴液不足、湿热未清的脘闷纳少、口干口苦诸症。

　　【膏方制作】将冰糖用少量水放锅中加文火溶解，过滤除杂后，加入蜂蜜，炼成中蜜，过滤，备用。将诸药按膏方常规制作方法进行煎煮 3 遍，合并滤液，浓缩成近清膏时，加入炼蜜，改文火继续浓缩成膏。

　　【用法用量】每天 2 次，每次按实际制膏量计算，温开水调服。

　　【制膏分析】本膏收膏率很低，可以把茯苓、山药、天花粉打成细粉，把粗粉并入他药一起煎煮，把细粉加药汁浸润 2 个 h 以上，再加入清膏中，再加蜂蜜。或者可以用银耳收膏，功效上有互补。本膏处方按 10 日药量设计，可根据实际收膏量计算每次服用量。

2. 调肝化湿膏

　　【膏方组成】党参（原方为太子参）90g，白术 90g，茯苓 120g，香附 60g，白芍 90g，青皮 60g，茵陈 90g，枳壳 90g，焦枣仁 90g，鸡内金 90g，泽泻 50g，焦三仙 150g，扁豆皮 50g，胡黄连 60g，皂角米 50g，炼蜜 300g。

　　【处方分析】脾主运化，胃主受纳，脾胃属土，肝主疏泄能助脾胃受纳运化，肝属木，今因木旺克土，或土虚木乘，致肝木非但不能助脾胃受纳运化，反而乘克脾（胃）土，致脾不运湿，胃不化食，故方中用香附、青皮、白芍、茵陈、焦枣仁疏肝调肝，党参、白术、茯苓、扁豆皮健脾，因党参健脾比太子参力更专，且无太子参滋阴而留湿之虞，故改原方太子参用党参，鸡内金、枳壳、焦三仙和胃消食，泽泻、胡黄连清热化湿，皂角米养心通脉、清肝明目。诸药共用，达肝调、脾健、胃和、湿化、食消之目的。

【应用范围】肝脾不调或肝胃不和所致的胃脘胀闷、疼痛、食积不化、倦怠乏力诸症。

【膏方制作】将蜂蜜炼成中蜜，过滤，备用。将诸药按膏方常规制作方法进行煎煮 3 遍，合并滤液；取 150mL 左右滤液用于浸泡皂角米（约 2h），其余药液浓缩至 200mL 左右，加入皂角米浸泡液中，共炖煮约 40min，移入破壁机中搅拌均匀，加入炼蜜，文火浓缩成膏。

【用法用量】每天 2 次，每次按实际制膏量计算，温开水调服。

【制膏分析】本膏方具有调肝化湿、健脾胃、助消食的功效，很适合现代人使用。但本膏制作研究中的困难是收膏率很低，考虑到添加高能量、高碳水化合物、低蛋白、低脂肪食物皂角米，含有丰富细腻的植物胶质，加水加热膨胀，胶质半透明，香甜软糯润口，不仅是良好的植物胶收膏剂，而且在功效上又有互补的作用。本膏处方按 10 日药量设计，可根据实际收膏量计算每次服用量。

3. 理脾调气化湿膏

【膏方组成】白术 90g，茯苓 90g，炒薏苡仁 150g，陈皮 45g，炒白扁豆 90g，神曲 90g，醋香附 45g，甘菊花 60g，佛手 30g，甘草 45g，蜂蜜 200g。

【处方分析】文献中本方脉案载："正月初六日，姚宝生看得总管脉息左关稍弦，右寸关缓滑，神力尚好，唯气道有时欠调，稍有浮热。今用理脾调气化湿膏调治。"脉息右寸关缓滑，主脾虚不运、痰湿停留，故方中以白术、茯苓、炒薏苡仁、炒白扁豆健脾祛湿，陈皮、佛手理气燥湿化痰；脉息左关稍弦，主肝气稍郁不畅，故方中以香附、甘菊理气疏肝、调畅气机，甘草调和诸药。诸药合用达脾健、湿去、痰化、气畅之目的。

【应用范围】脾虚不运、痰湿阻滞的胃脘胀闷、大便溏稀或不畅、困重乏力诸症。

【膏方制作】将蜂蜜炼成中蜜，过滤，备用。将薏苡仁粉碎成极细粉，粗粉并入其他药按膏方常规制作方法进行煎煮 3 遍，合并滤液；取约 150mL 滤液用于浸泡薏苡仁粉（约 2h），其余药液浓缩至近浓膏时，加入搅匀的薏苡仁浆、炼蜜，文火浓缩成膏。

【用法用量】每天 2 次，每次按实际制膏量计算，温开水调服。

【制膏分析】本膏收膏率很低，因此将薏苡仁粉碎成极细粉加入，有利于清膏。需要注意的是，薏苡仁粉要先用药汁充分浸润，加进去前一定要搅匀，以免结团，文火浓缩、不断搅拌是本膏制作的要点。

4. 参术调元膏

【膏方组成】白术 500g，人参片 120g，蜂蜜 250g。

【处方分析】本方处方简单，人参大补元气，补肺脾心肾之气，《本草汇言》："补气生血，助精养神之药也"。白术益气健脾，入脾胃经，《本草通玄》："补脾胃之药无出其右。"

【应用范围】饮食无味，精神不振，四肢无力，面色萎黄，肌肉消瘦，腰膝酸软等虚损劳伤。

【膏方制作】将白术、人参片入砂锅内，用净水 10 碗，熬汁到 2 碗，过滤，加炼蜜，文火浓缩成膏。倾入磁罐内，埋土中 3 日后取出。

【用法用量】每天 2 次，每次按实际制膏量计算，温开水调服。

【制膏分析】为了比较系统地研究古人的煎药方法，本膏制作方法尽量按清宫原制作方法进行。本膏在制作时工序稍做调整，制作过程中，发现几个问题：①用 10 碗水煮到 2 碗，弃去药渣时，药渣中还保留有很饱和的药汁。②碗的大小有区别，对煎煮效果和收膏多少有直接关系。③从白术、人参入砂锅煎煮到加蜜后浓缩，加热时间太长，不利于人参有效成分的保存。因此，最佳制作方法是先把蜂蜜炼成中蜜备用；把人参单独煮 3 次过滤，滤液单放备用；滤渣并入白术中按膏方煎煮方法煎煮 3 遍，合并滤液，滤液先浓缩到近清膏时，加入人参汁搅匀继续浓缩到清膏时加入炼蜜，改文火浓缩收膏。倾入磁罐内，埋土中 3 日后取出。

5. 理脾养胃除湿膏

【膏方组成】党参 90g，炒白术 150g，茯苓 150g，莲子 150g，炒薏苡仁 150g，炒扁豆 150g，藿梗 90g，炒神曲 90g，炒麦芽 150g，陈皮 90g，阳春砂 20g，甘草 45g，蜂蜜 200g。

【处方分析】本方是由参苓白术散化裁而来，去桔梗加神曲、麦芽，功专理脾和胃助食；易山药加藿梗理气防滋腻。多味药材均用炒制，推测本案应无热象或稍偏寒。综观全方旨在益气健脾除湿、理气和胃助食。

【应用范围】饮食少思或食后不消，脘腹胀满，大便溏薄等。

【膏方制作】将阳春砂粉碎筛取细粉 15g 以上，蜂蜜炼成中蜜，备用。把药渣并入余药按膏方煎煮方法煎煮 3 遍，合并滤液，滤液浓缩到近清膏时，加入炼蜜搅匀，继续浓缩快成膏时，改文火，加入阳春砂细粉浆，搅拌均匀收膏。

【用法用量】每天 2 次，每次按实际制膏量计算，温开水调服。

【制膏分析】本膏制作时，一是要把茯苓、莲子、炒薏苡仁、炒白扁豆打成细粉，以提高出膏率；二是研究贵重芳香中药阳春砂的应用，阳春砂价格昂贵，货源紧缺，加热时间久易挥发有效成分，所以制作时应把阳春砂加工成极细粉，先用一部分滤液浸润阳春砂粉并搅拌成浆，等即将收膏时再予以加入。

6. 神效暖脐膏（外用）

【膏方组成】肉桂 5g，牡丹皮 10g，黄芪 25g，党参 25g，当归 3g，生地黄 25g，白芍 12g，肉苁蓉 12g，炮附片 12g，木鳖子（去壳）12g，荆芥 6g，防风 6g，麻黄 6g，桂枝 3g，柴胡 6g，前胡 6g，升麻 6g，葛根 6g，紫苏叶 6g，薄荷 6g，羌活 6g，独活 6g，白芷 6g，藁本 6g，川芎 6g，细辛 6g，生姜 30g，葱头 20g。

【处方分析】此方为光绪六年（1880 年）御药房录得。外贴肚脐，功能温胃止泻、祛风散寒、健肠胃、暖肚腹。

【应用范围】受寒受冷，腹痛腹胀，呕吐酸水等。民间也有以此类膏方治久不孕育、腰骶疼痛者。

【膏方制作】将肉桂、白芷、当归、细辛研细粉备用。荆芥、紫苏叶、薄荷、生姜、葱头另放；茶油入锅煮将开时放入牡丹皮、黄芪、党参、生地、白芍、肉苁蓉、炮附片、木鳖子、防风、麻黄、桂枝、柴胡、前胡、升麻、葛根、羌活、独活、藁本、川芎、细辛等药先炸黄，改文火放入荆芥、紫苏叶、薄荷炸枯，去渣，加生姜、葱头炸焦，过滤，滤液放凉后把药粉调匀成软膏。

【用法用量】用时取适量敷贴于神阙，亦可敷贴于中脘、下脘、气海、关元、腰阳关、命门等穴位。

【制膏分析】本膏在清宫膏方中原是将所有药在麻油中炸枯，用黄丹收膏。操作要点有：①黄丹目前属于制剂室原料管控范围，本膏作为个性化临方制膏不用黄丹。②本膏选茶油作为外贴药的基质，能有效避免贴膏部位瘙痒，保护皮肤。③肉桂、白芷气味芳香含挥发油，不适合高温油炸提取，采用研粉用茶油做基质，可增强杀菌作用和改善局部血液循环作用；同时把当归和细辛研细粉，可减少有效成分损失、提高疗效以及调整产品的量。④荆芥、紫苏叶、薄荷、生姜、葱头采取后入，文火油炸，可减少有效成分损失。⑤本膏既有油炸又有直接粉末入药，所以在组方用量上做了比较大的调整。⑥油量控制乃是本膏制作的要点，根据本膏临床应用特点，如果只用于治疗受寒受冷、腹痛腹胀、呕吐酸水，临床使用周期较短，用量较少，要控制用药的量，如果是用于治久不孕育、腰骶疼痛，临床使用周期较长，可根据需要调整药量。

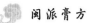
第四节 肝胆系病膏方

《清宫膏方精华》收载了治肝胆病膏方 15 个，其中内服膏方 13 个，外用膏方 2 个。统计发现，在 15 个膏方中，当归、白芍和陈皮（或橘红）均出现 14 次，说明调肝当补血养血、理气健脾。

1. 清热养肝活络膏

【膏方组成】生地黄 150g，白芍 120g，当归 120g，山羊角（原方是羚羊角）60g，明天麻 60g，僵蚕 90g，秦艽 60g，橘红 60g，川贝母 30g，枳壳 60g，建曲 90g，甘草 30g，蜂蜜 300g。

【处方分析】本方来自光绪三十年（1904 年）三月西太后脉案，载有"头晕微疼，目不清爽"等症状，颇似肝经有热、肝阳上亢、脉络不通而致头晕头痛、目不清爽诸症。方中山羊角性寒味咸归肝经，清热平肝，细生地养阴清热，杭芍养血敛阴、平肝柔肝，当归补血养肝、活血止痛，天麻平肝潜阳，僵蚕、秦艽祛风通络，橘红、枳壳、建曲理气化痰消滞，川贝母清热化痰，生甘草调和诸药。诸药合用，共奏清热平肝、和血养肝、化痰通络之功。

【应用范围】肝热、肝阳上扰所致的头晕头痛、视物模糊诸症。

【膏方制作】将蜂蜜炼成中蜜，备用。把川贝母粉碎成极细粉，粗粉并入余药按膏方煎煮方法煎煮 3 遍，合并滤液，滤液浓缩到近清膏时，加入川贝母粉，搅拌均匀，再加入炼蜜搅匀，继续浓缩成膏。

【用法用量】每天 2 次，每次按实际制膏量计算，温开水调服。

【制膏分析】本膏制作过程中应注意把控好贵细药材处理，川贝母比原方数量减少，研成极细粉提高使用率，在加入膏前川贝粉要先用药汁浸润，搅拌均匀，以免结团。同时，也建议把天麻研成极细粉，用同样的方法加入膏中。本膏处方按 10 日药量设计，可根据实际收膏量计算每次服用量。

2. 和肝调中膏

【膏方组成】生地黄 120g，白芍 90g，甘菊花 60g，石斛 90g，炒栀子 90g，竹茹 60g，白术 90g，茯苓 90g，炒薏苡仁 120g，焦楂炭 60g，焦神曲 90g，焦谷芽 90g，鸡内金 90g，陈皮 90g，甘草 45g，蜂蜜 300g。

【处方分析】方中以生地、石斛、杭芍滋阴养血以补肝，甘菊、竹茹、栀子清热以调肝，白术、茯苓、薏苡仁、陈皮、甘草健脾和中，楂炭、神曲、谷芽、鸡内金消食和中，多药均用炒或焦体现了炒、焦益土和中之意，整方体现了肝脾同调、肝胃同和之意。

【应用范围】肝胃不和的胃脘痞胀，不思饮食，心烦易怒，口干口苦等。

【膏方制作】将蜂蜜炼成中蜜，备用。薏苡仁研成极细粉，石斛先煎30min合并到余药，按膏方煎煮方法煎煮3遍，合并滤液，滤液浓缩到近清膏时，加入薏苡仁粉，搅拌均匀，再加入炼蜜搅匀，继续浓缩成膏。

【用法用量】每天2次，每次按实际制膏量计算，温开水调服。

【制膏分析】本膏收膏率不高，所以把薏苡仁研成极细粉，适当提高膏的稠度，把薏苡仁粉加入膏时，要把粉预先用药液浸润透，搅拌均匀，加入后，要改文火缓缓收膏。本膏处方按10日药量设计，可根据实际收膏量计算每次服用量。

3. 舒肝利肺和脉膏（外用）

【膏方组成】香附12g，羌活（原方为独活）6g，麻黄6g，僵蚕6g，青皮9g，穿破石（原方是生山甲）12g，姜黄6g；郁金6g，木瓜9g，当归9g，白芍6g，川芎6g，透骨草12g，乳香3g，没药3g，续断9g，五加皮6g，茶油适量。

【处方分析】此方是太医给西太后的看诊医案，从组方不难看出，西太后有肝气郁滞、胸胁疼痛之症，故用药以行气活血为主，其中重用香附，旨在舒肝解郁、理气止痛，佐麻黄，宣利肺气以通经络，用药俱有深意。笔者认为用羌活可能比用独活更适合，因羌活辛温发散，气味雄烈，又主上半身疼痛，外贴治胸胁痛较独活更为适宜，故我们在组方时改独活为羌活。

【应用范围】肝气郁滞，脉络失和，胸、胁、背痛诸症。

【膏方制作】将僵蚕、姜黄、当归、五加皮、乳香、没药分别研细粉备用。茶油入锅煮将开时放入穿破石、郁金、木瓜、白芍、川芎、透骨草、续断炸黄，改文火放入生香附、羌活、麻黄、青皮炸枯，去渣，过滤，滤液把分次药粉调匀成软膏。

【用法用量】取适量膏贴于肩井、肺俞及阿是穴。

【制膏分析】本膏在清宫膏方中原是将所有药在麻油中炸枯，用黄丹收膏。操作要点有：①黄丹目前属于制剂室原料管控范围，本膏作为个性化临方制膏不用黄丹。②是本膏选茶油作为外贴药的基质，能有效避免贴膏部位瘙痒，保护皮肤。③姜黄、当归、五加皮、乳香、没药含挥发油不适合高温油炸提取，僵蚕属动物类药物，生品辛散之力较强，本方力专疏通经络因此打粉直接入药更妥。④生香附、羌活、麻黄、青皮采取后入降温文火油炸，可减少有效成分损失。⑤本膏加入乳香、没药环节是本膏制作的重点，加入时，油温一定不可过高。⑥油量控制，根据本膏临床应用特点，周期可能较长，要计算好用药的投入量。

第五节　肾系病及延龄类膏方

　　《清宫膏方精华》收载了治肾病及延龄类膏方31个，其中内服膏方14个，组方简单精当，多用单药，临床应用效果良好。外用膏方17个，多有用到麝香、雄黄、鸦片等现在无法购到的药材，故外用膏方我们仅选取其中方便制作的进行阐述。

1. 乾坤膏

　　【膏方组成】当归120g，熟地黄120g，黄芪120g，党参120g，龙眼肉60g，枸杞子60g，升麻60g，肉苁蓉60g，蜂蜜200g。

　　【处方分析】方中黄芪合党参，不仅补益脾肺之气，更兼升阳固表；熟地黄合当归，一静一动，既可补益肝肾之阴，亦能养血活血；辅以枸杞、苁蓉，滋补肝肾、阴阳双补；加龙眼肉以补心脾、益血安神；佐以升麻升举阳气，则气血得补、元气乃升。本方特点是补益五脏、补气养血、阴阳双补，对于一切虚损，有扭转乾坤之力，故名乾坤膏。

　　【应用范围】五脏虚损、气血双亏见肌肉消瘦，憔悴倦怠，自汗盗汗，夜寐不安，气短纳差等。

　　【膏方制作】将蜂蜜炼成中蜜，备用。龙眼肉、枸杞子、肉苁蓉用纱布袋装好，合并到余药，按膏方煎煮方法煎煮一遍后，把龙眼肉、枸杞子、肉苁蓉放破壁机中搅拌成浆，渣合并到其他药中煎煮两遍，合并所有滤液，浓缩，近清膏时，加入炼蜜搅匀，继续浓缩成膏。

　　【用法用量】每天2次，每次按实际制膏量计算，温开水调服。

　　【制膏分析】本膏把龙眼肉、枸杞子、肉苁蓉煎煮一次后放破壁机中粉碎成浆过滤，一是增加膏方甜度，二是有效提高肉苁蓉使用率。本膏处方按10日药量设计，可根据实际收膏量计算每次服用量。

2. 五味子膏

　　【膏方组成】五味子500g，蜂蜜200g。

　　【处方分析】方中五味子性温，味酸、甘，入肺、心、肾三经，功能敛肺滋肾、生津敛汗、涩精止泻、益气宁心。单用即有补益及收敛作用，《本经》列为上品，谓其能"主咳逆上气，劳伤羸瘦，补不足，强阴，益男子精"。《千金方》杂补方三十首，用之者有十六首，孙思邈称："五月常服五味子以补五脏之气，六月常服五味子以益肺金之气，在上则滋源，在下则补肾。"皆推崇其补益作用。现代药理研究发现，五味子对中枢神经系统功能有调整作用，与人参相似，能增强机体对非特异性刺激的防御能力，有提高免疫力、抗氧化、抗衰老作用。

【应用范围】久咳虚喘，自汗盗汗，遗精滑精，津伤消渴，心悸失眠，久泻不止等。

【膏方制作】将蜂蜜炼成中蜜，将五味子研粗粉或研破皮，加水浸泡1h，按常规煮3次，合并滤液，浓缩到清膏，加入炼蜜，改文火浓缩收膏。

【用法用量】每天2次，每次按实际制膏量计算，温开水调服。

【制膏分析】本膏为单味膏，将五味子研粗粉或研破皮，是为了更好地提取有效成分。值得一提的是，本膏主要用于收敛止咳，所用五味子以生品为佳，符合《本草纲目》"入补药熟用，入嗽药生用"之说。

3. 熟地膏

【膏方组成】熟地黄1000g，蜂蜜200g。

【处方分析】方中熟地黄黑色入肾，味厚滋阴、填精补髓，为培元固本之要药。《本草纲目》："填骨髓，长肌肉，生精血，补五脏内伤不足，通血脉，利耳目，黑须乌发，男子五劳七伤，女子伤中胞漏，经候不调，胎产百病。"《药品化义》："凡内伤不足，苦志劳神，忧患伤血，纵欲耗精，调经胎产，皆宜用此。安五脏，和血脉，润肌肤，养心神，宁魂魄，滋补真阴，封填骨髓，为圣药也。现代药理研究显示，该药能防止肾上腺皮质萎缩，促进肾上腺皮质激素的合成。

【应用范围】虚劳内伤，阴虚盗汗，腰膝酸软，发白早衰，血虚萎黄，眩晕心悸，经候不调等症。

【膏方制作】将蜂蜜练成中蜜；熟地用水浸泡煎煮3遍，合并滤液，浓缩成清膏，加入炼蜜，文火浓缩成膏。

【用法用量】每天2次，每次按实际制膏量计算，温开水调服。

【制膏分析】本膏为单味膏，制作本膏也可以采用煲煮久炖的方法；也可以根据适应证挑选桃胶等作为植物胶收膏。

4. 菊花延龄膏

【膏方组成】鲜菊花瓣100g，皂角米30g，蜂蜜100g。

【处方分析】《清宫膏方精华》一书中功效冠以延龄为名的膏方只有菊花延龄膏和明目延龄膏（组成：霜桑叶和菊花），应是经验总结，有其奥妙之处。《神农本草经》："主诸风头眩、肿痛，目欲脱，泪出，皮肤死肌，恶风湿痹，利血气。"并未表明菊花有延龄之效，而景焕《牧竖闲谈》称："真菊延龄，野菊泻火，正如黄精益寿，钩吻杀人之意。"似亦可信。现代中药认为，菊花辛、甘、苦，微寒，归肝、肺经，有疏散风热、平抑肝阳、清肝明目、清热解毒之功效，其药效机制重在平肝和清肝。中医理论认为，情志内伤是脏腑功能失调、阴阳失衡的一个主要病因，而情志与肝的关系最为密切，肝为刚脏，具有刚强躁急的生理特性，主疏泄，具有疏通、畅达全身气机之作用，故前人常有"肝气肝阳常有余"之说，肝失疏泄或肝阳上亢，必然导致人体出现疾病，而菊花有平肝和清肝之能，且又易得，可常服，故不失为一个养生延龄之法。现代药理研究表明，菊花制剂有明显扩张冠状动脉、增加冠脉流量、增强心脏收缩力之功效，亦具有延龄效应。至于是否确有延龄之效，尚待同道共同探讨。

【应用范围】中老年的延龄保健及肝阳上亢所致的头痛眩晕，目赤肿痛，眼目昏花等症。

【膏方制作】将鲜菊花瓣加水煎煮 3 遍，合并滤液，浓缩到 200mL，用于浸泡皂角米 2h，炖煮 40min，放搅拌机中搅匀，移入锅中加炼蜜，文火收膏。

【用法用量】每天 2 次，每次按实际制膏量计算，温开水调服。

【制膏分析】本膏制作研究中的困难是，菊花水浓缩不了膏，此时我们考虑到胶类收膏，添加富含植物胶的皂角米，皂角米系高能量、高碳水化合物、低蛋白，低脂肪食物，在菊花水中加它加热即很快膨胀，呈半透明胶质，香甜软糯润口，使菊花水显示膏状，皂角米在本剂膏方功效上有其互补性。本膏处方按 10 日药量设计，可根据实际收膏量计算每次服用量。

5. 保元固本膏（外用）

【膏方组成】党参、白术、黄芪、当归、香附各 45g，川芎、附片、独活、杜仲、荜茇、白芍各 30g，花椒、草果仁、干姜、沉香、丁香各 15g，鹿角胶（原方是鹿角）10g，鳖甲胶（原方是鳖甲）10g，肉桂粉 10g，麻油 300g。

【处方分析】方中附片、干姜、杜仲、鹿角、肉桂温阳散寒、补肾固元，党参、白术、黄芪、当归、白芍益气补血；香附、川芎行气活血；独活、草果仁祛风除湿；佐一味鳖甲胶滋补肾阴；沉香、丁香、川椒、荜茇诸香窜药，助药渗入；诸药合用，共达保元固本之功效。从方药理解，本方固本是既固先天之本，也补后天之本。

【应用范围】脾肾不足、中下焦虚寒见阳痿早泄、宫冷不孕或经痛、腹部冷痛、便溏肢冷等。

【膏方制作】将肉桂粉另放；川椒、草果仁、干姜、沉香、丁香研粉，鹿角胶、鳖甲胶打粉，将所有粉末混合均匀另放，备用。用麻油放锅中烧将沸时，放入党参、白术、黄芪、香附、附片、杜仲、白芍其他药将药炸到将枯时，加入当归、川芎、独活、荜茇炸枯，去渣，过滤，油放稍凉，再加入各药粉，搅匀成软膏。

【用法用量】取膏适量摊涂于膏贴中，可贴肾俞、神阙、下脘、关元、命门等穴。

【制膏分析】该膏制作过程中，对不同性质的中药采用先炸、后炸、研粉搅拌等处理方法，使所有药物能最有效地提取有效成分，特别是原方中使用鹿角、鳖甲量比较大，难以煎出，用鹿角胶和鳖甲胶代替也是最佳方案。

第六节　皮肤病膏方

　　《清宫膏方精华》共收载了治皮肤病膏方 53 个，其中夏枯草膏供内服，冲和膏既可内服又可外用，其余均为外用膏。我们选取了其中简、易、验、效的 12 个方进行研究。

1. 夏枯草膏

　　【膏方组成】夏枯草 1000g，浙贝母 300g，香附 300g，蜂蜜 400g。

　　【处方分析】本方重用夏枯草，其味苦、辛，性寒，归肝、胆经，功专消肿散结、清肝泻火，配伍能化痰散结、解毒消痈之浙贝，以及疏肝理气之香附，药简力宏，临证甚效。

　　【应用范围】一切瘰疬、瘿瘤、痰结及乳痈肿痛。

　　【膏方制作】将蜂蜜炼成嫩蜜；夏枯草、浙贝母、香附按膏方制作规范煎煮 3 遍，合并滤液，浓缩成清膏，加入炼蜜，文火浓缩成膏。

　　【用法用量】每天 2 次，每次按实际制膏量计算，温开水调服。

　　【制膏分析】本膏炼蜜以嫩蜜为宜，膏不宜太浓。

2. 冲和膏

　　【膏方组成】紫荆皮、杭白芍、甘草各 100g，乳香、没药各 15g（原方各药为等分），蜂蜜（内服膏）200g，或茶油（外用膏）100g。

　　【处方分析】宫中此方与《外科正宗》冲和膏不同，无独活、赤芍、菖蒲，而用乳香、没药、甘草，除湿之力轻，而活血通络之力重。紫荆皮味苦、性平，归肝经，活血行气通经、解毒消肿止痛；白芷辛散温通、祛风燥湿、消肿排脓、散结止痛。现代药理研究表明，紫荆皮和白芷均有抗炎镇痛、抗病原微生物作用。甘草（此方应用生甘草）清热解毒、缓急止痛；乳香和没药，功专活血止痛、消肿生肌，《本草纲目》："乳香活血，没药散血，皆能止痛消肿生肌，故二药每每相兼而用。"综观本方用药，核心是活血通经、消肿止痛，故既可外治痈肿，又能内治瘀痛。

　　【应用范围】外用治疮疽痈肿，内服治一切气滞血瘀之痛证。

　　【膏方制作】

　　（1）内服膏。取蜂蜜炼成嫩蜜，把紫荆皮、杭白芍、甘草按膏方规范加水煎煮 3 遍，合并滤液浓缩成清膏，加炼蜜，收嫩膏。临服用前用文火把膏烧开，去火，徐徐加入混合好的乳香、没药混合粉约 3g，搅拌均匀，趁热服用。

（2）外用膏。诸药可研细粉，并分别称取等量混合均匀；将茶油放研钵中，把药粉加入茶油，边加边搅拌，均匀即成膏。

【用法用量】内服膏，每天2次，每次15~20g，饭后用温开水调服；外用膏，取适量摊涂于敷贴上，贴于痈肿患处。

【制膏分析】本膏所用乳香、没药不管内服、外用均见奇效，但现代该膏几乎没有使用，重点是乳香、没药加工炮制和制膏为本膏研究的重点。乳香、没药做内服膏前，先将其进行常规炮制，减少不良气味，并将炮制后的乳香、没药放入冰箱冷冻1h后，快速粉碎，在制膏过程中，进行临方制膏，以保证其疗效。本膏按原方制作方法是将各药等分研粉服用，改进后紫荆皮、杭白芍、甘草各等分，乳香、没药炮制后用特殊粉碎办法粉碎后，大大缩小了用药比例，既改善了用药的口感，又节约了膏方投入成本。乳香、没药有效成分树脂、树胶不溶于水，因此，无论怎样煎煮都不能使有效成分溶入水煎剂中。正确的用法是将炮炙后的乳香、没药研末冲服，这样才能最大限度地发挥乳香、没药的疗效。否则，不仅药效不能正常发挥，影响疗效，而且也影响患者的健康。

3. 蓖麻子膏（外用）

【膏方组成】蓖麻子300g。

【处方分析】本方极为简单，仅一味药，也不加辅料，直接去皮捣成泥即可外贴。蓖麻子甘、辛、平，有小毒，功专消肿拔毒、通络导滞，《本草纲目》录有验案，治一切毒肿、疠风、瘰疬结核、肺风面疮等。

【应用范围】各种痈疽肿毒。现代还用于治疗颜面神经麻痹。

【膏方制作】去皮捣泥。

【用法用量】取适量摊涂于敷贴上，贴患处。

【制膏分析】蓖麻子中含蓖麻毒蛋白及蓖麻碱，可引起中毒，要注意保存和使用部位。

4. 黄龙膏（外用）

【膏方组成】当归10g，大黄10g，黄柏20g，栀子10g，黄芩10g，茶油100g。

【处方分析】方中当归活血和血止痛，《本草纲目》记载当归"治痈疽，排脓止痛，和血补血"。大黄泻火解毒、凉血消肿，现代药理研究表明，大黄有抗感染作用，对多种革兰阳性和阴性细菌均有抑制作用；栀子清热泻火、凉血解毒，《神农本草经》："主五内邪气，胃中热气，面赤酒疱齄鼻，白癞赤癞疮疡。"黄柏、黄芩清热燥湿、泻火解毒，《神农本草经》记载，二药均主诸热、黄疸，恶疮疽蚀火疡。现代药理研究亦表明，黄柏、黄芩对多种致病细菌均有抑制作用。

【应用范围】祛湿生肌长肉，用于诸般疮毒、痈毒、疔毒。

【膏方制作】将当归、大黄、栀子、黄芩研细粉备用。茶油入锅煮开，放入黄柏炸枯，弃渣过滤，油中加入当归、大黄、栀子、黄芩细粉搅拌均匀成膏。

【用法用量】取少许摊涂予敷贴上，贴患处。

【制膏分析】本膏在清宫膏方中是把诸药放香油中炸枯，用黄丹收膏。操作要点有：一是作为皮肤用药，选择茶油做基质最为理想，能有效避免贴膏部位瘙痒，保护皮肤。二是黄丹目前属于制剂室原料管控范围，本膏作为个性化临方制膏不用黄丹。三是本膏有一部分中药采用直接油炸，一部分中药选择研粉，既可避免有的中药经高温油炸造成有效成分损失，又能对成膏的量起到调节作用，组方用量上调整后，从处方上看用量有些悬殊。四是本膏用油量是关键环节，要注意油量调整。五是本膏在加入当归、大黄、栀子混合细粉时，油温可待降到常温时再加。

5. 绿膏药（外用）

【膏方组成】铜绿60g，冰片2g，香油60g。原方有用松香。

【处方分析】铜绿苦、酸、涩、寒，有毒，入肝胆经，能解毒、去腐、杀虫，《本草纲目》："治恶疮，疳疮，吐风痰，杀虫。"香油甘、微寒，无毒，《纲目》记载，其有润燥、解毒、止痛、消肿，解诸毒而杀虫，消痈肿而滑肠。冰片能清热消肿、生肌敛疮。诸药合用，共达清热消肿止痛、拔毒祛腐生肌之功。

【应用范围】一切无名肿毒，不论已成未破或已破，皆可贴之。

【膏方制作】上药熬膏，离火加冰片二三厘。用时取少许敷贴患处。将香油煮沸过滤，放凉，把铜绿放在研钵中研末均匀，加入香油，再加入冰片搅拌均匀成膏。

【用法用量】取适量摊涂在纱布上敷贴患处。

【制膏分析】本膏清宫膏方中的描述是"熬膏，离火加冰片"。本膏制作过程中香油煮开是为了消毒，为避免铜绿高温下分解，因此要让油温降到30℃左右，由于临方制膏数量较小，与铜绿混合时要采取少量分次把香油滴入铜绿并搅拌到适合的稠度，加入冰片油温要在20℃以下。松香本身的气味无毒，但如果经过高温加热燃烧，那么经过高温后产生的松香里含有铅等重金属和有毒化合物，会污染禽畜的肉（包括松香气体），食用对人体有毒性，特别是松香氧化后产生的过氧化物，会严重损害人体的肝脏和肾脏，所以本膏不用松香。

6. 绿蜡膏（外用）

【膏方组成】铜绿5g，黄蜡6g，白蜡4g，香油20g。

【处方分析】铜绿是铜的液气所结，酸而有小毒，《本草纲目》用于治恶疮，疳疮，吐风痰，杀虫。《本经逢原》记载为散疗喉痹牙疳，醋调揸腋下治狐臭……《玉楸药解》曰："疗痔瘘，生发，点痣。"《会约医镜》对脚趾缝中流水痒痛，敷之。

【应用范围】托毒敛疮，化腐生肌。用于已破疮疡肿毒日久不愈（如糖尿病足等）。

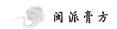

【膏方制作】将铜绿放在研钵中研末均匀，备用。将香油用文火烧到将沸，加入黄蜡、白蜡搅拌使之熔化，去火，过滤，凉到30℃左右，加入铜绿搅拌均匀成膏。

【用法用量】取适量摊涂患处。

【制膏分析】本膏在清宫膏方中的描述是"熬膏收之"。我们在制作过程中发现如果在高温时加入铜绿，铜绿颜色会由绿色变为黑色，铜绿高温下会分解，受热分解为氧化铜，因此要让油温降到30℃左右，加入铜绿为好。

7. 清热除湿祛风膏（外用）

【膏方组成】黄连6g，黄柏9g，生地黄9g，浮萍6g，白芷9g，防风9g，当归尾9g，白鲜皮6g，白及6g，僵蚕6g，冰片1g。

【处方分析】方中黄连、黄柏清热燥湿、泻火解毒；生地清热凉血；白芷、防风、浮萍草、白鲜皮、僵蚕祛风除湿止痒；当归尾、白及活血生肌；冰片清热消肿、生肌敛疮。诸药合用，共奏清热除湿、祛风解毒、消肿生肌之功。

【应用范围】用于脾经湿热证，症见唇风、茧唇、唇肿等。

【膏方制作】将白芷、当归研细粉拌匀备用，冰片另放。其他药加水共煮两遍，过滤，弃渣，取滤液浓缩成流浸膏，加白芷、当归细粉搅成糊状，放凉，加冰片，搅拌均匀。

【用法用量】用棉签蘸取适量膏，搽患处。

【制膏分析】本膏在清宫膏方中是将所有中药"共研粗渣，水熬，滤去渣，再熬浓汁"；本膏主要用作唇膏，没有用油剂，制法上不作太大改进。把大部分中药煮水浓缩，取其中白芷和当归研细粉加入，对本膏浓度控制起到很好的作用，同时白芷研细粉味香，有润滑感，当归研细粉可避免煎煮和浓缩过程中挥发油损失。

8. 竹叶膏（外用）

【膏方组成】生竹叶500g，生姜120g，白盐180g。

【处方分析】方中竹叶体轻气薄，味甘而淡，性寒，方书谓上可清心火治口舌生疮，下可除肠热治小便涩痛；白盐能清火凉血解毒，与生姜汁同熬，意在辛能散结，可助竹叶清热渗湿之力。诸药合用，共达清火热、除湿毒之效。光绪帝久病知医，留意方药，用此熬膏外敷，当系治皮肤湿热疮疡。竹叶与淡竹叶都能清心除烦利小便，我们选用淡竹叶，现代药理研究显示，淡竹叶煎剂对金黄色葡萄球菌、绿脓杆菌、溶血性链球菌等有抑制作用。

【应用范围】用于牙痛、口舌生疮、皮肤湿热疮疡。

【膏方制作】将生姜榨汁，姜渣与竹叶加水煎煮2次，取滤液加姜汁、盐同浓缩成流浸膏。

【用法用量】用棉签蘸药适量，搽牙痛之处或皮肤湿热疮疡处，一日2~4次。也可取适量用温开水调匀漱口。

【制膏分析】本膏在宫廷膏方中是"将竹叶熬出浓汁，再将姜捣汁同熬，沥渣，将盐同熬干"，制法上略作改进。根据其应用范围和用法用量，建议本膏可以做成浓缩液体，用于漱口或涂搽患处，可节省制作工序，缩短制作时间，且使用方便效果更佳。本膏推荐作为预防新冠疫情漱口液。

9. 红玉膏（外用）

【膏方组成】当归 10g，红花 3g，赤芍 3g，白及 3g，防风 3g，乳香 3g，朱砂 10g，香油 100g，蜂蜡 20g。

【处方分析】方中当归活血养血，红花、赤芍活血祛瘀，白及消肿生肌，防风祛风止痛，香油润燥、解毒、止痛、消肿，解诸毒而杀虫，蜂蜡解毒生肌，银朱攻毒杀虫、燥湿化痰，乳香祛瘀生肌止痛，并放在最后收膏时加入以保持其挥发透皮之力。诸药合用，共达解毒拔疔、消肿止痛、去腐生肌之力。

【应用范围】杨梅顽疮，丁毒臁疮。

【膏方制作】将香油加热烧开，加入赤芍、白及炸黄时，加入切细的当归、红花、防风，炸枯，弃渣过滤，滤液中加入蜂蜡，熔化，过滤，待温度稍低时，加朱砂粉、乳香细粉，混合均匀成膏。

【用法用量】取适量摊涂在患处。

【制膏分析】本膏在清宫膏方中是将除了朱砂和乳香外的药物用香油炸枯。改进后要点有几个，一是选择白及、赤芍、防风入油炸黄，改用文火再入质地柔软的红花，含有挥发成分的当归炸枯，等油温降到60℃左右，依次加入不溶于油的朱砂和乳香，搅拌成膏。这些都是为了有效地保留有效成分。在粉碎乳香时，可把乳香放冰箱中降温，使之质地变脆，易于粉碎。

10. 白药膏（外用）

【膏方组成】炉甘石 10g，猪油 20g。

【处方分析】《玉楸药解》记载，"炉甘石生金银矿，秉寒肃燥敛之气"，最能收湿合疮，有解毒防腐作用。现代研究证明，此药为中度防腐收敛保护剂，可用治皮肤炎症和表面创伤。

【应用范围】拔脓散毒，消肿止痛。用于鳝拱头时发时愈，疔疮已破及无名肿毒。

【膏方制作】取煅炉甘石过 120 目药筛，把猪油在容器中烧开，过滤，凉到30℃左右，把煅炉甘石粉"少量多次"加入，搅拌均匀成膏。

【用法用量】取适量摊涂在患处。

【制膏分析】本膏在清宫膏方中描述是"炭火烧三五炷香，研末摊地上，一日冷透，用生猪板油捣和成膏。"我们在制作的过程中用已煅制的炉甘石，搅拌时，先把稍有温度的猪油放在容器中，再逐渐分次加入煅炉甘石粉，及时搅拌均匀。如果猪油温度太低或一次性加入炉甘石粉，都易形成结晶，即"包馅"，影响膏的质量。

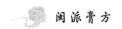

11. 黄玉膏（外用）

【膏方组成】脂油 120g，黄蜡 30g，白蜡 15g，乳香 15g，没药 15g，黄柏（细粉）15g，樟脑 3g，冰片 3g，薄荷脑 2g。

【处方分析】方中黄蜡、白蜡解毒生肌，乳香、没药祛瘀生肌定痛，黄柏清热燥湿解毒，冰片清热消肿、生肌敛疮，樟脑除湿杀虫开窍止痛，薄荷脑清热解毒、消炎止痛；脂油溶解诸药并将药力均匀渗入患处。

【应用范围】诸般疮疡，其色紫黑，肿痛不止，腐烂不愈者。

【膏方制作】将乳香、没药在冰柜中冷冻 1h，粉碎成细粉，备用。黄柏粉碎细粉备用。用文火将脂油化开，油温在 60℃左右；加入乳香、没药粉，搅拌，过滤，滤液中加入黄蜡、白蜡，熔化，离火，待温度稍降低后加入黄柏粉；在研钵中将樟脑、冰片、薄荷脑共熔，加入，搅拌均匀。

【用法用量】取适量摊涂在患处。

【制膏分析】本膏制作过程中，要注意几个环节：①加入乳香、没药粉时，油温宜控制在 60℃左右。②要离火加黄柏粉，切记油温不可太高，以保证黄柏粉不被炸黑，进而保证黄玉膏的外观特点，更重要的是保证黄柏粉在膏中的疗效。③冰片、薄荷脑、樟脑共熔后加入要搅匀。

12. 摩风膏（外用）

【膏方组成】麻黄 15g，羌活 30g，升麻 6g，白檀香 3g，白及 3g，防风 3g，当归 3g，黄蜡 15g，冰片 3g，薄荷脑 1g，麻油 150g。

【处方分析】方中麻黄散寒，羌活祛风除湿止痛，升麻清热解毒透疹，檀香行气散寒止痛，白及消肿生肌，防风祛风止痒，当归既养血又活血，血行风自灭。香油润燥、解毒、止痛、消肿，解诸毒而杀虫，黄腊解毒生肌。诸药合用共奏祛风止痒、解毒润燥之功。

【应用范围】各种风疹皮癣，症见痒如虫行，肌肤干燥，或起白屑，或抓后极痒，甚至抓破流水，或破烂见血。

【膏方制作】将白檀香、当归研极细粉，备用。将麻油放锅中烧到将开时，把麻黄、羌活、升麻、白茅根、防风放入油中，用文火炸至干枯（干枯：一碰即碎，内无干心），过滤；加入白檀香、当归粉，搅匀；将黄蜡放入滤液（油）中，文火加热，搅拌使溶解；另取冰片、薄荷脑放研钵中共研磨（加入少量的无水乙醇），使溶解，加入。搅拌均匀，趁热分装。

【用法用量】取适量涂患处。

【制膏分析】原方中没有冰片和薄荷脑，加之是为了加强药物的渗透性，并加强消肿止痛的作用。黄蜡的熔点为 62~67℃，在加入黄蜡时，油温可降温至 60~70℃时加入为宜，膏分装时温度也可控制该温度水平。

第七节 骨关节病膏方

《清宫膏方精华》共收录了28个治骨关节病的膏方，其中2个内服外用均可，其余26个均为外用膏。本文选取其中4个膏方进行阐述。

1. 老鹳草膏

【膏方组成】老鹳草500g，当归120g，白鲜皮60g，川芎60g，红花30g，蜂蜜200g。

【处方分析】方中老鹳草，性平，味苦、辛，祛风湿、通经络；《纲目拾遗》："祛风，疏经活血，健筋骨，通络脉。治损伤，痹症，麻木，皮风。"当归补血养血，川芎、红花活血祛瘀，正所谓：治风先治血，血行风自灭。白鲜皮祛风止痒。

【应用范围】风寒湿所致的关节痹痛。

【膏方制作】将蜂蜜炼成嫩蜜，其他各药按膏方制作规范用水煎煮3遍。加炼蜜浓缩成膏。

【用法用量】每天2次，每次按实际制膏量计算，温开水调服。

【制膏分析】本膏收膏率较低，可根据适应证选择黑木耳等植物胶进行收膏。

2. 接骨膏（外用）

【膏方组成】红花3g，当归3g，木瓜6g，连翘6g，川椒6g，防风6g，赤芍6g，白芷3g，花粉6g，川芎6g，天麻6g，血余炭（原方是头发）3g，乳香6g，槐花（原方用槐条）3g，茶油150g。

【处方分析】在《清宫膏方精华》中，原方有槐条，经考证，槐条系豆科植物槐 *Sophora japonica* I. 的嫩枝，具清热凉血、清肝泻火、止血的作用。由于槐条不具处方药，我们分析了槐条在处方中的作用，认为可以改用同植物具有清热、凉血、止血功效的槐花。原方中还有"头发"，经处方分析，应用了处方药"血余炭"。方中红花、当归、赤芍、川芎、血余炭、乳香、槐花活血化瘀、消肿生肌，连翘、花粉解毒消肿，白芷、防风、天麻、木瓜祛风除湿、舒筋通络，川椒辛散助药力渗入患处，《神农本草经》："逐骨节皮肤死肌，寒湿痹痛。"

【应用范围】跌仆闪挫，伤筋动骨。

【膏方制作】将红花、当归、白芷、槐花研细粉混匀，血余炭、乳香单独研细粉，备用。将茶油煮将开时，放入木瓜、连翘、防风、赤芍、花粉、天麻炸枯；捞去药渣，放入川椒、川芎炸枯，弃渣，过滤，取油；待油温降到60℃左右，依次加入不溶于油的血余炭和乳香细粉，搅拌均匀；待油温降到常温时，加入红花、当归、白芷、槐花混合细粉搅拌成膏。

【用法用量】取膏适量摊在纱布或膏贴上，贴患处，每次贴足4h，一日贴2次。

【制膏分析】原膏在《清宫膏方精华》中是用香油提取，黄丹收膏。操作要点有几个：①黄丹有毒，属于制剂室原料管控范围，本膏作为个性化临方制膏不用黄丹。②选择茶油做基质，本膏作为治疗骨伤的外用膏，要有一定的使用时间，选茶油做基质，能有效避免贴膏部位瘙痒，保护患处皮肤。③选择质地较硬的中药和富含油脂的中药油炸，并通过先炸后入，较好地提取有效成分，并减少挥发油的损失。④一部分中药采用直接研粉，既可避免油炸高温造成有效成分的损失，又能有效调整膏的浓稠度。⑤本膏既有油炸又有直接粉末入药，所以在组方用量上做了比较大的调整，从处方上看用量有些悬殊。⑥本膏用油量是关键环节，可适当灵活使用分次油炸的方法，既保证中药有效炸枯，又减少油的损耗量，炸后滤油与中药粉剂比例要掌握好，炸油时注意油量的调整。⑦本膏加血余炭和乳香细粉时，油温以60℃左右较为适合，加其他药粉在常温时较为适合。

3. 治骨节痛膏（外用）

【膏方组成】乳香30g，没药30g，黄明胶（原方为皮胶）60g，生姜100g。

【处方分析】方中乳香、没药，一为气中血药，一为血中气药，二者相伍，功专活血止痛；本方用胶者使其成膏薄贴；用姜汁或加葱蒜汁等，增加辛散透达之力；配合热灯照射，使药力温散，则止痛效果更好。

【应用范围】关节寒湿痹痛。

【膏方制作】将乳香、没药研细粉；把姜捣汁，捏压出汁，煮开，用于煮黄明胶，搅拌；加入乳香、没药细粉，搅拌均匀。

【用法用量】取膏适量摊布上，贴患处，再用红外灯照射以助药效。

【制膏分析】本膏原方中用到皮胶，我们用黄明胶，该膏制作工艺中关键在于用生姜汁煮黄明胶时要注意姜汁的量，可用少量姜汁把黄明胶化开，搅拌均匀后少量分次加入乳香、没药细粉，加入时温度宜控制在60℃以下较为适合，搅拌过程中用剩下的姜汁控制膏的浓度，以达适中。

4. 桑寄生膏

【膏方组成】桑寄生1000g，蜂蜜200g。

【处方分析】本方仅桑寄生一味，祛风湿、补肝肾、强筋骨，治标又治本，可以长服，当有益处。有些地方习用槲寄生，但桑寄生疗效更佳，桑寄生第一次被写入中药就是《神农本草经》上记载的桑上寄生。

【应用范围】各种风湿痹痛、腰膝酸软等。

【膏方制作】把蜂蜜炼成中蜜；把桑寄生按膏方制作规范加水煎煮 3 遍，合并滤液，加炼蜜，浓缩成膏。

【用法用量】每天 2 次，每次按实际制膏量计算，温开水调服。

【制膏分析】本膏为单味膏，在制作过程中，我们也根据不同适应证，选择适当的植物胶如雪燕、桃胶进行收膏，效果很好。

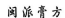

第八节　头面五官病膏方

《清宫膏方精华》共收录了 10 个治头面五官病的膏方，其中 9 个外用，1 个内服，本文选取其中 4 个膏进行阐述。

1. 明目延龄膏

【膏方组成】霜桑叶 90g，菊花 90g，皂角米 20g，蜂蜜 100g。

【处方分析】菊花延龄膏仅菊花一味，而明目延龄膏增加了霜桑叶，二药均主平抑肝阳、清肝明目，唯菊花尚有清热解毒之功，桑叶兼具清肺润燥之能，故该方既能清肝疏肝有延龄之奇，亦能解毒润燥有明目之效。

【应用范围】目赤肿痛、眼目昏花、云曚翳障等眼疾，以及中老年的延龄保健。

【膏方制作】将蜂蜜炼成嫩蜜，把霜桑叶、菊花按膏方制作规范加水共煮 3 遍，合并滤液，浓缩到 100mL，用于浸泡皂角米 2h，炖煮 40min，放搅拌机中搅匀，移入锅中加炼蜜，文火收膏。

【用法用量】每天 2 次，每次按实际制膏量计算，温开水调服。

【制膏分析】本膏制作研究中的困难是：桑叶菊花水浓缩不了膏，此时我们考虑到以胶类收膏，添加富含植物胶的皂角米，皂角米系高能量、高碳水化合物及低蛋白、低脂肪食物，用桑叶菊花水浸泡皂角米加热即很快膨胀，呈半透明胶质，香甜软糯润口，使桑叶菊花水呈现膏状。皂角米在本剂膏方功效上有其互补性。本膏处方按 10 日药量设计，可根据实际收膏量计算每次服用量。

2. 牙宣绿玉膏

【膏方组成】生竹叶 200g，薄荷叶 100g，白芷 10g，细辛 6g，龙骨 10g，白盐 10g。

【处方分析】本方是参考《清宫膏方精华》治眼口病膏方中"牙宣白玉膏"和"竹叶膏又方"，进行处方改良而成。方中龙骨《本草纲目》谓具"生肌敛疮"之功；竹叶为清心火治口舌生疮之要药；白芷止痛消肿；细辛性通孔窍、疏通牙床、解除牙痛；白盐能清火凉血解毒。诸药合用，共达清热、敛口疮、止疼痛之效。

【应用范围】胃热火盛之口腔溃疡，牙齿疼痛。

【膏方制作】将龙骨、白芷、细辛研成细粉；生竹叶去梗洗净，薄荷叶洗净，沥干；将生竹叶、薄荷叶放在蒸气中各蒸 8min 和 5min，趁热加白盐用力揉、搓、捏，挤出绿汁。取绿汁加龙骨、白芷、细辛细粉，调匀成膏。

【用法用量】取膏适量沾在牙刷上刷牙，或取膏适量用开水化开漱口。一天刷牙2～3次，漱口可多次。

【制膏分析】本膏处方调整幅度比较大，作为研究清宫膏方似乎很牵强，主要目的在于通过本膏研究，以发扬宫廷手工制膏在口腔科中的应用，拟补当前口腔科疾病多、患者数量大，而简单的中药外用剂较少的现状。在制膏过程中要注意几个环节：①生竹叶和薄荷必须是新采的，杀青火候和时间要把控好，揉捏出来的滤汁收集好后，及时放冰箱冷藏。②白芷、细辛、龙骨粉碎成细粉，在调配膏时先取绿汁少量，药粉搅拌制膏过程中，继续用绿汁以滴加的方式调整膏的浓度。③白盐必须是没有添加剂的初盐。④本膏因为竹叶和薄荷是取生品提取鲜液，其他药是研细粉直接加入，因此在处方配方上剂量悬殊较大。⑤本膏是水剂膏，配制后要放冰箱冷藏，用前取出搅匀，建议每剂制膏使用时间为一周。

3. 贴头止痛膏

【膏方组成】荆芥穗 7.5g，穿破石 30g，白芷 5g，蝼蛄 5g，全蝎 3g，土鳖虫 3g，牙皂 5g，僵蚕 3g，薄荷 3g，冰片 1.5g，茶油 100g。

【处方分析】方中荆穗、白芷 薄荷疏风透表、清利头目；穿山甲、蝼蛄、全蝎、土鳖虫、僵蚕等均为甲介、虫类，均善于搜风通络、活血止痛；牙皂祛痰开窍、散结止痛。诸药合用，共奏祛风通络、活血止痛之功。据光绪三十年（1904 年）前后《起居注》称：头晕头痛为未戴小帽所致，可知其病头痛缘于风寒，故治疗除内服药外，亦贴此膏。光绪帝以"万乘之尊"竟于太阳穴处外贴此膏，一则表明求痊心情之迫切，二则亦说明本方或实有止痛之功效。观本方用药皆为攻药，故宜用于实证头痛。

【应用范围】风寒、风湿或外伤所致气血痹阻、脉络不通的各种头痛。

【膏方制作】白芷研粉；荆穗、薄荷、冰片另放。将茶油放在锅中烧到将开时，穿破石、蝼蛄、全蝎、土鳖虫、牙皂、僵蚕等药先炸黄，改文火放入荆穗、薄荷炸枯，去渣，过滤，滤液把白芷细粉调匀，加入冰片调匀成软膏。

【用法用量】取膏适量摊在膏贴上，摊于敷贴布上，贴两太阳穴，每次贴足4h，一日贴 2 次。

【制膏分析】本膏在清宫膏方原方中有穿山甲，改为草药穿破石，原制作方法是将所有药研粉用蜂蜜调匀。操作要点如下：①选择其中一部分中药改用茶油炸枯，茶油本身有保护皮肤作用。本方虫类药颇多，当注意对皮肤之刺激性，所以选择用茶油代替蜂蜜做基质，同时选择质地较硬的中药穿破石油炸，有利于较好地提取有效成分。②白芷有效成分含挥发油，其细粉对皮肤有一定的润滑作用，作为外用药将白芷研细粉比较理想。③荆穗、薄荷有效成分主要含挥发油，可以后入的方法，可减少有效成分损失。④本膏改进后既有油炸又有直接粉末入药，所以在组方用量上与原方比较做了比较大的调整，从处方上看用量有些悬殊。⑤要关注本膏的用油量。⑥本膏中的白芷在调膏时一定要让油温降到常温，调冰片时温度要控制在 20℃以下。

4. 正容膏

【膏方组成】蓖麻子（去壳）15g，冰片 1.5g。

【处方分析】方中蓖麻子甘、辛、平，有小毒，功专消肿拔毒、通络导滞，《本草纲目》谓："其性善走，能开通诸窍经络，故能治偏风失音，口噤，口目㖞邪。"前有独取蓖麻子捣泥制膏用于各种痈疽肿毒，今配伍开窍醒神、清热止痛之冰片，方名正容。《妇人良方》亦载此药外用治面风。

【应用范围】中风、偏风见失音、口噤、口目㖞斜。

【膏方制作】将蓖麻子放研钵中，捣磨成泥，加冰片搅拌均匀成膏。

【用法用量】取膏适量摊在膏贴上，敷贴在患侧的颧髎、牵正穴，左病贴右，右病贴左，每次贴足 4h，每日贴 2 次。

【制膏分析】本膏在制作过程中应注意，一是蓖麻子研磨后有可能太干，研制过程中可适当滴数滴蓖麻油或茶油，也可加适量米饭共捣；二是如果一时买不到冰片，可加适量食盐。

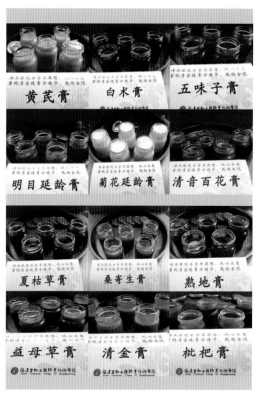

清宫口服膏方

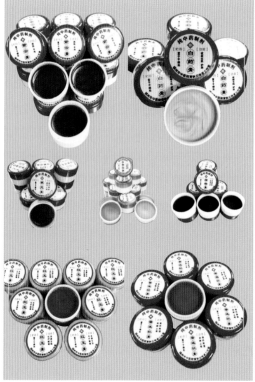

部分清宫外用膏

第五篇

福州市中医院膏方的传承创新发展

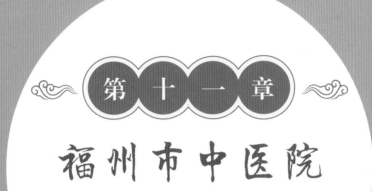

第十一章

福州市中医院
膏方发展概况

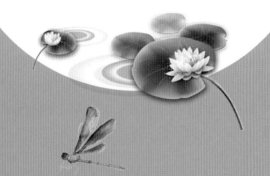

第一节　发展历程和特色

福州市中医院是一家拥有 70 多年历史、中医药文化底蕴深厚的三级甲等公立综合性中医医院。医院历来重视中医药特色技术的传承与创新发展。

一、膏方发展历程

福州市中医院膏方最早见于肛肠科与儿科的外用膏，之后逐渐由外用膏过渡到内服膏方、外用膏共同发展的局面。1990 年，肚脐膏用于新生儿救治的文章"新生儿疾病外治六则"发表于《四川中医》；1995 年，消肿膏外敷治疗痔疮的疗效观察发表于《陕西中医》；1996 年，肚脐膏用于治疗中毒性肠麻痹的临床疗效报道发表于《四川中医》。

2007 年前后，江浙沪地区逐渐出现膏方发展盛况，而福建省口服膏方工作却是零基础。洞察到膏方发展前景，为把膏方制作技术尽快引进福建，福州市中医院首先向福建省卫生厅中医处汇报，得到支持后，随即带队赶赴浙江省中医院进行中药膏方专项技术考察。回来后医院组织有关人员进行膏方工作培训，临床专家对膏方项目进行了分析评估，明确可行方案，组建专业团队，组织技术培训，开展场地规划，购买设施设备，进行产品试制，探索生产工艺，制定膏方制作管理制度，协调有关部门理顺膏方开方、生产、临床应用等一系列程序，并寻求政府职能部门审批收费标准和医保准入程序。经过几个月的不懈努力，初步形成了一个成品工艺稳定、工作流程顺畅、应用衔接合理的膏方临床应用局面。2008 年，医院在全省率先开展膏方临床应用，填补了福建省口服膏方的空白。2008 年 12 月，福州市中医院膏方制作技术被列入福州市卫生局新技术资助项目，2009 年底通过项目验收。2010 年，医院膏方获批成为福州市级中医重点专项建设项目，这是福州市历史上第一个获得立项的中药项目。2014 年，医院开设膏方门诊，由经验丰富的膏方专家为广大市民朋友量体裁衣，开具个体化膏方。2019 年 10 月，医院牵头成立了福建省中医药学会中医膏方分会，每年开展膏方学术交流等工作。通过持续探索，进行系列膏方临床应用研究及制作工艺探讨，医院不断提高膏方临床疗效，并将确有疗效的膏方处方经过认证程序列入临床诊疗常规中，应用时再辨证加减，彰显中医药特色，同时也为医院临床科研和临床重点专科建设提供有力的支撑。

二、膏方发展特色

（一）膏方的多样化发展

福州市中医院膏方从外用到内服、外用共同发展。早期福州市中医院应用于临床的膏方主要为外用膏，如治疗湿疹的四黄膏、中毒性肠麻痹的肚脐膏、痔疮的消肿膏等。2007 年以来，福州市中医院的内服膏方逐渐发展起来，膏方的种类越来越丰富。到目前为止，福州市中医院开发的内服膏方有 30 多种，例如川贝秋梨膏、小建中膏、阿胶膏等；应用膏方的科室也越来越多，内分泌内科、呼吸科、脾胃病科、神志病科、骨伤科、康复科、儿科、妇科等相关科室。除了协定膏方以外，还特设膏方门诊，由资深膏方专家为广大患者提供针对性更强的治病、防病的个性化膏方。

（二）膏方的质量保证

为进一步保证膏方质量，福州市中医院严把膏方生产关，走"药品是生产出来的"路线，设计一套适合福州市中医院膏方发展的方案，将药品的质量控制在生产环节。医院严格遵守《福州市中医院膏方制作管理办法》《福州市中医院中药膏方岗位工作制度》，规范膏方的工作流程以及质量控制标准，并组织药剂人员在实践中不断地优化中药膏方制作工艺流程和岗位职责，将煎药室环境卫生列入院感科质控范围。

（三）膏方的技术创新

2008 年，全国各地膏方基本都是"一人一方"，医院率先提出"一病一方"，研究专门管理措施与之相对应，并倡导一年四季都可以服用，不限于冬季服用。2015 年，创新性地把一部分膏滋状膏方改为嚼服型块状膏方，使剂量更准确，携带更方便，口感更好。2016 年，提出膏方用于冬病夏治，得到了专家的认可。2017 年，将花粉、孢子粉、植物胶等破壁后应用于制作膏方；并启动对清宫膏方的守正创新研究，将部分口服膏方采用现代技术方法进行制膏，对内病外治膏及部分外用膏进行改革、试制、重现。2018 年，创新启用植物胶制膏……福州市中医院对膏方进行的一系列创新性研究，凸显了中医药特色技术，进一步推动福建省膏方的创新发展。

（四）膏方的科学研究

随着科研工作的推进，福州市中医院对膏方的研究也进一步深入，有临床方面的疗效研究，工艺及质量标准研究，还有针对药效药理方面的研究；针对膏方的课题研究项目就有 24 项，在省级以上发表的膏方学术论文近 20 篇，体现了福州市中医院的膏方学术水平。

1. 膏方临床方面的疗效研究

福州市中医院膏方的临床研究，从 2008 年开展的市级科研课题"固本蠲哮膏对哮喘缓解期患儿干预作用的研究"的首个膏方临床研究开始，到现在的"黄连油纱条换药治疗热毒炽盛型肛痈术后创面愈合的临床研究"，共有 19 个临床方面的项目，既有内服膏方的临床疗效研究，也有外用膏的临床疗效研究。

2. 膏方药效药理方面的研究

随着对膏方研究的深入，近年来福州市中医院对膏方的研究逐步往药效学方向发展。2015 年开展的课题"紫草油膏治疗褥疮的临床观察及其对大鼠褥疮模型治疗作用的研究"、2020 年开展的课题"体外冲击波联合伸筋膏治疗慢性腰肌劳损的临床疗效及对 IL-6、TNF-α 的影响""黄连油对肛肠病术后创面愈合的生长因子的影响"等，均为药效学方面的研究，由宏观的临床观察拓展到微观的分子机制研究。

3. 膏方的工艺及质量标准研究

为了进一步提高膏方的质量，福州市中医院积极支持对膏方的工艺及质量标准的研究，如"川贝秋梨膏的质量标准研究""多指标正交试验优化更年安膏成型工艺及质量标准研究"等。

表 11-1-1　福州市中医院膏方科研项目一览表

序号	项目名称	项目来源
1	固本蠲哮膏对哮喘缓解期患儿干预作用的研究	福州市科技局
2	小建中膏治疗脾胃虚寒证腹泻型肠易激综合征之临床研究	福建省卫生厅
3	参芪建中膏治疗脾胃虚寒证腹泻型肠易激综合征的临床研究	福州市科技局
4	降脂膏方治疗非酒精性脂肪肝的临床观察	福州市科技局
5	血府逐瘀膏治疗老年颤证临床研究	福州市科技局
6	增液明目膏治疗肺肾阴虚型眼干燥症临床观察	福建省卫生厅
7	健脑止痛膏治疗偏头痛临床研究	福州市科技局（社会发展）
8	赤地利洗剂合四黄系列药膏治疗重症婴儿湿疹的临床研究	福州市卫生局
9	中药配合平搐膏贴敷治疗儿童多发性抽动症疗效观察	福州市科技局（社会发展）

续表

序号	项目名称	项目来源
10	健脾润肤膏方治疗儿童期特应性皮炎的临床研究	福州市科技局（社会发展）
11	健脾和胃膏方治疗脾胃虚型胃溃疡的临床研究观察	福州市科技局（社会发展）
12	紫草油膏治疗褥疮的临床观察及其对大鼠褥疮模型治疗作用的研究	福州市卫生计生委员会
13	梅花针叩刺配合湿毒膏外用治疗风湿蕴肤型神经性皮炎	福州市卫生计生委员会
14	更年安膏方治疗妇女围绝经期综合征临床研究	福建省科技厅，福州市科技局（社会发展）
15	自制苦参除湿膏外涂治疗肛周湿疹的临床研究	福州市卫生计生委员会(青年科研课题)
16	川贝秋梨膏的质量标准研究	福州市卫生计生委员会(青年科研课题)
17	多指标正交试验优化更年安膏成型工艺及质量标准研究	福州市卫生计生委员会(青年科研课题)
18	骨刺灵膏配合氨基葡萄糖胶囊治疗血瘀肾虚型膝关节骨性关节炎的临床应用研究	福州市科技局（社会发展）
19	回春驻颜膏联合氨甲环酸治疗黄褐斑临床研究	福州市科学技术局（医疗卫生项目）
20	体外冲击波联合伸筋膏治疗慢性腰肌劳损的临床疗效及对 IL-6、TNF-α 的影响	福州市科学技术局（医疗卫生项目）
21	黄连油纱条换药促进肛瘘术后创面愈合的临床研究	福州市科技局（社会发展）
22	黄连油促进混合痔电切凝术后创面愈合的临床研究	福州市科技局（医疗卫生项目）
23	黄连油纱条换药治疗热毒炽盛型肛痈术后创面愈合的临床研究	福州市科学技术局（医疗卫生项目）
24	黄连油对肛肠病术后创面愈合的生长因子的影响	福州市科学技术局（医疗卫生项目）

表 11-1-2　福州市中医院膏方论文一览表

序号	论文题目	第一作者	发表刊名
1	浅谈膏方制作	潘鸿贞	《海峡医学》
2	疏风蠲咳膏治疗小儿慢性风咳 36 例	张南	《光明中医》
3	安神膏治疗心脾血虚失眠 124 例临床观察	黄琰	《海峡药学》
4	固本蠲哮膏治疗小儿哮喘缓解期 30 例干预作用的研究	原丹	《海峡药学》
5	益脑膏治疗血管性痴呆 88 例疗效观察	陈阳	《海峡药学》
6	益脑膏治疗老年性痴呆 30 例分析	张伟	《福建医药杂志》
7	护士在膏方临床应用工作中的作用	林小妹	《中国民族民间医药》
8	血府逐瘀膏治疗老年颤证气滞血瘀型非运动症状 90 例疗效观察	陈阳	《海峡药学》
9	全虫加减配合湿毒膏治疗慢性阴囊湿疹	陈梦学	《福建中医药大学学报》
10	参芪建中膏治疗脾胃虚寒证腹泻型肠易激综合征的临床研究	李晟	《中国临床实用医学》
11	增液明目膏治疗肺肾阴虚型干眼症的临床观察	宋曼	《中国临床实用医学》
12	降脂膏方治疗非酒精性脂肪肝的临床观察	林振文	《海峡药学》
13	健脑止痛膏治疗偏头痛临床观察	张伟	《医药前沿》
14	肠易激综合征（腹泻型）脾胃虚寒证患者的膏方治疗初探——320 例临床对照分析	丁东翔	《海峡药学》
15	健脾和胃膏方治疗脾胃虚型胃溃疡的临床观察研究	詹绍江	《海峡药学》
16	艾灸配合四黄膏治疗亚急性、慢性湿疹 28 例疗效观察	蒋秀玲	《海峡药学》
17	牵伸叩挤手法配合活血消肿膏及下肢洗方与手术治疗踝关节骨折的疗效分析	何庆建	《中外医疗杂志》
18	紫草油膏对褥疮模型大鼠的治疗作用及机制	刘玉凤	《中国实验方剂学杂志》
19	梅花针扣刺配合湿毒膏外用治疗风湿蕴肤型神经型皮炎 30 例	陈梦学	《福建中医药》
20	更年安膏方治疗妇女围绝经期综合征的临床疗效	黄汉明	《临床合理用药杂志》
21	健脾润肤膏方治疗儿童期特应性皮炎 30 例临床观察	叶文珍	《湖南中医杂志》
22	HPLC 法测定川贝秋梨膏清膏中款冬酮的含量	李玲慧	《海峡药学》
23	多指标正交试验优化更年安提取工艺	李宇	《海峡药学》
24	自制苦参除湿膏外涂治疗湿热型肛周湿诊 80 例临床观察	翁美容	《中医临床研究》

（五）膏方的学术交流

2011 年始，福州市中医院举办首期"临床膏方制作与应用培训班"，主要对福州市各级医疗机构医生、护理及药剂人员进行膏方技术和临床应用培训，培训人数 50 人。此后陆续开展省市级膏方培训班，自福州市中医院牵头成立福建省中医药学会中医膏方分会后，作为主委单位每年举办国家/省级膏方学术交流培训班。此外，福州市中医院还接收各级医疗单位膏方进修人员，如明溪中医院、泉州正骨医院、广西柳州市中医院、三明市中西医结合医院、长乐区中医院、宁德市中医院、新疆奇台县中医院等，并到省内基层或兄弟医院开展膏方技术指导，如长乐区中医院、仙游县总医院、漳州市中医院等。

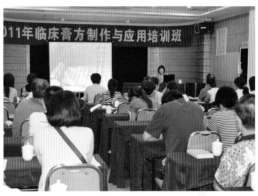

2011 年首期"临床膏方制作与应用培训班"现场

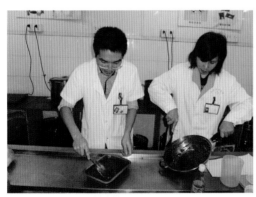

柳州市中医院中医师来福州市中医院进修学习
膏方制作

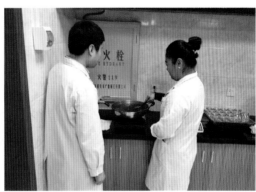

新疆奇台县中医院中药师来福州市中医院进修
学习膏方

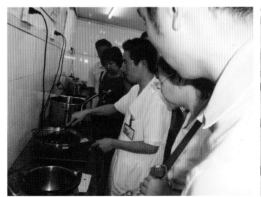

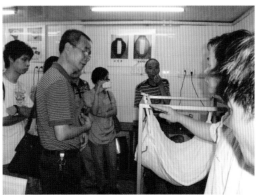

基层和兄弟医疗单位医务人员前来福州市中医院学习交流膏方工作

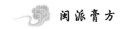

（六）膏方的宣传普及

福州市中医院十分重视膏方的发展及应用，多次举办名老中医膏方养生咨询义诊活动、膏方养生讲座、膏方品鉴会、膏方节等，通过对膏方知识的宣传和培训，对全院医务人员和市民普及膏方知识，营造中医养生防病、治病文化氛围，并走进社区进行膏方义诊活动以扩大社会影响，让更多人知晓膏方、应用膏方。随着经济社会的发展，膏方市场将会愈来愈大，我们将持续优化流程，提高工艺，使膏方能够满足广大患者不断增长的防病、治病、养生方面的需求，促进膏方工作的可持续发展。

第二节 特色膏方举隅

 一、外用膏方举隅

福州市中医院外用膏临方制剂有近 20 个品种，主要应用科室有儿科、皮肤科及肛肠科。

表 11-2-1 福州市中医院部分外用膏临方制剂

序号	品名	功效	适应证
1	运脾膏	温中理气，化湿醒脾	用于小儿消化不良，上腹痛、脘腹胀、厌食、嗳气、恶心呕吐、倦怠乏力等症状
2	黄连油	活血、止血、消炎、止痛、生肌。	适用于内痔出血、炎症、肛裂、外痔、肛周湿疹及各种痔瘘手术后换药
3	湿毒膏	收湿止痒	用于皮炎、慢性湿疹等
4	平搐膏	清热降火，熄风止搐	用于气郁化火、阳亢风动抽搐，主要临床表现为眨眼、耸鼻、点头、耸肩、四肢抽动、腹部拘挛、异常发声等
5	烧伤膏	清热解毒，凉血止痛	用于烧烫伤
6	消肿膏	消肿止痛	用于炎性外痔，血栓性外痔、痔核嵌顿不能复位及肛周感染等引起的肿痛
7	消肿止痛膏	清热利湿，行气祛瘀，通络化浊，消肿止痛。	用于痔核及肛管脱出嵌顿水肿、炎性外痔、血栓外痔、混合痔伴感染以及术后外痔水肿、肛周感染等
8	紫草油膏	凉血解毒，化腐生肌	主要适用于尿布疹、带状疱疹、冻疮、水火烫伤、慢性皮肤溃疡等
9	金黄膏	清热解毒，消肿止痛	用于疮疡肿毒等
10	三黄膏	清热利湿，解毒消肿	用于重症湿疹、虫咬等
11	四黄膏	疏风清热利湿	用于湿疹（无渗液性）
12	熨肺膏	开痰理肺，通宣止咳	用于小儿咳喘
13	二味拔毒膏	清热解毒，活血消肿	用于疔疮肿毒
14	十三味湿疹糊	疏风清热利湿	用于钱币样湿疹

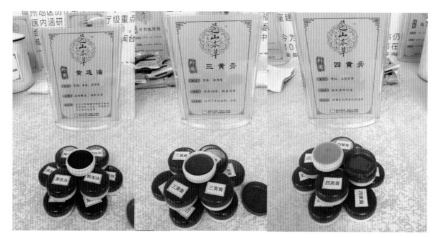

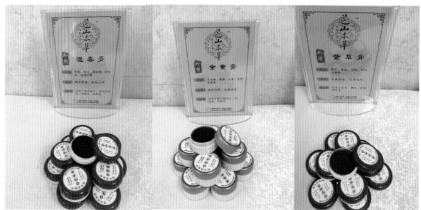

福州市中医院部分外用膏剂

二、内服膏方举隅

福州市中医院内服膏方临方制剂有 30 多种，呈多科室共同发展的态势，有个性化的膏方，也有协定膏方。

表 11-2-2　福州市中医院历年内服协定膏方临方制剂

序号	品名	功效	适应证
1	川贝秋梨膏	养阴生津，清咽润肺	用于肺热肺燥所致慢性咳嗽、痰黄或少痰、咽痛咽燥，以及急慢性咽炎、扁桃体炎、支气管炎等
2	补肾健脾和胃膏	补肾健脾，强身壮骨，益胃平肝	肾虚引起的腰腿无力、脾胃虚弱等

续表

序号	品名	功效	适应证
3	健骨通络膏	祛风湿，除痹痛，补气血，益肝肾	用于风湿性、类风湿性关节炎及产后痹等
4	补肾纳气平喘膏	益气固表，补肾纳气，化痰止咳平喘	用于肾虚所致的脾胃虚弱、腰腿无力、肺气肿等
5	固本平喘膏	补肾纳气，益气固表，止咳平喘	用于肺脾肾虚所致的肺气肿、反复咳喘、气短动则加剧、痰多、形体消瘦、疲乏、脉沉细等
6	疏风蠲咳膏	疏风宣肺，益气祛邪	用于风咳
7	安神膏	健脾养血，宁心安神	用于治疗气血不足、心悸怔忡、失眠多梦、体倦乏力、面色萎黄等症
8	当归补血膏	补血益气，调理冲任	用于产后血虚、崩漏愈后调理以及内伤气血亏虚症见面色苍白、疲乏无力等
9	益脑膏	固本益肾，益精填髓	用于心肾两虚之健忘、失眠、多梦、心悸、心烦、抑郁等症
10	糖尿病1号	清热润肺，生津止咳	用于烦渴多饮、口干舌燥、尿频尿多、舌红少苔、脉洪数
11	糖尿病2号	益气滋阴	用于消渴乏力、口渴多饮、多尿症
12	糖尿病3号	温阳滋阴补肾	尿频尿多、湿浊如膏脂、腰肌酸软乏力、头昏耳鸣、多梦遗精、舌红脉沉细数
13	糖尿病4号	补脾益气，祛湿和胃	用于形体肥胖、腹部胀大、口干口渴、喜冷饮、饮水量多、脘腹胀满、易饥多食、心烦口苦、大便干结、小便色黄、舌质淡红、苔黄腻、脉弦滑；或见五心烦热、盗汗、腰膝酸软、倦怠乏力、舌质红、苔少、脉弦细数
14	润肠通便膏（便通膏）	补肾滋阴，润肠通便	用于习惯性便秘、老年性便秘及产后、病后、术后等虚性便秘
15	小儿固本蠲喘膏	补肺益肾，降气化痰	用于小儿缓解期哮喘等属正虚邪实、肺痰壅盛者
16	回春驻颜膏	疏肝滋肾补血，养颜美容祛斑	用于气血亏虚引起的皮肤干燥、黄褐斑、面色暗沉无光泽、头晕目眩、疲倦乏力、失眠多梦等

续表

序号	品名	功效	适应证
17	党参膏	大补元气，健脾养胃	用于气血亏虚、脾胃虚弱、肢体酸软、精神疲倦者
18	更年安膏	益气养血，滋阴安神，补肾健脾	用于围绝经期症见浑身燥热汗出、失眠、眩晕、心悸、四肢发凉等
19	养胃膏	益气健脾，益肾固本，消食和胃	用于慢性胃痛，胃胀，食欲不佳，乏力，腰酸等
20	黄芪建中膏	温中补虚，和里缓急	用于腹中拘急疼痛、喜温喜按、神疲乏力，或心中悸动、虚烦不宁、面色无华；舌淡苔白等脾胃虚寒症
21	薯蓣膏	健脾益胃，气血双补	用于一切久病虚弱倦怠、不耐风寒、不耐劳作、食欲不振、消瘦等
22	益气养阴平和调理膏	益气养阴，健脾补肺，固肾益精	用于强化免疫功能、提高记忆力、镇静安眠、延缓骨骼肌肉老化、预防动脉硬化等
23	阿胶膏	补肾益精，滋阴补血，养颜乌发	用于各种贫血症以及肾虚血亏引起的月经过少、面色晦暗无光泽、头晕目眩、腰膝酸软等
24	戒烟糖	清热化痰，润肺养阴	用于辅助戒烟，改善由于吸烟引起的咳嗽、多痰、口干、舌燥等症状
25	艾姜糖	暖宫温胃，温经通脉、祛寒除湿	用于宫寒痛经患者、产妇、中老年人以及需要冬病夏治的人群（如湿气重、寒气重、阳虚肥胖、脾虚湿盛者）
26	金匮肾气膏	补精益肾，温补肾阳，延年益寿	用于肾虚水肿、腰膝酸软、小便不利、畏寒肢冷、倦怠乏力等
27	五子衍宗膏	补肾益精	用于肾虚精亏所致的阳痿不育、遗精早泄、腰膝酸软、小便频数、尿后余沥等
28	补中益气膏	补益中气，升阳举陷	适用于脾胃虚弱、中气下陷，体倦乏力、身热有汗、头痛恶寒、久泻、脱肛、胃下垂、子宫脱垂等
29	十全大补膏	温补气血	用于气血不足所致的面色苍白、气短心悸、头晕自汗、四肢不温、虚劳疲乏等
30	归脾膏	益气补血，健脾养心	用于心脾气血两虚所致的心悸怔忡、失眠健忘、头昏头晕、肢倦乏力、面色萎黄、食欲不振及脾不统血所致的崩漏、便血等

序号	品名	功效	适应证
31	保和膏	消食，导滞，和胃	用于食积停滞、脘腹胀满、嗳腐吞酸、不欲饮食等
32	润肠膏	益气养阴，润肠通便	用于老年性便秘、习惯性便秘及产后便秘等
33	生脉二地膏	益气养阴，滋肾清热	用于气阴两虚症见心悸气短、咽干口渴、舌红少苔、脉微或虚数等
34	温经膏	温经散寒，养血祛瘀	用于女性冲任虚寒兼有瘀血所致的月经不调、崩漏或淋漓不尽、少腹冷痛或久不受孕等；也可用于女性老年性阴道炎、外阴瘙痒症、手足皮肤干燥者
35	小儿健胃消食膏	健脾益气，消食化湿	用于小儿脾胃虚弱、饮食积滞所致的食欲不振、脘腹胀满、食后呕吐、大便不调、面色无华、消瘦等
36	炙甘草膏（复脉膏）	益气复脉，滋阴养血	用于阴血不足、阳气虚弱所致心脉失养、虚劳肺痿等，症见心悸、心律不齐、疲乏、羸瘦、面色憔悴、皮肤干枯、贫血、便秘等

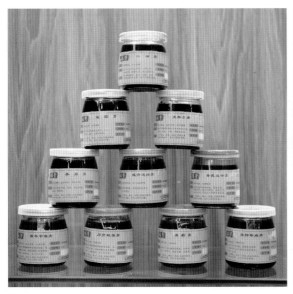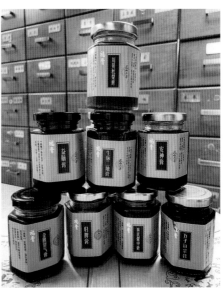

福州市中医院部分内服膏方

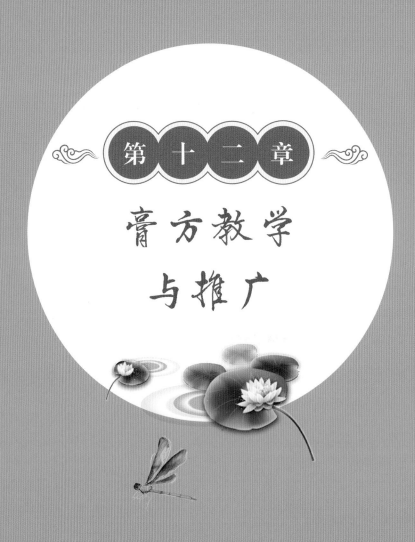

第十二章

膏方教学与推广

第一节　深耕传承教学地，学院膏方有作为

为"弘扬国粹，传承中药"，构建"现代职业院校教育与传统师承教育相互结合"的新型人才培养模式，福建生物工程职业技术学院（以下简称"学院"）于 2015 年 9 月 18 日隆重举行首届青年教师向福建省著名国药大师的拜师仪式。自此，黄秋云主任中药师承担起学院中药传承教学任务。作为福建膏方的先行者，膏方自然是黄秋云老师主要的教学内容，在黄秋云的带领、指导下，学院的膏方工作打开了新局面。

一、培养膏方师资

学院在聘请黄秋云老师之前，膏方方面基础薄弱。黄秋云老师便从膏方的制作入手，多次带领青年教师去膏方制作的企业学习、实践，经过不断的实践积累，从最初只会做成分单一的半流体膏，到制作阿胶为辅料的固体膏，再到制作复杂的半流体膏和固体膏，以及学会多种辅料的选择和使用等，学院膏方逐渐丰富起来。

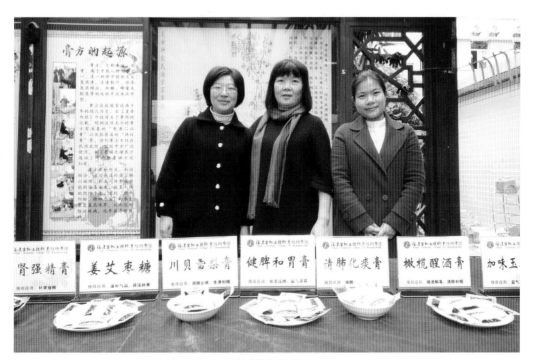

膏方青年教师

二、膏方课程上线

有了基本的制膏理论和经验，在黄秋云老师鼓励下，从 2017 年起学院正式开设膏方课程，迄今已有三届中药学专业学生接受过膏方的学习，膏方的课程一直以来也很受学生的欢迎，或许对他们未来选择工作也会有所帮助。

三、膏方品鉴展示

近年来，学院先后举办了三届膏方品鉴会。品鉴会现场火热，学院院长龙敏南、相关职能部门的领导、中药企业、中医馆医务人员、社会各界膏方爱好者、新闻记者及对活动感兴趣的师生们都前来参加；展出的膏方品种也丰富多彩，有清肺化痰膏、黑木耳丹参膏、健脾和胃膏等 10 余款膏滋，还有安神膏、加味玉屏风膏等块状膏方供品鉴。膏方品鉴会活动展示了学院膏方团队的研究进展和研究成果，普及了膏方知识，引导大家科学认识膏方、使用膏方，得到了企业和社会广泛的认同。

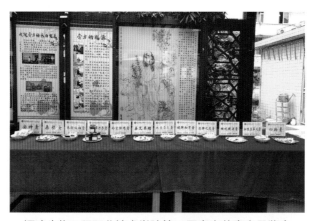

福建生物工程职业技术学院第二届膏方节膏方品鉴会

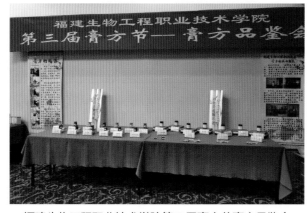

福建生物工程职业技术学院第三届膏方节膏方品鉴会

四、膏方荣登展台

2018 年 6 月 18~21 日，第十六届中国·海峡项目成果交易会上，学院几款补益类膏方登上展台，得到高度评价和认可。此外，学院的社区服务站、医药行业的产学研对接会以及跨校交流会等，膏方都成了热门课题，对学院的中医药教学特色起到画龙点睛的作用。同时，学院还举行了三期膏方展示，其中有两期是黄秋云老师主持的。

五、膏方科研零的突破

在黄秋云老师指导下，学院共申报膏方类省级教育厅课题 2 项，分别为林菁主持的"清咽利肺膏的工艺研究"和王惠颖主持的"丹参黑木耳膏的制作工艺研究"；院级课题 3 项，分别为林菁主持的"复方太子参膏的研制""四季养生膏方适宜技术"和王惠颖主持的"混合式教学模式下《中药膏方技术》融媒体教材的开发"，膏方科研实现零的突破。

六、编写膏方教材

为了进一步总结膏方的知识和经验，并有效地传播给学生，黄秋云老师带领青年教师收集资料、讨论并编写"中医膏方制作与应用"教材，该教材内容贴近专业，总结了学院开展膏方传承教学历史；选择的膏方范例来自实践；膏方制作工艺在保证传统方法的基础上，注重创新，如选用一些现代设备，提高收膏率；选择许多含胶质植物食材作为膏方辅料，在膏方传统辅料方面有重大突破。"中医膏方制作与应用"教材的开发，符合当前医药发展现状的要求，具有很高的实用价值，必将在中医药类高校中得到迅速推广和使用，亦会成为广大中医药从业者和爱好者的重要参考书籍。

七、重现清宫膏方

跟随黄秋云老师的脚步，学院以陈可冀院士主编的《清宫膏方精华》为依据，用创新思路重现诸多清宫膏方（约有 30 多种），内服与外用膏方并举，其中清宫外用膏方，填补了当前膏方教学上外用膏方的空白。

黄秋云老师对学院中药师承工作的孜孜不倦，对膏方工作的严谨治学、守正创新，给师承学生树立了榜样。黄秋云以其独特的教学思想和教学方法，培养了多位热爱膏方的青年教师，引领了学院膏方传承教学的发展。

（王惠颖）

第二节 漂洋过海推广膏方

　　新加坡是东南亚中医药发展较好的一个国家，深受中国传统养生保健文化影响，对中药材和中药制品颇为推崇，是我国中药材及中成药传统的出口市场之一。目前新加坡约有20家中医医院，注册中医师、针灸师近2000名。近几年，中医药在新加坡保持着良好的势头向前发展，新加坡政府在完成中医立法，中医师、针灸师注册之后，又及时把工作重点转向对中药的管理和中药从业人员的队伍建设上。由此可见，新加坡政府很重视中医药事业，而且广大新加坡民众也十分愿意接受中医药治疗方法，与中国国内的中医药水平比较，各有优点和缺点，但中医膏方制作方面尚未起步。

　　2018年，在"中国—新加坡中（国）医馆交流合作研讨会"上，笔者以"下南洋，把膏方引进新加坡，是事业，也是新的商机"为题作了学术报告，率先把膏方引进新加坡，希望从中医药技术层面予以牵线搭桥，推进中医药文化的国际交流发展。

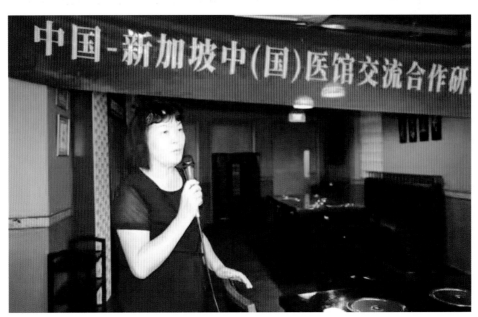

黄秋云在中国—新加坡中（国）医馆交流合作研讨会上做膏方学术报告

　　中医膏方是中医学的重要组成部分，其历史悠久、特色鲜明、疗效确切，在临床应用中常起到"未病先防，既病防变，病后防复"的作用。养生延年和防病治病是内服膏方的两大重点。过去比较重视膏方在养生保健、延年益寿方面的作用。近年来，膏方在疾病治疗领域内的发展极为迅速，远远超过其在养生方面的成就，无论是临床应用、实验研究，还是理论著作研究方面，中医膏方都取得了长足的发展。

2007 年，笔者带领福州市中医院团队把膏方事业引进福建，填补了口服膏方的空白。后来到了博医汇，笔者经常开展个性化膏方和一病一膏的膏方制作，并与许多福建省知名学术权威及临床经验丰富的老中医、老专家合作，推出内外妇儿一系列膏方，曾得到《海峡都市报》相关报道，深受福州百姓欢迎和消费者大力追捧。特别是在与福建省知名老中医蒋远征合作过程中，制作的"抗癌 1 号"治疗过中晚期恶性肿瘤患者 1000 多例，取得了较好的临床效果。制作的"须眉 1 号"和"婵娟 1 号"对男女不育不孕，亦有良好的效果。通过 138 例不孕不育患者临床治疗观察，怀孕成功率达 86% 以上，其中包括 3 例多囊卵巢不孕女性、1 例无精虫男性患者，均喜获麟儿（该数据由蒋远征老师提供）。

2017 年 6 月 14 日，新加坡卫生部高级政务部长徐芳达率代表团访问国家中医药管理局时说道："新加坡和中国面临的挑战相似，我们对融合中西医优势，预防治疗慢性病、老年病很感兴趣。"把膏方事业引进新加坡，好比是第一个吃螃蟹的人，需要极大的勇气和长远的眼光。新加坡作为一个城市式的国家，有很好的发展优势，但社会竞争激烈，生活节奏快，亚健康人群占一定比例。近年来，新加坡也是癌症高发、不孕不育患者多的地方，而中医膏方在防病治病和养生延年方面具有良好的作用，若能与内地合作，加紧膏方制作及技术引进，并制定国家统一的技术标准、质量管理等系列标准，把膏方推向东南亚，将会产生良好的社会效益和经济效益。